医学高等专科生学习指导丛书
中央广播电视大学医科类大专教材

医学免疫学与微生物学学习指导

（第二版）

主　编　白惠卿
　　　　陈育民
　　　　安云庆
编　委（按姓氏笔画为序）

王　露	北京大学医学部
白惠卿	北京大学医学部
安云庆	首都医科大学
宋鸿儒	承德医学院
李　波	广东佛山职工医学院
沈海中	首都医科大学
陈育民	河北工程学院医学院
陈海伦	首都医科大学
曹明耀	河北工程学院医学院
彭宜红	北京大学医学部

北京大学医学出版社

YIXUE MIANYIXUE YU WEISHENGWUXUE XUEXI ZHIDAO

图书在版编目（CIP）数据

医学免疫学与微生物学学习指导/白惠卿，陈育民，安云庆主编．—2版．—北京：北京大学医学出版社，2005.7（2014.9重印）

ISBN 978-7-81071-773-1

Ⅰ．医… Ⅱ．①白…②陈…③安… Ⅲ．①医药学：免疫学—医学院校—教学参考资料②医药学：微生物学—医学院校—教学参考资料 Ⅳ．R3

中国版本图书馆CIP数据核字（2005）第049181号

医学免疫学与微生物学学习指导（第二版）

主　　编：白惠卿　陈育民　安云庆

出版发行：北京大学医学出版社

地　　址：（100191）北京市海淀区学院路38号 北京大学医学部院内

电　　话：发行部 010-82802230；图书邮购 010-82802495

网　　址：http：//www.pumpress.com.cn

E-mail：booksale@bjmu.edu.cn

印　　刷：北京地泰德印刷有限公司

经　　销：新华书店

责任编辑：李小云　　**责任校对**：蓝　叶　　**责任印制**：张京生

开　　本：787mm×1092mm　1/16　　**印张**：17.5　　**字数**：441千字

版　　次：2005年8月第2版　2014年9月第12次印刷

书　　号：ISBN 978-7-81071-773-1

定　　价：24.80元

修订说明

1998年出版的由白惠卿、陈育民、安云庆三人主编的《医学免疫学与微生物学》（第二版）以及《医学免疫学与微生物学学习指导》，已使用了六年之久，在使用过程中受到了广大师生的好评。感谢大家对我们的支持和鼓励。但由于医学免疫学与微生物学发展迅速，出现了许多新概念、新理论和新技术。为此，我们组织了多位有丰富教学经验的教师，对《医学免疫学与微生物学》（第二版）和《医学免疫学与微生物学学习指导》进行了修订再版。《医学免疫学与微生物学学习指导》（第二版）仍按第一版的特色格式编写，其章节编排与主教材《医学免疫学与微生物学》（第三版）一致。各章突出了重点、难点内容，文章后均附有一定数量的复习题与参考答案，其题型有名词解释、填空、单项选择和问答题等，同时附有两套模拟试卷，以便学生进行自我测试。在编筹过程中，我们要求各章的重点内容可在不同类型的测试题中反复出现，以便学生在学习时给予重视，同时也便于学生学懂，真正掌握基本理论、基本知识和基本技术。

由于编者的水平有限，学习指导中不足之处乃至错误在所难免，恳请广大师生以及同道者批评指正，并将在使用过程中发现的问题及建议及时反映给我们，以便今后再次印刷或出版时修改。

主　编

2005年3月18日

目　　录

第二篇 医学微生物学

第一篇

医学免疫学

第一章　医学免疫学概述

重点难点内容

一、免疫与免疫学的基本概念

免疫是指机体免疫系统识别“自己”和“非己”，对自身成分产生天然免疫耐受，对非己异物产生排除作用的一种生理反应；正常情况下，此种生理反应可维持机体内环境稳定，产生对机体有益的保护作用；在有些情况下，免疫超常或低下也能产生对机体有害的结果，如引发超敏反应、自身免疫病和肿瘤等。

免疫学是生命科学的一个重要组成部分，是研究机体免疫系统的组织结构和生理功能的一门学科。医学免疫学是研究人体免疫系统的组成与功能、免疫应答的规律与效应、免疫功能异常所致疾病及其发生机制，以及免疫学诊断与防治的一门生物科学。

二、免疫系统的组成

免疫系统是机体执行免疫功能的组织系统，由免疫器官、免疫细胞和免疫分子三部分组成。

1. 免疫器官　免疫器官可分为中枢免疫器官和外周免疫器官。人和哺乳动物的中枢免疫器官包括骨髓和胸腺；骨髓是造血器官，也是B淋巴细胞发育成熟的场所；胸腺是T淋巴细胞发育成熟的场所。禽类与鸟类的B淋巴细胞是在腔上囊或法氏囊发育成熟的。外周免疫器官主要包括淋巴结、脾和粘膜相关的淋巴组织，它们是成熟T、B淋巴细胞寄居和接受抗原刺激后产生免疫应答的主要场所。

2. 免疫细胞　免疫细胞泛指所有参加免疫应答或与免疫应答有关的细胞及其前体细胞，主要包括造血干细胞、单核吞噬细胞、树突状细胞、T淋巴细胞、B淋巴细胞、NK细胞、粒细胞、肥大细胞和红细胞等。根据免疫细胞参与免疫应答的类型又可分为参与和执行适应性（特异性）免疫应答的细胞（如抗原提呈细胞、αβT细胞和B2细胞）和参与和执行固有（非特异）免疫应答的细胞（如单核吞噬细胞、树突状细胞、NK细胞和粒细胞等）。

3. 免疫分子　可分为分泌型和膜型分子两大类，分泌型分子包括由浆细胞合成分泌的抗体、由各种活化免疫细胞分泌的补体和细胞因子等；膜型分子包括表达于细胞膜表面参与免疫应答和发挥免疫效应的各种膜型分子，如主要组织相容性抗原（MHC分子）、特异性抗原受体和CD分子即分化群（是用单克隆抗体识别鉴定的存在于免疫细胞表面的膜分子）等。

三、免疫系统的功能

1. 免疫防御　是机体抗御、清除病原微生物等外来抗原性异物侵袭的一种免疫保护功能，即通常所指的抗感染免疫作用。免疫防御反应异常增高可引发超敏反应；反应过低或缺失，则可引发免疫缺陷病或对病原体高度易感。

2. 免疫自稳　是机体免疫系统及时清除体内衰老、损伤或变性细胞，而对自身成分处于耐受状态，以维持内环境相对稳定的一种生理功能。免疫自稳功能失调，可引发自身免疫性疾病。

3. 免疫监视　是机体免疫系统及时识别、清除体内突变细胞和病毒感染细胞的一种生理性保护作用。免疫监视功能失调，可引发肿瘤或病毒持续性感染。

四、免疫的类型与作用特点

1. 固有免疫　又称天然免疫或非特异性免疫，是机体在长期种系发育和进化过程中逐渐形成的一种天然防御功能。固有免疫经遗传获得，与生俱有，对各种侵入的病原体或其他抗原性异物可迅速应答，产生非特异抗感染免疫作用，同时在特异性免疫应答的启动和效应阶段也起重要作用。固有免疫应答系统主要包括：组织屏障（如皮肤粘膜及其附属成分组成的物理和化学屏障），固有免疫细胞（如吞噬细胞、树突状细胞和NK细胞），固有免疫分子（如补体、细胞因子和具有抗菌作用的多肽、蛋白质、酶类物质）等。

2. 适应性免疫　又称获得性免疫或特异性免疫，是机体在生活过程中，接受病原微生物等抗原性异物刺激后产生的，只对相应特定病原体等抗原性异物起作用的防御功能。执行适应性免疫应答的细胞是表面具有特异性抗原识别受体的T、B淋巴细胞，此种抗原特异性淋巴细胞被相应抗原激活后，须经克隆扩增，进而分化效应细胞方能发挥特异性免疫作用。此外，该种T、B淋巴细胞在免疫应答过程中可产生免疫记忆，即形成长寿记忆细胞，当再次与相应抗原相遇时能迅速产生应答，发挥免疫作用。

适应性免疫应答又可分为细胞和体液免疫应答两种主要类型。适应（特异）性免疫应答是在病原微生物等非己异物进入体内后，诱导机体免疫系统产生的。进入体内的非己异物能被T、B淋巴细胞表面相应抗原受体（TCR/BCR）识别结合并启动特异性免疫应答，该非己异物被称为抗原（antigen，Ag）。抗原性物质进入机体后，可选择性激活表面具有相应抗原受体的T、B淋巴细胞，使T细胞增殖分化为效应T细胞，通过释放细胞因子和细胞毒性介质产生免疫调节和细胞免疫效应；使B细胞增殖分化为浆细胞，通过合成分泌抗体产生体液免疫效应。B细胞介导的免疫应答称为体液免疫应答，T细胞介导的免疫应答称为细胞免疫应答。

测试题

一、名词解释

1. 免疫
2. 医学免疫学
3. CD分子
4. 免疫防御
5. 免疫自稳
6. 免疫监视
7. 固有免疫
8. 适应性免疫

二、填空题

1. 机体的免疫系统是由__________、__________和__________三部分组成。
2. 免疫器官可分为__________免疫器官和__________免疫器官。
3. 专职的抗原提呈细胞包括__________、__________和__________。
4. 分泌型免疫分子主要包括__________、__________和__________等。

三、单项选择题

1. 免疫对机体是（　　）
   A. 有害的
   B. 有利的
   C. 无害无利
   D. 有害有利
   E. 正常情况下有利，某些条件下有害
2. 免疫监视功能低下时易发生（　　）
   A. 超敏反应
   B. 免疫耐受
   C. 肿瘤
   D. 移植排斥反应
   E. 自身免疫病
3. 免疫自稳功能失调时易发生（　　）
   A. 超敏反应
   B. 免疫耐受
   C. 肿瘤
   D. 移植排斥反应
   E. 自身免疫病
4. 机体免疫系统识别和清除突变细胞的功能称为（　　）
   A. 免疫防御
   B. 免疫自稳
   C. 免疫耐受
   D. 免疫监视
   E. 免疫调节
5. 超敏反应是（　　）
   A. 机体的免疫防御反应正常时所致
   B. 机体的免疫防御反应异常增高时所致
   C. 机体的免疫防御反应低下时所致
   D. 机体的免疫自稳功能过强时所致
   E. 机体的免疫监视功能过强时所致
6. 人类应用最早的疫苗是（　　）
   A. 人痘苗
   B. 牛痘苗
   C. 卡介苗
   D. 炭疽疫苗
   E. 白喉类毒素
7. 人类B淋巴细胞分化发育成熟的器官是（　　）
   A. 骨髓
   B. 腔上囊
   C. 胸腺
   D. 脾
   E. 淋巴结
8. 下列哪组细胞是参与和执行固有免疫应答的细胞（　　）
   A. 单核吞噬细胞、T淋巴细胞、中性粒细胞
   B. 单核吞噬细胞、树突状细胞、NK细胞、中性粒细胞
   C. 单核吞噬细胞、树突状细胞、B淋巴细胞、中性粒细胞
   D. T淋巴细胞、B淋巴细胞、树突状细胞
   E. 树突状细胞、中性粒细胞、肥大细胞、T淋巴细胞
9. 下列哪组细胞是参与和执行适应性免疫应答的细胞（　　）
   A. 单核吞噬细胞、T淋巴细胞、中性粒细胞
   B. 单核吞噬细胞、树突状细胞、NK细胞、中性粒细胞
   C. 单核吞噬细胞、树突状细胞、B淋巴细胞、中性粒细胞
   D. T淋巴细胞、B淋巴细胞、树突状细胞、巨噬细胞
   E. 树突状细胞、中性粒细胞、肥大细胞、T淋巴细胞
10. 最早制备减毒活疫苗的科学家是（　　）
    A. Jenner
    B. Pasteur
    C. Behring
    D. Koch
    E. Burnet
11. 首次用于人工被动免疫的制剂是（　　）
    A. 破伤风类毒素
    B. 白喉类毒素
    C. 破伤风抗毒素

D. 白喉抗毒素

E. 结核菌素

12. 最早提出克隆选择学说的科学家是(　　)

A. Jenner

B. Pasteur

C. Behring

D. Koch

E. Burnet

13. 首次应用抗毒素进行免疫治疗的科学家是(　　)

A. Jenner

B. Pasteur

C. Behring

D. Koch

E. Burnet

参考答案

二、填空题

1. 免疫器官　　免疫细胞　　免疫分子
2. 中枢　　外周
3. 树突状细胞　　单核吞噬细胞　　B 细胞
4. 抗体　　补体　　细胞因子

三、单项选择题

1. E	2. C	3. E	4. D	5. B	6. A	7. A	8. B
9. D	10. B	11. D	12. E	13. C			

(陈育民　白惠卿)

第二章　抗　原

重点难点内容

一、基本概念

1. 抗原与抗原的基本特性　抗原是指能与T细胞抗原受体（TCR）和B细胞抗原受体（BCR）特异性结合，导致T/B淋巴细胞活化产生正免疫应答，即诱导抗体和/或效应T细胞产生，并能与之特异性结合，产生免疫效应或反应的物质。抗原能够刺激机体产生免疫应答，即刺激机体产生抗体和/或效应T细胞的能力称为抗原的免疫原性；抗原能与免疫应答产物，即相应抗体和/或效应T细胞特异性结合，产生免疫效应的能力称为抗原性，又称免疫反应性。

2. 完全抗原与不完全抗原　同时具有免疫原性和抗原性的物质称为完全抗原；本身只有抗原性而无免疫原性的简单小分子物质（如某些多糖、药物），称为半抗原或不完全抗原。

3. 抗原决定基与抗原结合价　抗原分子中决定抗原特异性的特殊化学基团称为抗原决定基，又称表位；是T细胞受体（TCR）、B细胞受体（BCR）和抗体识别结合的基本单位。根据其结构特点可分为顺序决定基（又称线性决定基，为一段序列相连续的氨基酸片段）和构象决定基（序列上不相连续的多肽或多糖通过空间构象形成的具有三维结构的决定基）。根据其位置和功能可分为功能性抗原决定基（位于分子表面、易被BCR或抗体识别结合的抗原表位）和隐蔽性抗原决定基（位于抗原分子内部不能与BCR或抗体识别结合的抗原表位）。抗原表面能与抗体分子结合的功能性抗原决定基的数目称为抗原结合价。

4. T细胞表位与B细胞表位　T细胞（TCR）识别的表位称为T细胞表位，均为线性决定基。B细胞（BCR）识别的表位称为B细胞表位，包括构象决定基和线性决定基（必须存在于抗原分子表面）。

5. 共同抗原与交叉反应　具有相同或相似抗原决定基的不同抗原分子，称为共同抗原或交叉抗原。由共同抗原刺激机体产生的抗体，不但能与诱导它们产生的抗原特异性结合，而且也能与含有相同或相似抗原表位的其他抗原发生反应，此反应称为交叉反应。

6. 胸腺依赖性抗原与胸腺非依赖性抗原　刺激B细胞产生抗体需要Th细胞辅助的抗原称为胸腺依赖性抗原（简称TD-Ag）；此类抗原即有T细胞表位，又有B细胞表位。刺激B细胞产生抗体无须Th细胞辅助的抗原称为胸腺非依赖性抗原（简称TI-Ag）；此类抗原可分为TI-1抗原（除具有单一重复的B表位外，还有B细胞丝裂原）和TI-2抗原（表面只有单一重复的B表位）。

7. 丝裂原　又称有丝分裂原，是能够非特异多克隆刺激T/B淋巴细胞发生有丝分裂的物质。植物血凝素（PHA）和刀豆蛋白A（conA）是人和小鼠的T细胞丝裂原；脂多糖（LPS）和葡萄球菌蛋白A（SPA）是小鼠的B细胞丝裂原；美洲商陆（PWM）是人和小鼠T、B两种淋巴细胞共有的丝裂原。

8. 超抗原　是一类主要由细菌外毒素和某些病毒蛋白产物组成的抗原性物质，作用不受

MHC限制，无抗原特异性，只需极低浓度（1～10ng/ml），即可激活多克隆淋巴细胞（约占淋巴细胞总数的2%～20%），产生强烈的免疫应答，故称超抗原。

9. 佐剂　是指先于抗原或与抗原同时注入体内后，能够增强机体对抗原免疫应答能力或改变免疫应答类型的物质。

二、影响抗原免疫原性的因素

1. 抗原的理化特性

（1）化学性质：具有免疫原性的物质通常是大分子有机物质，无机物没有免疫原性。蛋白质、糖蛋白和脂蛋白具有良好的免疫原性，多糖和多肽具有一定的免疫原性，脂类与核酸本身正常情况下难以诱导免疫应答。

（2）分子大小：具有免疫原性的物质分子量一般大于10kD，通常分子量越大，免疫原性越强。大分子有机物质表面抗原决定基的数目和种类较多，可有效刺激T/B淋巴细胞活化；大分子有机物质化学结构复杂、相对稳定，在机体内不易被破坏或降解，可持续刺激机体免疫系统产生免疫应答。

（3）化学组成和结构：含苯环芳香族氨基酸的有机物质比由直链氨基酸组成的有机物的免疫原性强。

（4）分子构象和易接近性：抗原分子可因决定抗原特异性的氨基酸残基所处侧链位置或侧链间距的不同，而产生不同的免疫原性。

（5）物理状态：聚合状态抗原的免疫原性较其单体显著增强；颗粒性抗原的免疫原性强于可溶性抗原。

2. 宿主的因素

（1）异物性："非己异物"不仅包括来自体外的非己抗原性物质，还应包括在胚胎期未与淋巴细胞接触或充分接触过的自身物质和某些结构改变的自身物质。眼晶状体蛋白、甲状腺球蛋白和精子确为人体的自身成分，但因其在胚胎期与自身免疫系统隔绝。所以，在外伤、感染等情况下，当上述自身成分（即隐蔽的自身抗原）释放后，可被自身免疫系统视为"非己"成分，而对其产生免疫应答。抗原性异物免疫原性的强弱与抗原和宿主亲缘关系的远近有关，亲缘关系越远，抗原的免疫原性越强；亲缘关系越近，抗原的免疫原性越弱。

（2）遗传因素：如多糖抗原对小鼠具有免疫原性，而对豚鼠则无免疫原性。同种不同品系动物接受同一种抗原刺激后，产生免疫应答的情况也不尽相同，有些为高免疫应答品系，有些为低或无免疫应答品系。人群对某种抗原应答能力所呈现的个体差异也与遗传因素有关。

（3）年龄、性别和健康状态：正常情况下，青壮年个体对抗原的免疫应答能力强于幼年和老年个体；雌性动物产生抗体的能力高于雄性动物；身体虚弱，健康状态不佳或在感染情况下，也能使机体对抗原的免疫应答能力显著下降。

3. 免疫的方法　抗原剂量、免疫途径、免疫次数及其间隔时间，以及免疫佐剂的选择等，均可影响机体对抗原的免疫应答能力。

三、抗原的特异性

抗原特异性是指抗原诱导机体产生免疫应答及其与免疫应答产物，即相应抗体和/或效应T细胞相互作用的高度专一性。抗原的特异性是由抗原分子中的抗原决定基所决定的。抗原决定基（表位）的性质、位置以及立体构象均可决定抗原的特异性。

四、抗原的种类

1. 异种抗原　是指来自其他物种的抗原性物质。与医学有关的主要有各种病原微生物、细菌产生的外毒素以及类毒素、抗毒素。

2. 同种异型抗原　是指同一种属不同个体间所具有的抗原性物质。人类同种异型抗原主要有红细胞血型抗原（包括 ABO、Rh 等 40 多种血型抗原）、人类主要组织相容性抗原和免疫球蛋白同种异型抗原等。

3. 自身抗原　是指能够诱导机体发生自身免疫应答或自身免疫性疾病的自身组织成分，主要包括隐蔽或改变的自身抗原。隐蔽抗原是指正常情况下，体内与免疫系统相对隔绝，即从未与免疫细胞接触过的某些自身组织成分。在外伤、感染或手术不慎等情况下，隐蔽抗原释放、进入血液或淋巴液后，被相应淋巴细胞识别，即可产生针对隐蔽抗原的自身免疫应答或引发自身免疫性疾病。如①精子释放入血可刺激机体产生抗精子抗体，从而引发自身免疫性睾丸炎，导致男性不育；②眼晶状体蛋白释放入血，可引发交感性眼炎。改变/修饰的自身抗原是在病原微生物感染和某些物理（如辐射）和化学（如药物）因素影响下，自身组织结构发生改变，形成新的抗原表位或使隐蔽性抗原决定基暴露成为功能性表位时，即可刺激机体产生免疫应答，重者可引发自身免疫性疾病。如服用甲基多巴类药物后，引起的自身免疫性溶血性贫血等。

4. 异嗜性抗原　是一类与种属无关，存在于人、动物、植物和微生物之间的共同抗原。

5. 白细胞分化抗原　是指不同谱系血细胞在其正常分化成熟的不同阶段及活化过程中，出现或消失的细胞表面标志。白细胞分化抗原种类繁多，分布广泛，除表达于白细胞外，还表达于不同分化阶段的红细胞系、巨核细胞/血小板谱系，以及非造血细胞，如血管内皮细胞、成纤维细胞、上皮细胞和神经内分泌细胞等。这些细胞膜表面的抗原分子可用相应单克隆抗体检测鉴定，人类白细胞分化抗原国际协作组会议决定：应用以单克隆抗体鉴定为主的聚类分析法，将来自不同实验室的单克隆抗体所识别鉴定的同一白细胞分化抗原归为同一分化群（cluster of differentiation，CD），即以 CD 代替以往的命名。

测试题

一、名词解释

1. 抗原
2. 免疫原性
3. 抗原性
4. 完全抗原
5. 半抗原
6. 抗原决定基
7. 构象与顺序决定基
8. 功能性与隐蔽性抗原决定基
9. T 细胞表位
10. B 细胞表位
11. 抗原结合价
12. 共同抗原
13. 异嗜性抗原
14. 交叉反应
15. 胸腺依赖性抗原
16. 胸腺非依赖性抗原
17. 异种抗原
18. 同种异型抗原
19. 自身抗原
20. 隐蔽性抗原
21. 白细胞分化抗原
22. 超抗原
23. 类毒素
24. 佐剂

二、填空题

1. 具有________和________的抗原为完全抗原。仅有________的抗原为半抗原。
2. 抗原的免疫原性与抗原物质本身的________、________、________、________以及________等有关。
3. 抗原的特异性是由抗原分子中的________所决定。
4. 抗原决定基的________、________和________均可决定抗原的特异性。
5. 根据抗原决定基的结构特点可分为________决定基和________决定基。根据抗原决定基存在的位置与功能可分为________决定基和________决定基。T 细胞识别的均为________决定基，而抗原分子表面的________决定基和________决定基均可被 B 细胞识别。
6. 根据诱导抗体产生是否需要 T 细胞辅助，可将抗原分为________和________。
7. 根据抗原与机体的亲缘关系可将抗原分为________、________、________和________等。
8. 抗原来源与宿主种系关系________，其免疫原性就________。
9. 大多数天然蛋白质为________抗原，而肺炎球菌荚膜多糖水解产物为________抗原。
10. 胸腺依赖性抗原既有________表位，又有________表位，刺激 B 细胞产生抗体需要________辅助。
11. TI-1 抗原表面除具有单一重复的________表位外，还有 B 细胞丝裂原；而 TI-2 抗原表面只有单一重复的________表位。
12. 动物来源的抗毒素对于人体而言既是________又是________。
13. 人类重要的同种异体抗原有________、________和________。
14. 类毒素是细菌外毒素经甲醛处理后，脱去其________保留________的生物制品。

三、单项选择题

1. 半抗原（　　）
   A. 只有与载体结合后才能和相应抗体结合
   B. 是生物大分子物质
   C. 通常是多肽
   D. 本身无免疫原性
   E. 仅能刺激 B 细胞活化
2. 决定抗原物质免疫原性的因素**不包括**（　　）
   A. 抗原决定基的数目
   B. 化学组成与结构复杂
   C. 具有异物性
   D. 宿主的反应性
   E. 大分子有机物
3. 有关抗原决定基的叙述，**错误**的是（　　）
   A. 为抗原分子中决定抗原特异性的特殊化学基团
   B. 抗原决定基的性质、位置和空间构象都决定着抗原的特异性
   C. 抗原分子表面的抗原决定基为功能性决定基
   D. 抗原分子中的所有抗原决定基均能与抗体分子结合
   E. 抗原分子表面的顺序决定基和构象决定基均可被 B 细胞识别
4. TD-Ag（　　）
   A. 在胸腺中形成
   B. 可刺激胸腺产生抗体
   C. 不能引起体液免疫应答
   D. 仅存在于 T 细胞表面
   E. 只有在 T 细胞辅助下才能激活 B 细胞

5. 不能诱导体液免疫应答的物质是（　　）
A. 蛋白质
B. 免疫原
C. 荚膜多糖
D. 超敏原
E. 乳糖
6. 具有异物性的物质不包括（　　）
A. 异种物质
B. 同种异体物质
C. 结构发生改变的自身物质
D. 胚胎期机体免疫细胞未曾接触过的物质
E. 葡萄糖
7. 下列免疫原性最强的物质是（　　）
A. 多肽
B. 类脂
C. 蛋白质
D. 核酸
E. 多糖
8. 将下列哪种自身物质注入自身体内可引起免疫应答（　　）
A. 红细胞
B. 血清蛋白
C. 淋巴细胞
D. 精液
E. 血小板
9. 兄弟姐妹间进行器官移植时导致排斥反应的物质是（　　）
A. 异种抗原
B. 同种异体抗原
C. 自身抗原
D. 超抗原
E. 异嗜性抗原
10. TI-Ag（　　）
A. 多为蛋白质
B. 可引起强的 IgG 应答
C. 不能引起免疫记忆
D. 可引起细胞免疫
E. 不能单独激活 B 细胞
11. 抗原表面与抗体结合的特殊化学基团称为（　　）
A. 抗原识别受体
B. 抗原决定基
C. 抗原结合价
D. 活性基团
E. 独特型决定基
12. 关于异嗜性抗原的描述，错误的是（　　）
A. 与种属特异性无关的抗原
B. 可引起交叉反应的发生
C. 是一类共同抗原
D. 链球菌感染后肾小球肾炎与此抗原有关
E. 与体液免疫应答无关的抗原
13. 将细菌外毒素转变为类毒素（　　）
A. 增强了外毒素的免疫原性
B. 降低了外毒素的免疫原性
C. 增强了外毒素的毒性
D. 保留了外毒素的免疫原性
E. 保留了外毒素的毒性
14. 抗原物质免疫原性的强弱与下列哪项无关（　　）
A. 分子量的大小
B. 异物性的程度
C. 化学组成与结构的复杂性
D. 注入机体后的稳定性
E. 能否与吞噬细胞接触
15. T 细胞决定基（　　）
A. 为 BCR 所识别的抗原决定基
B. 为构象决定基
C. 为顺序决定基
D. 不经加工处理即可被 TCR 识别
E. 仅存在于 TI-Ag 表面
16. 下列哪种物质不能作为免疫原（　　）
A. 细菌鞭毛
B. 细菌外毒素
C. 与血细胞结合的药物
D. 自身眼晶体蛋白
E. 青霉素
17. 某些药物进入人体后易与下列哪种物质或细胞结合成为完全抗原（　　）
A. 血细胞

B. 上皮细胞
C. 肝细胞
D. 细菌毒素
E. 肥大细胞

18. 关于 Rh 血型的叙述正确的是（　　）
A. Rh^- 个体不存在 Rh 抗原的天然抗体，只有受 Rh^+ 红细胞刺激后才能产生 Rh 抗体
B. Rh 血型抗原仅存在于人类红细胞表面
C. Rh^- 的母体不会怀有 Rh^+ 胎儿
D. Rh^- 个体不会产生抗 D 抗体
E. 当 ABO 血型一致，第一次给 Rh^- 个体输入 Rh^+ 血时即可发生输血反应

19. 叙述错误的是（　　）
A. 异物即指异种物质
B. 抗原不一定是异种物质
C. 抗原不一定都是免疫原
D. 大分子抗原常为多价抗原
E. 半抗原可单独与相应抗体结合

20. 不具有免疫原性的物质是（　　）
A. 与蛋白质结合的半抗原
B. 与红细胞结合的青霉素
C. 氢氧化铝
D. 类毒素
E. 植物花粉

21. 对抗原决定基正确的叙述是（　　）
A. 能与所有的 TCR 结合
B. 并非所有的抗原决定基都能激发免疫应答
C. 与抗原特异性无关
D. 一个抗原分子仅能有一个抗原决定基
E. 仅能被 BCR 识别

22. 与抗原特异性无关的是（　　）
A. 抗原决定基的数目
B. 抗原决定基的种类
C. 抗原决定基的性质
D. 抗原决定基的空间构型
E. 抗原决定基分子量的大小

23. 与载体结合在一起才有免疫原性的物质是（　　）
A. 类毒素
B. 半抗原
C. 佐剂
D. TI-Ag
E. 植物血凝素

24. 甲乙两种物质都能与某一抗体发生结合反应，则这二者相互称为（　　）
A. 免疫原
B. 超敏原
C. 共同抗原
D. 耐受原
E. 凝集原

25. 对 TI-Ag 正确的叙述是（　　）
A. 结构复杂决定基种类多
B. 能引起两种类型的免疫应答
C. 可刺激机体产生 IgG 抗体
D. 需要 T 细胞辅助才能激活 B 细胞
E. 可以单独激活 B 细胞

26. 下列哪项不决定抗原的免疫原性（　　）
A. 特异性
B. 异物性
C. 高分子性
D. 化学组成与结构的复杂性
E. 宿主的反应性

27. 某些药物进入体内可与大分子蛋白质或细胞结合在一起后具有了免疫原性，该药物被称为半抗原，也可称为（　　）
A. 载体
B. 单价抗原
C. 复合抗原
D. 抗原决定基
E. 异物

28. 决定一种物质只能与某一抗体起反应而不能与其他抗体起反应的物质基础是（　　）
A. 大分子载体
B. 抗原决定基
C. 抗原结合价
D. 佐剂的种类
E. 宿主的遗传性

29. 对 TD-Ag 错误的叙述是（　　）

A. 结构复杂含有的抗原决定基种类多
B. 可引起细胞免疫和体液免疫
C. 诱导产生的抗体主要是 IgG
D. 能引起免疫记忆
E. 仅含有 B 细胞决定基，能单独激活 B 细胞

四、问答题

1. 简述 TD-Ag 与 TI-Ag 的区别。
2. 哪些自身物质可作为自身抗原引起免疫应答？
3. 一般来说何种抗原物质的免疫原性强？
4. 如果第一次给 Rh^- 个体输入 Rh^+ 血时，二者的 ABO 血型相符，会不会发生输血反应？为什么？

参考答案

二、填空题

1. 免疫原性　抗原性　抗原性
2. 化学性质　分子大小　化学组成和结构　分子构象和易接近性　物理状态
3. 抗原决定基
4. 性质　位置　构象
5. 顺序　构象　功能性　隐蔽性　顺序　顺序　构象
6. 胸腺依赖性抗原　胸腺非依赖性抗原
7. 异种抗原　同种异型抗原　自身抗原　异嗜性抗原
8. 越远　越强
9. 多价　单价
10. T 细胞　B 细胞　Th 细胞
11. B 细胞　B 细胞
12. 抗体　抗原
13. 红细胞血型抗原　主要组织相容性抗原　免疫球蛋白同种异型抗原
14. 毒性　免疫原性

三、单项选择题

1. D	2. A	3. D	4. E	5. E	6. E	7. C	8. D
9. B	10. C	11. B	12. E	13. D	14. E	15. C	16. E
17. A	18. A	19. A	20. C	21. B	22. E	23. B	24. C
25. E	26. A	27. D	28. B	29. E			

四、问答题

1. 胸腺依赖性抗原含有 T 细胞决定基和 B 细胞决定基，需要 T 细胞辅助才能激活 B 细胞产生抗体。既可诱导体液免疫应答，产生的抗体主要为 IgG 类，也可诱导细胞免疫应答，能引起免疫记忆。胸腺非依赖性抗原只含 B 细胞决定基，不需要 T 细胞辅助，可直接刺激 B 细胞产生抗体，一般只引起体液免疫应答，产生的抗体仅为 IgM 类，不引起免疫记忆。

2. 自身抗原是指能诱导宿主发生自身免疫应答的自身成分，主要包括①隐蔽的甲状腺球蛋白、晶体蛋白、葡萄膜色素、精子等自身成分；②在生物、理化等因素作用下，抗原结构发生改变的自身成分。

3. 一般来说与宿主机体之间的种系关系越远，分子量越大，结构差异越大，结构越复杂，稳定性越好，呈颗粒状、聚合状态或球形的抗原物质，其免疫原性越强。

4. 不会，因为 Rh^- 血型不存在天然抗体，即 Rh^- 个体内无 Rh 抗体（即抗 D 抗体），故第一次给 Rh^- 个体输入 Rh^+ 血时，只要二者的 ABO 血型相符就不会发生输血反应。但当 Rh^- 个体受到 Rh^+ 红细胞作用后（如妊娠怀一 Rh^+ 胎儿，在分娩或流产时，Rh^+ 红细胞即可进入母体）就可刺激 Rh^- 个体产生抗 D 抗体，此时若再输入 Rh^+ 血，就可发生输血反应。

（陈育民）

第三章　免疫球蛋白与抗体

重点难点内容

一、免疫球蛋白与抗体的概念

免疫球蛋白（Ig）是指具有抗体活性或化学结构与抗体相似的球蛋白；在血清中主要以 γ 球蛋白的形式存在，可分为分泌型（SIg）和膜型（mIg）两种，SIg 主要存在于血液和组织液中，具有抗体的各种功能；mIg 作为抗原识别受体表达于 B 细胞膜表面。

抗体（Ab）是 B 细胞识别抗原后增殖分化为浆细胞所产生的一类能与相应抗原特异性结合的球蛋白。抗体主要存在于血液和组织液内，也可存在于其他体液如呼吸道粘液、小肠粘液、唾液以及乳汁中。

二、免疫球蛋白的基本结构

Ig 的基本结构是由两条相同的长链（H 链）和两条相同的短链（L 链）通过链间二硫键连接组成的一个四肽链分子。根据 H 链的不同（μ、γ、α、δ 和 ε），将 Ig 分别称为 IgM、IgG、IgA、IgD 和 IgE。根据 L 链的不同，可将免疫球蛋白分为 κ 和 λ 两型。H 链近 N 端 1/4 或 1/5 区段内和 L 链近 N 端 1/2 区段内，氨基酸残基的组成和排列顺序多变，称为可变区（V 区）；其余近羧基端（C 端）的氨基酸残基组成和排列顺序相对稳定，称为恒定区（C 区）。H 链和 L 链的 V 区分别称为 V_H 和 V_L。H 链和 L 链的 C 区分别称为 C_H 和 C_L。在 V_H 和 V_L 中各有 3 个超变区和 4 个骨架区。

三、免疫球蛋白的功能区及其主要功能

Ig 的重链和轻链可经链内二硫键连接折叠为几个球状结构域，这些球状结构域因具有不同的生物学功能而称为 Ig 的功能区。Ig 轻链有 V_L 和 C_L 两个功能区；IgG、IgA 和 IgD 的重链有 V_H、C_H1、C_H2 和 C_H3 四个功能区；IgM 和 IgE 的重链有五个功能区，即多一个 C_H4 功能区。各功能区的主要作用：①V_H 和 V_L 能特异结合抗原。②C_H 和 C_L 具有 Ig 同种异型遗传标志。③IgG 的 C_H2 和 IgM 的 C_H3 具有补体 C1q 结合位点，可参与补体经典途径的激活。④IgG 的 C_H2 可介导 IgG 通过胎盘。⑤IgG、单体 IgA 的 C_H3 和 IgE 的 C_H2、C_H3 能与多种免疫细胞表面相应受体结合，并由此介导免疫细胞产生不同的生物学效应。

IgG、IgA 和 IgD 重链的 C_H1 与 C_H2 之间有铰链区，该区富含脯氨酸，易伸展弯曲，可改变 Ig 构型，使其适合与抗原分子表面不同距离的抗原表位结合，或能同时与两个抗原分子表面相应的抗原表位结合；也利于暴露 Ig 分子上的补体 C1q 结合点而激活补体。

四、免疫球蛋白的水解片段

木瓜蛋白酶水解 IgG，可将其重链于铰链区链间二硫键近 N 端处断裂，获得两个完全相同

的抗原结合片段（Fab）和一个可结晶片段（Fc）。每个 Fab 段由一条完整的轻链和部分重链（V_H 和 C_H1）组成。该片段能与相应的抗原表位结合，Fc 段由 C_H2 和 C_H3 功能区组成，能与细胞表面的 IgGFc 受体结合。如用胃蛋白酶水解 IgG，可将其重链于铰链区链间二硫键近 C 端处断裂，获得一个大分子片段和若干小分子片段。大分子片段是由铰链区内链间二硫键连接的两个 Fab 片段组成，故称 $F(ab')_2$ 片段。该片段具有双价抗体活性，与相应抗原结合后可形成大分子复合物，发生凝集或沉淀反应。小分子片段称 pFc′，无生物学活性。

五、免疫球蛋白的血清型

免疫球蛋白本身又是一种抗原物质，能够刺激机体产生相应的抗体，利用此种抗体检测分析免疫球蛋白的抗原表位，可将其分为同种型、同种异型和独特型三种血清型。

1. 同种型　是指同一种属所有个体的 Ig 分子共有的抗原特异性标志。同种型抗原决定基（表位）存在于 Ig 恒定区内，根据 Ig 重链恒定区肽链抗原特异性的不同，可将 Ig 分为 IgG、IgA、IgM、IgD 和 IgE 五类；其中 IgG、IgA 和 IgM 又根据 C_H 氨基酸组成和 H 链间二硫键数目的差异分成若干亚类（IgG1～4、IgA1～2、IgM1～2）。根据 C_L 的结构和抗原特异性的不同将 Ig 分为 κ 和 λ 两型。

2. 同种异型　是指同一种属不同个体间，同一类型 Ig 分子所具有的不同的抗原特异性标志。主要表现在 Ig 分子的 C_H 和 C_L 上的一个或数个氨基酸的不同，这些差异是由于不同个体的遗传基因决定的，故又称之为遗传标志。

3. 独特型　是指每个免疫球蛋白分子可变区（V 区）肽链所具有的抗原特异性标志。独特型表位由 Ig 超变区特有的氨基酸序列和构型所决定。Ig 的超变区、抗原结合部位和独特型表位这三个不同的概念，事实上是立足于同一物质结构基础上的。

六、免疫球蛋白的主要生物学功能

1. 可变区（V 区）的功能　可变区的主要功能是特异性识别结合抗原，其内的超变区是与抗原表位互补结合的区域。在体内免疫球蛋白通过其 V 区与细菌毒素或病原体结合后，可产生中和毒素，中和或抑制病原体生长的作用。

2. 恒定区（C 区）的功能

（1）激活补体系统：IgG1～3 和 IgM 与相应抗原结合后，可因构象改变使其位于 C_H2/C_H3 功能区内的补体 C1q 结合位点暴露，从而导致补体经典途径激活；IgG4、IgA 的凝聚物可激活补体旁路途径。补体激活可产生溶菌效应和由补体裂解产物 C3b 介导的调理作用。

（2）调理作用：IgG、单体 IgA 类抗体与相应细菌等颗粒性抗原特异性结合后，通过其 Fc 段与巨噬细胞或中性粒细胞表面高亲和力 IgGFc 受体即 FcγRⅠ（CD64）和 IgAFc 受体即 FcαR 结合，促进吞噬细胞对上述颗粒性抗原吞噬的作用，称为调理作用。

（3）抗体依赖性细胞介导的细胞毒作用：IgG 类抗体与肿瘤或病毒感染细胞表面相应抗原表位特异性结合后，可通过其 Fc 段与 NK 细胞表面相应的低亲和力 IgGFc 受体即 FcγRⅢ（CD16）结合，增强或触发 NK 细胞对靶细胞的杀伤破坏作用，即为抗体依赖性细胞介导的细胞毒作用，简称 ADCC 效应。

（4）介导Ⅰ型超敏反应：IgE 可通过其 Fc 段与肥大细胞和嗜碱性粒细胞表面相应 Fc 受体（FcεRⅠ）结合，而使上述细胞致敏。致敏细胞通过表面特异性 IgE 抗体与相应变应原结合后，可脱颗粒，释放生物活性介质，引起Ⅰ型超敏反应。

（5）穿过胎盘屏障和粘膜：母体内 IgG 类抗体可通过其 Fc 段，选择性地与胎盘母体一侧的滋养层细胞表面的相应受体（FcRn）结合，进而通过胎盘进入胎儿血循环中。分泌型 IgA 可通过分泌片介导穿越呼吸道、消化道等粘膜上皮细胞，到达粘膜表面发挥重要抗感染免疫作用。

七、各类免疫球蛋白的主要特性和功能

1. IgG　主要存在于血液和组织液中，约占血清 Ig 总量的 75%～80%，半衰期较长约 23 天；是再次体液免疫应答产生的主要抗体，具有重要的抗感染免疫作用；抗毒素、抗病毒和大多数抗菌抗体均为 IgG。IgG 是唯一能够通过胎盘的抗体，在新生儿抗感染中起重要作用。IgG 在婴儿出生后 3 个月开始合成，3～5 岁接近成人水平；IgG 有四个亚类，其中 IgG1～3 与相应抗原结合后，可激活补体经典途径，IgG4 凝聚物可激活补体旁路途径；IgG 具有亲细胞特性，可通过其 Fc 段与表面具有相应受体（FcR）的吞噬细胞和 NK 细胞结合，从而产生促进吞噬的调理作用和 ADCC 效应；IgG 可通过其 Fc 段与葡萄球菌蛋白 A（SPA）结合，借此可纯化抗体或用于免疫学诊断。

2. IgM　膜结合型 IgM 为单体，表达于 B 细胞表面，构成 B 细胞抗原受体（BCR）。血清中 IgM 是五聚体，分子量约 950kD，居五类 Ig 之首，又称巨球蛋白；IgM 不能通过血管壁，主要存在于血液中，其抗原结合价（>5），补体激活能力、促进杀菌与溶菌、调理吞噬及凝集作用等都强于 IgG，具有高效抗感染免疫作用；若人体缺乏 IgM，可导致致死性败血症。IgM 是最早产生的抗体，可在胚胎晚期生成，脐带血 IgM 升高，提示胎儿宫内感染；IgM 也是初次体液免疫应答中最早产生的抗体，血清中某种病原体特异性 IgM 水平升高，提示近期发生感染，有助于感染性疾病的早期诊断。

3. IgA　血清型 IgA 主要为单体 IgA，具有一定的抗感染免疫作用。分泌型 IgA（SIgA）是由 J 链连接的 IgA 二聚体与一个分泌片借二硫键共价结合组成。SIgA 主要存在于呼吸道、消化道、泌尿生殖道粘膜表面，以及乳汁、唾液和泪液等外分泌液中，是参与粘膜局部免疫的主要抗体。

4. IgD　血清型 IgD 含量低，其生物学功能目前还不清楚。膜结合型 IgD 作为抗原受体表达于 B 细胞表面，是 B 细胞分化成熟的标志：即未成熟 B 细胞只表达 mIgM，成熟 B 细胞同时表达 mIgM 和 mIgD。

5. IgE　是正常人血清中含量最低的 Ig，但在过敏性疾病或寄生虫感染患者血清中，特异性 IgE 含量显著增高。IgE 主要由呼吸道如鼻咽、扁桃体、支气管和胃肠道粘膜固有层中的浆细胞产生，这些部位正是变应原入侵和超敏反应的好发部位。IgE 可通过其 C_H2 和 C_H3 与肥大细胞、嗜碱性粒细胞表面相应高亲和力受体结合而使上述细胞致敏，并由此导致Ⅰ型超敏反应的发生。

八、多克隆抗体与单克隆抗体的概念

1. 多克隆抗体　用抗原免疫动物后获得的免疫血清为多克隆抗体。在含有多种抗原表位的抗原物质刺激下，体内多种具有相应抗原受体的 B 细胞克隆被激活，因而可产生多种针对相应不同抗原表位的抗体，这些由不同 B 细胞克隆产生的抗体混合物称为多克隆抗体（PcAb）。多克隆抗体特异性不高，易出现交叉反应，因此在实际应用中受到了限制。

2. 单克隆抗体（McAb）　通常是指由单一克隆杂交瘤细胞产生的只识别某一特定抗原表位的同源抗体。杂交瘤细胞是由小鼠免疫脾细胞（B 细胞）与小鼠骨髓瘤细胞融合而成。单克隆抗体在结构和组成上高度均一，其类型、抗原结合特异性和亲和力完全相同，此外还具有易于体外

大量制备和纯化等优点。因此已广泛应用于医学、生物学各领域。例如：①用 McAb 代替 PcAb 能克服交叉反应，提高免疫学实验的特异性和敏感性；②用 McAb 作亲和层析柱，可分离纯化含量极低的可溶性抗原如激素、细胞因子和难以纯化的肿瘤抗原等；③制备识别细胞表面特异性标志的 McAb，与抗癌药物、毒素或放射性物质偶联，构建生物导弹，用于肿瘤临床治疗。

测试题

一、名词解释

1. 抗体
2. 免疫球蛋白
3. 可变区与恒定区
4. 超变区与骨架区
5. 铰链区
6. 连接链
7. 分泌片
8. 免疫球蛋白的功能区
9. Fab 段与 Fc 段
10. F（ab′）$_2$ 段与 pFc′段
11. 同种型
12. 同种异型
13. 独特型
14. 多克隆抗体
15. 单克隆抗体

二、填空题

1. 存在于体液中的 Ig 称为________ Ig，而存在于 B 细胞膜上的 Ig 称为________ Ig。
2. 所有 Ig 的基本单位都是由________条多肽链，中间以________连接而成，其中一对长链称为________链，一对短链称为________链。
3. 依据 C_H 的结构及抗原特异性不同可将 Ig 分为________、________、________、________和________五类，其 H 链分别是________、________、________、________和________链。依据 C_L 的结构及抗原特异性不同可将 Ig 分为________和________两型。
4. 依据 Ig 肽链上氨基酸的种类和排列顺序是否多变可把 Ig 分为________与________两个区，Ig 轻链的两个功能区分别称为________和________。IgG、IgA 与 IgD 的 H 链有________个 C_H 区，IgM 与 IgE 的 H 链有________个 C_H 区。
5. IgG 的铰链区是位于________与________之间的区域。
6. 抗体结合抗原的部位是________和________。
7. IgG 结合补体 Clq 的位点在________，而 IgM 结合补体 Clq 的位点则位于________。
8. 具有 J 链的 Ig 有________和________，带有分泌片的 Ig 是________。
9. 用木瓜蛋白酶可将 IgG 水解成________个 Fab 段和________个 Fc 段。能与抗原结合的片段是________段，用胃蛋白酶可将 IgG 水解成________段和无活性的________段。
10. 人类 Ig 血清型的抗原标志有________型________型和________型。
11. 抗体分子的抗原结合价：IgG 为________价，IgM 为________价，SIgA 为________价。
12. 五类 Ig 均有________型和________型。
13. 五类 Ig 以单体形式存在的有________、________、________和________，以五聚体形式存在的有________。

14. 五类 Ig 在血清中含量最多的是__________，分子量最大的是__________，能通过胎盘的是__________，能介导过敏反应的是__________，能进入外分泌液的是__________。

15. 血清型 IgA 大多数以__________形式存在，少数以__________形式存在；分泌型 IgA 则以__________形式存在，也有少数以__________形式存在。

16. 用木瓜蛋白酶水解 IgG 后得到的 Fab 段包含了近__________端的__________链和__________链。

17. 具有 FcγR 的细胞有__________、__________、__________和__________等，具有 FcαR 的细胞有__________、__________等，具有 FcεR 的细胞有__________、__________、__________等。

18. 分泌型 IgA 的 J 链是由__________细胞合成的，而分泌片则是由__________细胞合成。

19. 人类 B 细胞编码 Ig 的基因库有三个，分别是__________、__________、__________。

20. 编码 Ig 重链的胚系基因包括__________、__________、__________、__________四个不连续的基因簇，而编码 Ig 轻链的胚系基因包括__________、__________、__________三个不连续的基因簇。

三、单项选择题

1. 下列哪种物质不是抗体（　　）
   A. 溶血素
   B. 凝集素
   C. 抗毒素
   D. 抗病毒血清
   E. B 细胞的抗原受体

2. IgG 与细胞表面 FcγR 结合的部位是（　　）
   A. V_H
   B. C_H1
   C. C_H2
   D. C_H3
   E. C_H4

3. IgE 与细胞表面 FcεR 结合的部位是（　　）
   A. V_H
   B. C_H1
   C. C_H2
   D. C_H3
   E. C_H4

4. Ig 可变区即 VH 与 VL 区内的超变区均为（　　）
   A. 1 个
   B. 2 个
   C. 3 个
   D. 4 个
   E. 5 个

5. 膜型 IgM 为（　　）
   A. 单体
   B. 双体
   C. 三聚体
   D. 五聚体
   E. 六聚体

6. 经传统途径激活补体能力最强的 Ig 是（　　）
   A. IgG
   B. IgA
   C. IgM
   D. IgE
   E. IgD

7. 半衰期最长的 Ig 是（　　）
   A. IgG
   B. IgA
   C. IgM
   D. IgE
   E. IgD

8. 天然的 ABO 血型抗体是（　　）
   A. IgG
   B. IgA
   C. IgM
   D. IgE
   E. IgD

9. 能介导 ADCC 效应的 Ig 是（　　）

A. IgG
B. IgA
C. IgM
D. IgE
E. IgD

10. 常表达在 B 细胞表面作为 B 细胞成熟表面标志的 Ig 是（　　）
A. IgG
B. IgA
C. IgM
D. IgE
E. IgD

11. 在个体发育过程中最早产生的 Ig 是（　　）
A. IgG
B. IgA
C. IgM
D. IgE
E. IgD

12. IgM 抗体与大分子抗原结合时，其结合价一般表现为（　　）
A. 一价
B. 二价
C. 四价
D. 五价
E. 十价

13. 不可能具有分泌型 IgA 的液体是（　　）
A. 唾液
B. 初乳
C. 尿液
D. 支气管粘液
E. 肠道分泌液

14. 人体内最早合成 IgM 的时间是（　　）
A. 胎儿
B. 胎儿晚期
C. 出生后一个月
D. 出生后三个月
E. 出生后六个月

15. 人体合成 IgG 的开始时间是（　　）
A. 胎儿
B. 胎儿晚期
C. 出生后一个月
D. 出生后三个月
E. 出生后六个月

16. 各种单体抗体分子都具有的特性是（　　）
A. 广泛分布于细胞外液
B. 具有两个完全相同的抗原结合部位
C. 均可以激活补体
D. 均可以发挥调理作用
E. H 链与 L 链借非共价键相连

17. 产生抗体的细胞是（　　）
A. B 细胞
B. 浆细胞
C. 肥大细胞
D. NK 细胞
E. 巨噬细胞

18. 抗体分子的可变区内具有（　　）
A. Ig 的超变区
B. 抗体的抗原结合部位
C. 抗体独特型抗原决定簇
D. 以上均有
E. 以上均无

19. 在体内抗体与相应抗原结合后介导的生理病理效应不包括（　　）
A. 中和毒素
B. 中和病毒
C. 过敏性鼻炎
D. 肾小球肾炎
E. 接触性皮炎

20. 在体内与相应抗原结合的抗体，其 Fc 段与多种细胞表面的 Fc 受体结合后可激发的生物学效应是（　　）
A. 调理作用
B. 介导胞饮抗原作用
C. 介导 ADCC 效应
D. 介导 Ⅰ 型超敏反应
E. 以上均是

21. 下列哪项与人血清型 IgA 无关（　　）
A. 含二聚体
B. 与抗 IgA 抗体结合
C. 与吞噬细胞表面 FcαR 结合后发挥调理作用
D. 凝聚的 IgA 可经旁路途径活化补体
E. 具有抗蛋白酶的水解作用

22. 与可变区有关的是（　　）

A. Ig 的类
B. Ig 的亚类
C. Ig 的型
D. Ig 的亚型
E. Ig 的独特型

23. 能与大分子抗原结合后在体外出现肉眼可见反应的是（　　）
A. IgG 的 H 链
B. IgG 的 L 链
C. Fab 段
D. $F(ab')_2$ 段
E. Fc 段

24. 关于 IgG 错误的是（　　）
A. 1 个 IgG 与抗原结合后即可激活补体
B. 易透过毛细血管，广泛分布于细胞外液
C. 抗原结合价为二价
D. 有 IgG1～4 四个亚类
E. 正常幼儿 3～5 岁时血清 IgG 可达成人水平

25. 关于血中 IgM 错误的是（　　）
A. 1 个 IgM 与抗原结合后即可激活补体
B. 不能透过血管壁，主要分布于血液中
C. 不能通过胎盘，若脐带血中 IgM 增多表明胎儿有宫内感染
D. 血中特异性 IgM 增多，表明有近期感染
E. 也有以单体形式存在

26. 关于 SIgA 错误的是（　　）
A. 为单体分子
B. 为二聚体
C. 具有 J 链
D. 具有分泌片
E. 可出现于初乳、唾液中

27. 分泌型 IgM 不应有的是（　　）
A. C_H4 区
B. J 链
C. 五价抗体
D. C1q 结合点
E. 半衰期 23 天

28. IgE（　　）
A. 为单体分子
B. 有 C_H4 区
C. 可介导过敏反应
D. 针对寄生虫抗原特异性 IgE 也可介导 ADCC
E. 以上均正确

29. 抗体（　　）
A. 都是 Ig
B. 均由浆细胞产生
C. 均为糖蛋白
D. 多为丙种球蛋白
E. 以上均对

30. Ig（　　）
A. 均有抗体活性
B. 基本单位为四肽链结构
C. 均由浆细胞产生
D. 均有 J 链
E. C_H 区有 C_H1～4 四个区

31. 木瓜蛋白酶水解 IgG 的片段错误的是（　　）
A. Fab 段的抗原结合价为二价
B. Fc 段包含了部分 H 链（二条 H 链 C 端的 1/2）
C. Fab 段含一条完整 L 链和一条 H 链 N 端的 1/2
D. Fc 段含有 C_H2 和 C_H3 区
E. Fab 段具有结合抗原的部位

32. 下列哪项是错误的（　　）
A. 所有的抗体都是 Ig
B. 单体抗体分子的抗原结合价为二价
C. IgG 的 H 链与 L 链均含有铰链区
D. B 细胞抗原受体（mIgM）为单体
E. 一种浆细胞仅能产生一种独特型抗体

33. 下列哪项是正确的（　　）
A. V_H 比 V_L 长二倍
B. V_L 内无超变区
C. 抗体均有免疫原性
D. 抗体均可与 Fc 受体结合发挥调理作用
E. IgG 各亚类分子与相应抗原结合后，均可经传统途径激活补体

34. 将人 IgG 给兔子注射后可得到（　　）
A. 抗 γ 链的抗体
B. 抗 κ 链的抗体
C. 抗 λ 链的抗体
D. 抗 Fc 抗体
E. 以上均可

四、问答题

1. 简述抗体与免疫球蛋白的关系与区别。
2. 以 IgG 为例，简述 Ig 的基本结构和 Ig 肽链功能区。
3. 简述抗体的生物学活性。
4. 为什么血中的 IgM 比 IgG 结合抗原和激活补体的能力强？
5. 在血中检出高滴度的特异性 IgM 类抗体，为什么表示有近期感染？

参考答案

二、填空题

1. 分泌型　膜型
2. 四　二硫键　重（H）　轻（L）
3. IgG　IgA　IgM　IgD　IgE　γ　α　μ　δ　ε　κ　λ
4. 可变区　恒定区　V_L　C_L　3　4
5. C_H1　C_H2
6. V_H　V_L
7. C_H2 区　C_H3 区
8. 双体 IgA　IgM　SIgA
9. 2　1　Fab　F（ab′）$_2$　PFc′
10. 同种　同种异　独特
11. 二　五　四
12. κ　λ
13. IgG　IgA　IgD　IgE　IgM
14. IgG　IgM　IgG　IgE　SIgA
15. 单体　双体　双体　三聚体
16. N　½H　一条完整的 L
17. 单核吞噬细胞　中性粒细胞　NK 细胞　B 细胞　单核吞噬细胞　中性粒细胞　嗜碱性粒细胞　肥大细胞　血小板
18. 浆　粘膜上皮
19. H 链基因库（IGH）　κ 链基因库（IGK）　λ 链基因库（IGL）
20. V　D　J　C　V　J　C

三、单项选择题

1. E	2. D	3. E	4. C	5. A	6. C	7. A	8. C
9. A	10. E	11. C	12. D	13. C	14. B	15. D	16. B
17. B	18. D	19. E	20. E	21. E	22. E	23. D	24. A
25. E	26. A	27. E	28. E	29. E	30. B	31. A	32. C
33. C	34. E						

四、问答题

1. 抗体是免疫球蛋白，而免疫球蛋白并非都具有抗体的活性。如多发性骨髓瘤病人血清中的免疫球蛋白通常无抗体活性。抗体是生物学功能上的概念，而免疫球蛋白是化学结构上的概念。存在于体液中的免疫球蛋白称之为分泌型 Ig（SIg）；存在于 B 细胞膜上的免疫球蛋白称为膜型 Ig（mIg），为抗原受体。

2. 答案参考重点难点内容二、三。

3. 答案参考重点难点内容六。

4. IgM 类抗体为五聚体，其抗原结合价通常为五价；而 IgG 类抗体为单体，其抗原结合价仅为二价；IgM 类抗体具有五个 C1q 结合点，只要一个 IgM 分子与相应抗原结合后就可经传统途径活化补体；而 IgG 仅有一个 C1q 结合点，一个 IgG 分子与相应抗原结合后，是不能活化补体的，必须两个或更多的 IgG 分子与相应抗原结合，而且二个 IgG 分子不能相距太远，必须邻近才能经传统途径活化补体。因此，血中的 IgM 抗体比 IgG 类抗体结合抗原和激活补体的能力强。

5. 在病原微生物感染机体时，刺激机体建立的特异性免疫应答，首先产生 IgM 类抗体，IgM 类抗体在血中的半衰期短。因此 IgM 类抗体产生的早、快，消失的也快，所以在血中一旦检测到高滴度的抗原特异性的 IgM 类抗体，则表示该机体有近期感染。

（陈育民）

第四章 补体系统

重点难点内容

一、补体系统的组成

补体系统是由人或脊椎动物血清与组织液中的一组不耐热可溶性蛋白质和表达于细胞表面的一组膜蛋白所组成。根据功能可分为三类。

1. 补体固有成分 是指存在于体液中，参与补体激活酶促级联反应的补体成分，包括 Clq、Clr、Cls、C4、C2、C3、C5、C6、C7、C8、C9，甘露聚糖结合凝集素（MBL）及 MBL 相关的丝氨酸蛋白酶-1、2（MASP-1、2），B 因子、D 因子、P 因子等。

2. 补体调节蛋白 是指存在于体液中和细胞膜表面的调节控制补体活化的蛋白质分子。包括 C1 抑制物、I 因子、C4 结合蛋白、H 因子、S 蛋白、过敏毒素灭活因子、促衰变因子、膜辅助因子蛋白和同源限制因子等。

3. 补体受体 是指存在于某些细胞表面，能够介导补体活性片段或补体调节蛋白发挥生物学效应的受体分子。包括 CR1（C3bR/C4bR）、CR2（C3dR/C3dgR）、CR3（iC3bR）、CR4/CR5、Clq 受体、H 因子受体和 C3a/C5a 受体等。

二、补体的理化性质

补体固有成分均为球蛋白，其血清含量相对稳定，约占血浆球蛋白总量的 10%，其中 C3 含量最高（550～1200mg/L），D 因子含量最低（1～2mg/L）；Clq 分子量最大（410kD）、D 因子分子量最小（25kD）。补体性质不稳定，易受多种理化因素影响而失去活性，如 56℃ 30 分钟即被灭活，紫外线照射、机械震荡、酒精、胆汁或某些添加剂等也均可使补体破坏。

三、补体系统的激活

1. 经典激活途径 是以抗原-抗体复合物（免疫复合物）为主要激活物，使补体固有成分以 C1、C4、C2、C3、C5～C9 顺序发生酶促级联反应，产生一系列生物学效应的补体活化途径。C1 是经典途径活化的起始分子，由一个 C1q 分子与两个 C1r 和两个 C1s 分子借 Ca^{2+} 连接维系而成的大分子复合物。C1q 由六个相同的花蕾状亚单位组成，各亚单位 N 端聚合成束，C 端为球形结构，是与免疫球蛋白补体结合点结合的部位。激活过程可分为三个阶段。

（1）识别阶段：在 IgG1～3/IgM 类抗体与相应抗原结合后，抗体分子构型改变而使其 C_H2/C_H3 区的 C1q 结合点暴露，C1 通过其 C1q 两个或两个以上球形结构与上述抗体分子中相应补体结合点“桥联”结合，可使 C1q 构型改变，从而导致与之相连的 C1r 和 C1s 相继活化。活化的 C1s 具有丝氨酸蛋白酶活性（以 $C\overline{1s}$表示）。

（2）活化阶段：$C\overline{1s}$首先裂解 C4，生成 C4a 和 C4b 两个片段。其中小片段 C4a 释放至液相，具有过敏毒素活性；大片段 C4b 共价结合至相邻细胞或免疫复合物表面。在 Mg^{2+} 存在的条件下，C2 可与细胞/免疫复合物表面结合的 C4b 结合，继而被 $C\overline{1s}$裂解，其小分子裂解片段 C2a 释放至液相，大片段 C2b 与 C4b 结合在细胞或免疫复合物表面，形成 $C\overline{4b2b}$复合物（即经典途径 C3 转化酶）。$C\overline{4b2b}$中的 C4b 可与液相中 C3 结合，C2b 具有丝氨酸蛋白酶活性，可裂解 C3 产生 C3a 和 C3b 两个片段。其小分子裂解片段 C3a 释放至液相，具有过敏毒素活性和趋化能力；大片段 C3b 可与细胞或免疫复合物表面的 $C\overline{4b2b}$结合，形成 $C\overline{4b2b3b}$复合物（即经典途径 C5 转化酶）。

（3）攻膜阶段：三条补体激活途径在此阶段的反应过程完全相同。在 C5 转化酶 $C\overline{4b2b3b}$/$C\overline{3bnBb}$作用下，C5 裂解为 C5a 和 C5b 两个片段。其中小分子 C5a 释放至液相，具有过敏毒素活性和趋化作用；大分子 C5b 松散结合在细胞/免疫复合物表面，并依次与 C6、C7 结合形成 $C\overline{4b67}$复合物。该复合物具有高度亲脂性，能插入细胞膜脂质双层的疏水端，进而与 C8 高亲和力结合，形成 $C\overline{5b678}$复合物。$C\overline{5b678}$复合物可进一步促进多个 C9 聚合形成 $C\overline{5b6789}$复合物即膜攻击复合物（MAC）。MAC 在细胞膜上形成亲水性孔道，能使水和电解质通过，而不让蛋白质类大分子逸出，最终可因胞内渗透压改变，而使细胞溶解破坏。

2. MBL 激活途径　是指由血浆中 MBL 直接与多种病原微生物表面的 N-氨基半乳糖或甘露糖残基结合后，使补体固有成分以 MASP-1、MASP-2、C4、C2、C3、C5～C9 顺序发生酶促级联反应的补体活化途径。MBL 与表面含有 N-氨基半乳糖或甘露糖残基的病原微生物结合后，构象改变与血浆中 MASP-2 和 MASP-1 结合并使之活化。活化的 MASP-2 和 MASP-1 具有丝氨酸蛋白酶活性，前者（MASP-2）能以类似于 $C\overline{1s}$裂解 C4 和 C2 的方式形成 C3 转化酶（$C\overline{4b2b}$），后者（MASP-1）能直接裂解 C3 生成 C3b，参与或增强旁路途径的酶促级联反应。

3. 旁路激活途径　是指在 B 因子、D 因子和 P 因子参与下，直接由微生物或外源异物激活 C3，以 C3、C5～C9 顺序发生酶促级联反应的补体活化途径。B 因子在结构和功能上与 C2 极为相似，对激活物表面的 C3b 具有较高的亲和力。D 因子主要以活化形式（$\overline{D}$）存在。$\overline{D}$ 可将 C3bB 复合物中的 B 因子裂解为小片段 Ba 和大片段 Bb，Bb 具有丝氨酸蛋白酶活性。P 因子与 $C\overline{3bBb}$结合后可加固 C3b 与 Bb 间的结合，使其稳定性和活性大大增强。

当激活物进入体内后，为液相 C3b 提供一个稳定结合的表面。激活物（菌细胞）表面结合的 C3b 不易降解，在 Mg^{2+} 存在的条件下能与 B 因子结合形成 $C\overline{3bB}$复合物。可将 C3bB 复合物中的 B 因子裂解，小片段 Ba 释放至液相中，大片段 Bb 仍与 C3b 结合在一起形成 C 复合物（即旁路途径 C3 转化酶）。$C\overline{3bBb}$与 P 因子结合后可成为稳定态 C3 转化酶（$C\overline{3bBbp}$）。在 C3 转化酶作用下，C3 裂解为 C3a 和 C3b，其中 C3a 释放至液相，具有过敏毒素和趋化作用；C3b 有些又能与病原体等激活物结合，在 B 因子和 D 因子参与下，形成更多的 $C\overline{3bBb}$复合物（C3 转化酶），此即旁路激活的正反馈放大效应；有些能与 $C\overline{3bBbp}$复合物结合形成 $C\overline{3bnBbp}$复合物（即旁路途径 C5 转化酶）。$C\overline{3bnBbp}$与 $C\overline{4b2b3b}$的活性完全相同，以同样的方式完成后续补体活化的酶促级联反应。

四、补体系统三条激活途径的比较

补体系统三条激活途径的比较

比较项目	经典途径	旁路途径	MBL途径
激活物	抗原抗体（IgG1～3/IgM）复合物	细菌脂多糖、肽聚糖、酵母多糖、凝聚的IgA/IgG4等	病原微生物表面甘露糖残基
补体固有成分	C1～C9	B因子、D因子、P因子、C3、C5～C9	MBL、MASP-1、MASP-2、C2～C9
所需离子	Ca^{2+}、Mg^{2+}	Mg^{2+}	Ca^{2+}
C3转化酶	$C\overline{4b2b}$	$C\overline{3bBbp}$	$C\overline{4b2b}$
C5转化酶	$C\overline{4b2b3b}$	$C\overline{3bnBbp}$	$C\overline{4b2b3b}$
作用	在特异性体液免疫的效应阶段发挥作用	参与非特异性免疫，在感染早期发挥作用	参与非特异性免疫，在感染早期发挥作用

五、补体活化的调节

1. 补体活性片段的自发性衰变　如经典和旁路途径C3转化酶即$C\overline{4b2b}$中的C2b和$C\overline{3bBb}$中的Bb片段性质不稳定，易衰变，因而可使C3转化酶失活。C5b也易于自行衰变，故可影响膜攻击复合物的形成。

2. 可溶性补体调节蛋白及其主要作用

（1）C1抑制物（C1-INH）：能与活化的C1r-C1s共价结合形成稳定的复合物，使C1r和C1s失活；也能与活化的MASP-1/MASP-2结合，使之失活。

（2）C4结合蛋白（C4bp）：能与C2竞争结合C4b，抑制经典途径C3转化酶，促进I因子对C4b的裂解作用。

（3）H因子：能与B因子竞争结合C3b，抑制旁路途径C3转化酶，促进I因子对C3b的裂解作用。

（4）Ⅰ因子：即灭活因子，在C4bp、H因子、MCP和CR1（C3b/C4bR）等辅助因子作用下，I因子能使液相或膜结合的C3b/C4b裂解灭活，对经典和旁路途径C3转化酶（即$C\overline{4b2b}$和$C\overline{3bBb}$）的形成产生抑制作用。

（5）S蛋白：能与$C\overline{5b67}$复合物结合，抑制攻膜复合物的形成。

（6）过敏毒素灭活剂：即血清羧肽酶N，具有羧肽酶活性，可去除C4a、C3a、C5a羧基末端的精氨酸残基，使之丧失过敏毒素活性。

3. 膜结合调节蛋白及其主要作用

（1）膜辅助因子蛋白（MCP/CD46）：能与自身组织细胞表面结合的C3b/C4b结合，并协助I因子将其（C3b/C4b）裂解灭活，抑制经典/旁路途径C3转化酶形成，使自身组织细胞不因补体激活而受到损伤。

（2）衰变加速因子（DAF/CD55）：能与自身组织细胞表面结合的C4b/C3b结合，并使其裂解失活，可抑制经典/旁路途径C3转化酶形成；也能使C4b2b或C3bBb复合物中的C4b/C3b裂解失活，促进C3转化酶衰变。

（3）同源限制因子（HRF）：又称C8结合蛋白（C8bp），能与C8结合，可抑制C9聚合，阻止膜攻击复合物的形成。

(4) 膜反应性溶血抑制剂（MIRL/CD59）：能阻止膜攻击复合物形成，使组织细胞不被溶解破坏。

六、补体的主要生物学作用

补体系统是执行非特异性免疫应答的效应分子，同时也参与特异性免疫反应。补体激活过程中产生的裂解片段，可介导多种生物学效应；膜攻击复合物在细菌/细胞表面形成，可介导溶菌和细胞溶解效应。

1. 溶菌和细胞溶解作用　补体激活产生的膜攻击复合物在细菌/细胞表面形成穿膜亲水通道，可产生溶菌和细胞溶解作用。

2. 调理作用　补体激活过程中产生的C3b、C4b和iC3b与细菌或其他颗粒性抗原结合后，可被具有CR1、CR2、CR3的吞噬细胞识别结合，从而在细菌/颗粒性抗原与吞噬细胞之间形成“桥梁”，使吞噬细胞能够更为有效地发挥吞噬作用。

3. 免疫粘附与清除免疫复合物作用　可溶性抗原-抗体复合物激活补体后，可与补体裂解片段C3b/C4b结合，形成抗原-抗体-C3b/C4b复合物。红细胞或血小板通过表面的CR1与上述免疫复合物结合即产生免疫粘附后，可随血流将免疫复合物转运至肝或脾内，被吞噬细胞吞噬清除。

4. 炎症介质作用

(1) 过敏毒素作用：补体裂解片段C3a和C5a又称过敏毒素，他们能与肥大细胞或嗜碱性粒细胞表面相应受体（C3aR/C5aR）结合，而使上述靶细胞脱颗粒，释放组胺等一系列血管活性介质，引发过敏性炎症反应。

(2) 趋化和激活作用：C5a对表达相应受体的中性粒细胞具有趋化作用，可诱导中性粒细胞表达粘附分子，并使之活化，显著增强其吞噬杀伤能力。

(3) 激肽样作用：C2a具有激肽样作用，能使小血管扩张，通透性增加，引起炎症性充血和水肿。

5. 参与特异性免疫应答　补体活化产物可通过不同的作用机制，参与特异性免疫应答。如①C3b/C4b介导的调理作用，可促进抗原提呈细胞对抗原的摄取和提呈，有助于特异性免疫应答的启动；②抗原-C3d复合物可使B细胞表面BCR与辅助受体CD21/CD19/CD81复合物交联，促进B细胞活化（CD21即CR2、为C3d受体）；③滤泡树突状细胞通过表面CR1（C3bR）/CR2（iC3bR），可将抗原-抗体-C3b/iC3b复合物长期滞留于淋巴结皮质区内，可诱导记忆B细胞形成。

测试题

一、名词解释

1. 调理作用
2. 免疫粘附
3. C1抑制物（C1INH）
4. I因子
5. 经典途径
6. MBL途径
7. 旁路途径
8. 膜辅因子蛋白（MCP）
9. 促衰变因子（DAF）
10. 同种限制因子（HRF）
11. C3b的正反馈途径

二、填空题

1. 补体系统由__________、__________和__________三大部分组成。
2. 补体三条激活途径为__________、__________和__________。
3. 存在于体液中的补体调节分子主要有__________、__________、__________、__________等。
4. 存在于宿主细胞表面的补体调节分子有__________、__________和__________。
5. 补体固有成分由__________种糖蛋白组成，其中分子量最大的是__________，含量最高的是__________。
6. 补体固有成分对热不稳定，通常加热__________℃，作用__________min即被灭活。
7. 补体经典途径的激活过程大致可分为__________、__________、__________三个阶段，激活物为__________和__________类抗体与抗原结合形成的复合物。
8. 参与旁路激活途径的补体固有成分有__________、__________、__________、__________和C5～C9。
9. 具有免疫粘附和调理作用的补体分子片段有__________、__________。
10. 能与C3b/C4b结合的调节因子主要有__________、__________、__________等。
11. 补体片段的炎症介质作用包括__________、__________、__________。
12. 补体__________成分的__________亚单位与抗原抗体复合物中的IgGFc段结合。
13. 补体各成分的调节因子存在的意义是__________和__________。
14. 补体激活经典途径和替代的C3转化酶组成分别为__________、__________。
15. 补体分子裂解片段__________、__________和__________又称过敏毒素，它们可作用于肥大细胞使之__________，释放__________之类血管活性介质。

三、单项选择题

1. 与补体旁路途径激活无关的成分是(　　)
   A. C3裂解为C3a和C3b
   B. C4裂解为C4a和C4b
   C. C5裂解为C5a和C5b
   D. 膜攻击复合物的形成
   E. B因子裂解为Ba和Bb
2. 具有调理作用的补体组分是(　　)
   A. C4a
   B. C3b
   C. C5b
   D. C2b
   E. C3a
3. 过敏毒素作用最强的补体裂解片段是(　　)
   A. C2a
   B. C3a
   C. C4a
   D. C5a
   E. C3b
4. 补体经典途径激活的顺序是(　　)
   A. C123456789
   B. C124536789
   C. C142356789
   D. C124356789
   E. C356789
5. 能刺激肥大细胞脱颗粒释放组胺等生物活性介质的成分是(　　)
   A. Clq
   B. C3b
   C. C5a
   D. Cab
   E. Cls
6. 下列补体固有成分中分子量最大的是(　　)
   A. C3

B. C8
C. Clq
D. C5
E. C4

7. 能激活补体经典途径的抗原抗体复合物是（　　）
A. SIgA 与抗原组成的复合物
B. 1 个 IgG 与抗原组成的复合物
C. 1 个 IgM 与抗原组成的复合物
D. 1 个 IgE 与抗原组成的复合物
E. 2 个密切相邻的 IgC4 与抗原组成的复合物

8. 参与溶菌作用的补体组分是(　　)
A. C1～9
B. C5～9
C. C5～8
D. C3～5
E. C8～9

9. 能使细胞膜发生轻微损伤的补体组分是（　　）
A. C5b
B. C5b6789
C. C5b67
D. C5b678
E. C9

10. 能够激活补体旁路途径的是(　　)
A. IgG4
B. IgM
C. 凝聚的 IgA
D. 凝聚的 IgGl
E. IgG2

11. 具有激肽样作用的补体裂解片段是(　　)
A. C2a
B. C3a
C. C4a
D. C5a
E. C3b

12. 既有过敏毒素作用又有趋化作用的补体活性片段是（　　）
A. C3a
B. C2a
C. C5a
D. C4a
E. C3b

13. 补体系统激活必须有的成分是（　　）
A. Clq
B. C4 和 C2
C. C3
D. B 因子
E. D 因子

14. 补体不具备的作用是（　　）
A. 溶菌和细胞毒作用
B. 中和毒素作用
C. 调理和免疫粘附作用
D. 炎症介质作用
E. 溶解某些病毒作用

15. 不参加旁路激活途径的补体组分是(　　)
A. D 因子
B. C3
C. C4
D. C5
E. B 因子

16. 具有过敏毒素作用的补体组分是（　　）
A. C3aC4a
B. C3aC5a
C. C3aC4aC5a
D. C3aC5667
E. C3bC4b

17. 在补体经典激活过程中，不被裂解的组分是（　　）
A. C1
B. C2
C. C3
D. C4
E. C5

18. 不能与 C3b 或 C4b 结合的成分是（　　）
A. C4bP
B. H 因子
C. MCP
D. DAF
E. HRF

19. 体液中能阻止膜攻击复合物形成的调节因子是(　　)
A. S蛋白
B. H因子
C. MCP
D. DAF
E. HRF
20. 与C3转化酶形成无关的成分是(　　)
A. C3
B. C2
C. C4
D. C5
E. B因子
21. 在补体激活过程中 Mg^{2+} 参与(　　)
A. 维持C1分子的完整性
B. C3转化酶形成
C. 膜攻击复合物形成
D. 调理作用
E. 激活C1s
22. 补体系统组分约占血浆球蛋白总量的(　　)
A. 8%
B. 10%
C. 15%
D. 20%
E. 25%
23. 参与灭活C3b的因子为(　　)
A. S蛋白
B. C4bp
C. C1抑制物
D. B因子
E. I因子
24. C1酯酶作用的底物是（　　）
A. C4C2
B. C3C5
C. C6C7
D. C3C4
E. P、B因子
25. 补体固有成分中，血清中含量最高的是(　　)
A. C1
B. C2
C. C3
D. C4
E. C9
26. 不能激活旁路途径的物质是（　　）
A. 细菌内毒素
B. 酵母多糖
C. 凝聚的IgA
D. 肽聚糖
E. IgE
27. 具有免疫粘附作用的补体成分为（　　）
A. C3b、C4b
B. Clq、C4
C. C3a、C5a
D. C3b、C5b
E. C4b、C5b
28. 经典途径中激活补体能力最强的Ig是（　　）
A. IgGl
B. IgG2
C. IgG3
D. IgM
E. IgA
29. 无需补体组分参与的项目是（　　）
A. 抗A抗体对A型红细胞的溶解
B. 免疫粘附
C. 中和溶解病毒
D. ADCC作用
E. 免疫调理作用
30. 在补体激活过程中，不被裂解为a、b两个片断的成分是（　　）
A. C3
B. C4
C. C2
D. B因子
E. C7

四、问答题

1. 试比较三条补体激活途径的主要差异。
2. 简述补体的生物学功能。
3. 列出膜结合性补体调节分子的名称并简述其作用。
4. 列出体液中可溶性补体调节分子名称并简述其作用。
5. 试述补体系统的组成。
6. 补体的调理作用和免疫粘附作用是通过何种成分引起的？其作用机制如何？
7. 补体系统激活后，可产生哪些具有生物学活性的裂解片段？可引发何种生物学效应？
8. 试述补体系统在机体抗感染过程中的作用。

参考答案

二、填空题

1. 补体固有成分　调控补体活化的蛋白质分子　补体受体
2. 传统途径（经典途径）　替代途径（旁路途径）　甘露聚糖结合蛋白（MBP）途径或称甘露聚糖结合凝集素（MBL）途径
3. Ⅰ因子　H因子　S蛋白　$C\overline{1}$ 抑制物
4. MCP　DAF　HRF
5. 11　Clq　C3
6. 56　30
7. 识别启动　活化　膜攻击复合物形成　IgGl～3　IgM
8. C3　D因子　B因子　P因子
9. C3b　C4b
10. MCP　DAF　H因子
11. 过敏毒素　趋化作用　激肽样作用
12. C1　Clq
13. 阻止补体过度活化　减免组织损伤
14. $C\overline{4b2b}$　$C\overline{3bBbp}$
15. C3a　C4a　C5a　脱颗粒　组胺

三、单项选择题

1. B	2. B	3. D	4. C	5. C	6. C	7. C	8. B
9. D	10. C	11. A	12. C	13. C	14. B	15. C	16. C
17. A	18. E	19. A	20. D	21. B	22. B	23. E	24. A
25. C	26. E	27. A	28. D	29. D	30. E		

四、问答题

1. 答案参见重点难点内容四。

2. 答案参见重点难点内容六。

3. 答案参见重点难点内容五、3。

4. 答案参见重点难点内容五、2。

5. 答案参见重点难点内容一。

6. 答案参见重点难点内容六、2.3.。

7. 补体系统激活后可产生 C4a、C4b、C2a、C3a、C3b、C5a 和 C5b。其生物学效应简述如下：C4a、C5a 和 C3a 均具有过敏毒素作用，可刺激具有上述补体片段受体的嗜碱性粒细胞和肥大细胞脱颗粒，释放组胺等血管活性物质，导致小血管扩张、通透性增强、平滑肌收缩和支气管痉挛等。其作用强度 C5a＞C3a＞C4a；C3a、C5a 具有趋化作用，能吸引具有相应受体的中性粒细胞和单核吞噬细胞向炎症区域游走集聚，增强炎症反应；C2a 具有激肽样作用，能使小血管扩张，通透性增强，引起炎症性充血和水肿；C3b 和 C4b 具有免疫调理和免疫粘附作用。

8. 补体在抗感染免疫中的作用，可通过以下几个方面来说明。
(1) 补体具有溶菌作用：此作用可通过经典途径和旁路途径激活补体系统而达到。前者是病原体感染后刺激机体产生特异性抗体后发生；后者是细菌菌体成分特别是脂多糖作为激活物直接激活补体系统而达到溶菌作用。因不需特异性抗体参与，故在抗感染早期具有重要作用。
(2) 补体具有促进中和及溶解病毒作用：抗体和补体与病毒作用后可有效地阻止病毒对宿主细胞的吸附和穿入；另外，补体对某些病毒如 RNA 肿瘤病毒和 C 型 RNA 病毒有直接溶解灭活作用。
(3) 补体通过 C3b、C4b 的免疫调理和免疫粘附作用：可增强吞噬细胞对病原体的吞噬、清除作用。

（宋鸿儒　安云庆　陈育民）

第五章 细胞因子

重点难点内容

一、细胞因子的概念

细胞因子（CK）是指由多种细胞、特别是免疫细胞产生的一类具有多种生物学活性的小分子多肽或糖蛋白。细胞因子为细胞间的信息传递分子，主要发挥：①调节机体免疫功能；②介导炎症反应；③刺激造血干细胞增殖分化；④参与组织修复，促进伤口愈合等作用。

二、细胞因子的分类

1. 根据来源将细胞因子分为淋巴因子（LK）和单核因子（MK）两类。

2. 根据结构和生物学功能可将细胞因子分为六类。

（1）白细胞介素（IL）：是指主要由白细胞产生的，能介导白细胞间或白细胞与其他细胞间相互作用的细胞因子。主要作用是调节机体免疫应答、介导炎症反应和刺激造血功能。

（2）干扰素（IFN）：最早是因其具有干扰病毒感染和复制的能力而得名。分为 α、β、γ 三种。IFN-α 和 IFN-β 主要由白细胞、成纤维细胞和病毒感染的组织细胞产生，又称Ⅰ型干扰素；IFN-γ 主要由活化的 T 细胞和 NK 细胞产生，又称Ⅱ型干扰素。两型干扰素均具有抗病毒、抗肿瘤和免疫调节等作用。

（3）肿瘤坏死因子（TNF）：能使肿瘤细胞发生出血坏死的细胞因子。分为 TNF-α 和 TNF-β 两种。TNF-α 主要由脂多糖（LPS）或卡介苗（BCG）活化的单核/巨噬细胞产生，亦称恶液质素；TNF-β 主要由抗原或有丝分裂原激活的 T 细胞和 NK 细胞产生，又称淋巴毒素（LT）。

（4）集落刺激因子（CSF）：是指能够选择性刺激多能造血干细胞和不同发育阶段造血干细胞定向增生分化、形成某一谱系细胞集落的细胞因子。主要包括巨噬细胞集落刺激因子（M-CSF）、粒细胞集落刺激因子（G-CSF）、粒细胞-巨噬细胞集落刺激因子（GM-CSF）、多重集落刺激因子（multi-CSF）、干细胞因子（SCF）、红细胞生成素（EPO）和血小板生成素（TPO）等。

（5）趋化性细胞因子：是一类对白细胞具有趋化和激活作用的细胞因子。根据多肽链近氨基端两个半胱氨酸（C）残基的排列方式，可将其分为 CXC、CC、C、和 CX3C（C 代表半胱氨酸、X 代表其他任一氨基酸）四个亚家族。①CXC 亚族有中性粒细胞激活蛋白-1（NAP-1，又称 IL-8）和血小板因子-4（PF-4）等，主要是趋化并激活中性粒细胞，对 T 细胞和嗜碱性粒细胞也有一定趋化和激活作用。②CC 亚族有单核细胞趋化蛋白-1（MCP-1）和巨噬细胞炎症蛋白-1α/β（MIP-1α/MIP-1β）等，主要是趋化并激活单核/巨噬细胞，对 T 细胞和嗜碱性粒细胞也有一定的趋化和激活作用。③C 亚族是淋巴细胞趋化因子（LTN），主要是趋化 T 细胞、B 细胞和 NK 细胞。④CX3C 亚族是分形素（FKN），主要是趋化单核细胞、T 细胞和 NK 细胞。

（6）生长因子（GF）：是一类可介导不同类型细胞生长和分化的细胞因子。根据其功能和作用的靶细胞的不同而命名，如转化生长因子β（TGF-β)、表皮生长因子（EGF)、成纤维细胞生长因子（FGF)、血小板衍生的生长因子（PDGF)、神经生长因子（NGF）和血管内皮细胞生长因子（VEGF）等。

三、细胞因子受体（CKR)

细胞因子受体为跨膜蛋白，由胞膜外区、跨膜区和胞浆区组成。根据细胞因子受体胞膜外区的结构，可将其分为免疫球蛋白超家族（IgSF)、Ⅰ型细胞因子受体家族、Ⅱ型细胞因子受体家族、Ⅲ型细胞因子受体家族和趋化性细胞因子受体家族五个家族。细胞因子受体除膜结合的形式外，还有游离的，即可溶性细胞因子受体（sCKR)。sCKR 可通过与靶细胞表面相应膜受体竞争结合细胞因子的方式，抑制细胞因子对靶细胞的作用。

四、细胞因子的共同特性

1. 细胞因子理化特性及合成分泌特点　①低分子量；②多数以单体形式存在，少数以双体形式存在，TNF 为三聚体；③合成分泌是一个短暂自限的过程。

2. 细胞因子来源和产生特点　①多源性，免疫细胞、非免疫细胞和某些肿瘤细胞等多种细胞都可产生细胞因子；②多向性，一种细胞可分泌多种细胞因子，几种不同类型的细胞也可产生一种或几种相同的细胞因子。

3. 细胞因子作用特点　①旁分泌或自分泌；②高效性；③多效性；④重叠性；⑤网络性。

4. 细胞因子的抑制性调节　①细胞因子受体拮抗物；②可溶性细胞因子受体。

五、细胞因子的主要生物学作用

①参与和调节免疫应答；②介导炎症反应；③抗病毒和抗肿瘤；④刺激造血功能；⑤诱导细胞凋亡。

六、Ⅱ型干扰素的主要生物学功能

Ⅱ型干扰素（IFN-γ）以免疫调节作用为主，同时具有抗肿瘤和抗感染作用，其主要生物学功能：①上调 APC 表面 MHC-Ⅱ类分子表达；诱导上皮和内皮细胞表达 MHC-Ⅱ类分子，提高抗原提呈能力；②上调靶细胞表面 MHC-Ⅰ类分子，增强 Tc 细胞对肿瘤和病毒感染靶细胞的杀伤作用；③促进 $CD4^+$ 初始 T 细胞向 TH1 细胞分化，增强细胞免疫功能；④对 IL-4 具有拮抗作用，可抑制 TH2 细胞生成，降低体液免疫功能；⑤高效激活巨噬细胞、中性粒细胞和 NK 细胞，增强其抗感染和抗肿瘤作用；⑥诱导靶细胞产生抗病毒蛋白，干扰病毒复制，抑制病毒感染和扩散；⑦诱导血管内皮细胞表达粘附分子，促进吞噬细胞锚定、进而穿过血管到达炎症区域，发挥抗感染免疫作用。

七、肿瘤坏死因子的主要生物学功能

①杀抑瘤作用；②免疫调节作用；③抗感染作用；④致炎作用；⑤致热作用。

八、TGF-β 的生物学功能

TGF-β 的主要生物学作用如下：①抑制上皮细胞、血管内皮细胞和 T、B 淋巴细胞增殖；②抑制细胞因子或有丝分裂原诱导的免疫细胞和造血细胞的活化和增殖；③抑制巨噬细胞、NK

细胞和 Tc 细胞的杀伤活性；④促进伤口愈合，刺激成纤维细胞、成骨细胞和神经膜细胞和某些肿瘤细胞生长；⑤促进细胞外基质如胶原蛋白和纤粘连蛋白生成，在细胞形态发生和增殖分化过程中起重要作用，有利于胚胎发育和细胞修复。

九、细胞因子与疾病的关系

1. 引发内毒素中毒性休克　革兰阴性菌等病原体严重感染时，菌体脂多糖（内毒素）释放，刺激单核-巨噬细胞/中性粒细胞过度表达 IL-1、TNF-α 和 IL-6 等前炎症细胞因子，可导致产生内毒素中毒性休克，重者可产生弥散性血管内凝血而导致死亡。

2. 与某些肿瘤的形成有关　细胞因子及其受体异常表达与某些肿瘤的形成密切相关。

3. 与免疫缺陷病、Ⅰ型超敏反应、自身免疫病、移植排斥反应的发生有关。

十、细胞因子在临床疾病防治中的应用

1. 感染性疾病　①IFN 已被用于病毒性肝炎，角膜炎和感染性生殖器疣的治疗；②IFN 对利什曼原虫和弓形虫感染也有一定疗效；③IL-2 可用于艾滋病的辅助治疗，以提高患者 TH1 细胞数目；④重组 IL-1Rα 可通过阻断 IL-1 与 IL-1R 结合，降低临床内毒素性休克的病死率。

2. 肿瘤　①IFN 已用于淋巴瘤、黑色素瘤、多发性骨髓瘤和浅表膀胱癌的治疗；②IL-2 体外诱导自体 LAK 细胞生成，回输患者获得一定疗效；③IL-2 与肿瘤疫苗联合使用，可增强 Tc 和 NK 细胞杀伤活性；④组合细胞因子（IL-1、IL-2、IFN-γ）与 CD3 单克隆抗体或 PHA 联合使用，可诱导细胞因子诱导的杀伤细胞（CIK）形成，对肿瘤细胞的杀伤作用强于 LAK 细胞。

3. 超敏反应　IFN-γ 可抑制 IL-4 对 IgE 抗体的诱生作用，防治Ⅰ型超敏反应。

4. 自身免疫病　IL-10 可通过对 TH1 细胞和吞噬细胞的抑制作用，使类风湿性关节炎滑膜内 TNF-α、IL-1 和其他炎性介质分泌减少，获得较好疗效。

5. 血细胞减少症　①GM-CSF，M-CSF 和 G-CSF 可用来治疗白细胞减少症；②TPO 和 IL-11 可用于治疗放疗和化疗引起的血小板减少症；③EPO 治疗红细胞减少症。

6. 移植排斥反应　IL-2 与生物毒素形成的融合蛋白，可定向杀伤表达 IL-2R 的靶细胞，用于移植物抗宿主反应（GVHR）或宿主抗移植物反应（HVGR）的防治。

测试题

一、名词解释

1. 细胞因子
2. 淋巴因子
3. 单核因子
4. 白细胞介素
5. 干扰素
6. 肿瘤坏死因子
7. 集落刺激因子
8. 趋化性细胞因子

二、填空题

1. 根据功能可将细胞因子粗略分为__________、__________、__________、__________、__________和__________六大类。

2. Ⅰ型干扰素主要由__________和__________产生，Ⅱ型干扰素主要由__________和__________产生。

3. 集落刺激因子（CSF）包括__________、__________、__________、__________和__________等。
4. TNF 分为 TNF-α 和 TNF-β 两种。前者主要由______细胞产生；后者主要由__________细胞产生。
5. 生长因子包括__________、__________、__________、__________、__________、__________和__________等。
6. 细胞因子通常以__________或__________形式作用于邻近细胞或细胞因子产生细胞本身，也可通过__________方式作用于远处的细胞。
7. 细胞因子产生具有多源性，体内多种细胞包括__________、__________和__________都可产生。
8. 细胞因子通常以非特异方式发挥作用，即细胞因子对靶细胞的作用__________，也__________。
9. 某些细胞因子之间可产生__________效应、__________效应和__________作用。
10. 细胞因子作用复杂性包括__________性、__________性、__________性和__________性。
11. 根据结构上的特点可将趋化性细胞因子分为__________、__________、__________、__________四个亚家族。
12. IL-1 主要由__________产生，IL-2 主要由__________产生。
13. 介导炎症反应的细胞因子主要包括__________、__________、__________和__________。
14. IL-4 可抑制 Th1 细胞合成分泌__________、__________、__________。
15. 作为内源性致热原引起发热的细胞因子有__________和__________。
16. 具有趋化作用的白细胞介素是__________，对巨噬细胞具有抑制作用的细胞因子是__________。
17. 通过抑制 TH2 细胞合成分泌 IL-4、6、10 等细胞因子，对体液免疫应答产生下调作用的细胞因子是__________。

三、单项选择题

1. 下列细胞因子中哪种**不是**由 T 淋巴细胞产生（　　）
   A. IL-1
   B. IL-2
   C. IFN-γ
   D. TNF-β
   E. IL-4
2. 下列细胞因子中哪种**不是**由单核吞噬细胞产生（　　）
   A. TNF-α
   B. IFN-α
   C. IL-1
   D. TNF-β
   E. M-CSF
3. IL-1 主要由哪种细胞产生（　　）
   A. T 细胞
   B. 巨噬细胞
   C. 上皮细胞
   D. NK 细胞
   E. B 细胞
4. TNF-α 主要由哪种细胞产生（　　）
   A. B 细胞
   B. NK 细胞
   C. 树突状细胞
   D. T 细胞
   E. 巨噬细胞
5. 对巨噬细胞具有抑制作用的细胞因子是（　　）

A. CSF
B. IL-2
C. TNF
D. IFN
E. TGF-β

6. 下列物质中哪种不属分泌型或可溶性分子（　　）
A. C3
B. SIgA
C. mIgM
D. IL-2
E. TNF-α

7. 下列细胞因子中哪种以双体形式存在（　　）
A. IL-1
B. IL-4
C. IL-8
D. IL-12
E. IL-2

8. 可通过内分泌形式作用于远端细胞的细胞因子是（　　）
A. IFN
B. IL-2
C. IL-4
D. TNF
E. IL-1

9. 下列哪种作用特点是细胞因子所不具备的（　　）
A. 高效性
B. 特异性
C. 多效性
D. 重叠性
E. 网络性

10. 具有下调免疫功能的细胞因子是（　　）
A. IL-2
B. IL-12
C. TGF-β
D. GM-CSF
E. IL-6

11. 通过抑制 TH1 细胞产生 IFN-γ、IL-2 和 TNF-β 等细胞因子，下调细胞免疫功能的细胞因子是（　　）
A. IL-1
B. IL-10
C. IL-8
D. IL-12
E. IL-6

12. 刺激造血干细胞增殖分化的细胞因子是（　　）
A. SCF
B. IFN
C. TNF
D. IL-8
E. IL-2

13. 介导炎症反应发生的细胞因子是（　　）
A. IL-1
B. IL-2
C. IL-3
D. IL-13
E. IL-10

14. 以三聚体形式发挥作用的细胞因子是（　　）
A. IFN
B. M-CSF
C. IL-12
D. IL-8
E. TNF

15. 直接作用于下丘脑发热中枢引起发热的细胞因子是（　　）
A. IL-8
B. IL-1
C. IFN
D. IL-3
E. IL-4

16. 与发热和恶液质形成有关的细胞因子是（　　）
A. IL-1
B. IL-8
C. IFN
D. TNF

E. IL-2

17. 产生 IFN-γ 的细胞是（　　）

A. 白细胞

B. T 细胞

C. 血管内皮细胞

D. 成纤维细胞

E. 巨噬细胞

18. 对中性粒细胞具有趋化作用的细胞因子是（　　）

A. IL-1

B. IL-6

C. IL-8

D. IL-10

E. IL-12

19. IL-2 所不具备的生物学作用是（　　）

A. 诱导活化 T、B 淋巴细胞增殖分化

B. 增强 NK 细胞的杀伤活性

C. 增强巨噬细胞吞噬杀伤功能

D. 致热和介导炎症反应

E. 作用具有沿种系谱向上的约束性

20. 可诱导初始 T 细胞分化为 Th1 细胞的细胞因子是（　　）

A. IL-4

B. IL-10

C. IL-12

D. IL-13

E. IL-6

21. 可诱导初始 T 细胞分化为 Th2 细胞的细胞因子是（　　）

A. IL-4

B. IL-6

C. IL-8

D. IL-12

E. IL-2

22. 能诱导骨髓红细胞前体分化为成熟红细胞的细胞因子是（　　）

A. TPO

B. EPO

C. M-CSF

D. TGF-β

E. SCF

23. 诱导 B 细胞发生 Ig 类别转换的细胞因子是（　　）

A. IL-1、IL-2

B. IL-4、IL-5

C. IL-7、IL-8

D. IL-9、IL-10

E. IL-3、IL-6

24. 对巨噬细胞具有激活作用的细胞因子是（　　）

A. IL-13

B. IL-5

C. IL-10

D. IL-2

E. IL-3

25. 促进 B 细胞活化的白细胞介素是（　　）

A. IL-1

B. IL-3

C. IL-4

D. IL-8

E. IL-7

26. 激活 NK 细胞，增强杀伤功能的细胞因子是（　　）

A. IL-5、IL-3

B. IL-4、IL-7

C. IL-2、IFN-γ

D. IL-6、GM-CSF

E. IL-1、IL-4

27. 可刺激肝细胞分泌急性期蛋白的白细胞介素是（　　）

A. IL-2、IL-3

B. IL-1、IL-6

C. IL-4、IL-5

D. IL-7、IL-10

E. IL-8、IL-13

四、问答题

1. 细胞因子有哪些共同的特性?
2. 细胞因子有哪些主要生物学功能?
3. 列举三种介导炎症反应的细胞因子、三种下调免疫功能的细胞因子和三种增强巨噬细胞或 NK 细胞活性的细胞因子。
4. 简述细胞因子在免疫应答中的主要作用。
5. 举例说明细胞因子在临床疾病防治中的应用。

参考答案

二、填空题

1. 白细胞介素　干扰素　肿瘤坏死因子　集落刺激因子　生长因子　趋化性细胞因子
2. 白细胞　成纤维细胞　活化 T 细胞　NK 细胞
3. multi-CSF　GM-CSF　M-CSF　G-CSF　SCF
4. 单核吞噬　活化 T
5. 表皮生长因子（EGF）　血管内皮生长因子（VEGF）　成纤维细胞生长因子（FGF）　神经生长因子（NGF）　转化生长因子-β（TGF-β）　肝细胞生长因子（HGF）　血小板衍生的生长因子（PDGF）
6. 旁分泌　自分泌　内分泌
7. 活化的免疫细胞（T、B 细胞，NK 细胞，单核-巨噬细胞可任选一种）　基质细胞（血管内皮细胞、成纤维细胞、上皮细胞和神经胶质细胞可任选一种）　肿瘤细胞（骨髓瘤细胞、宫颈癌细胞株和白血病细胞系可任选一种）
8. 无抗原特异性　不受 MHC 限制
9. 协同　相加　拮抗
10. 高效　多效　重叠　网络
11. CXC　CC　C　CX3C
12. 单核吞噬细胞　活化的 T 细胞（TH）
13. IL-1　IL-6　IL-8　TNF
14. IL-2　IFN-γ　TNF-β
15. IL-1　TNF
16. IL-8　TGF-β
17. IFN-γ

三、单项选择题

1. A	2. D	3. B	4. E	5. E	6. C	7. D	8. E
9. B	10. C	11. B	12. A	13. A	14. E	15. B	16. D
17. B	18. C	19. D	20. C	21. A	22. B	23. B	24. D
25. A	26. C	27. B					

四、问答题

1. 答案参见重点难点内容四。

2. 答案参见重点难点内容五。

3. (1) 三种介导炎症反应的细胞因子：IL-1、IL-6、IL-8 和 TNF 等。
   (2) 三种下调免疫功能的细胞因子：转化生长因子 β（TGF-β）、IL-4、IL-10 等。
   (3) 三种增强巨噬细胞或 NK 细胞活性的细胞因子：IL-2、IL-12、TNF 和 IFN 等。

4. (1) 在免疫应答感应阶段：IFN 和 TNF 等可促进 APC 表达 MHC-Ⅱ类分子增强抗原提呈作用；IL-10 则可减少 MHC-Ⅱ类分子和 B7 等协同刺激分子的表达，降低抗原提呈作用。
   (2) 在免疫应答反应阶段：IL-1、2、4、5、6 等细胞因子可促进 B 细胞活化、增殖、分化，最终成熟为浆细胞；IL-2、IL-12 和 IFN-γ 等细胞因子则可促进 T 细胞活化、增殖、分化，最终成熟为效应 T 细胞。
   (3) 在免疫应答效应阶段：IFN-γ、IL-2、TNF-α 和 GM-CSF 等细胞因子可有效激活单核/巨噬细胞、中性粒细胞和 NK 细胞，产生强大的非特异性免疫作用。TGF-β 对上述免疫细胞则主要表现为抑制作用。
   (4) 在免疫应答过程中：有些细胞因子具有双向调节作用。例如：①IL-4 可诱导初始 T 细胞（TH0）分化为 Th2 细胞，并使之分泌 IL-4、5、6、10 等细胞因子，促进 B 细胞增殖分化，增强体液免疫应答能力；同时又可通过对 IFN-γ 的拮抗作用，抑制 Thl 细胞形成，对细胞免疫功能产生下调作用。②IL-12 和 IFN-I 可诱导初始 T 细胞分化为 Thl 细胞，增强细胞免疫应答能力；同时又可通过对 IL-4 的拮抗作用，抑制 Th2 细胞形成，对体液免疫功能产生下调作用。

5. 答案参见重点难点内容十。

（王露　陈育民）

第六章　主要组织相容性复合体及其编码的抗原系统

重点难点内容

一、几个基本概念

1. 组织相容性抗原（HA）　代表个体差异性引起移植排斥反应的同种异型抗原称为组织相容性抗原或移植抗原（TA）。

2. 主要组织相容性抗原系统　HA 包括多种复杂的抗原系统，其中能引起强烈而迅速排斥反应的抗原系统称为主要组织相容性抗原（MHA）系统。不同动物的 MHA 系统命名不同，小鼠的 MHA 系统称为 H-2 系统；人的 MHA 因首先在白细胞表面发现，故称人类白细胞抗原（HLA）。

3. 主要组织相容性复合体（MHC）　编码 MHA 的基因是一组紧密连锁的基因群，称为主要组织相容性复合体。MHC 在哺乳动物中普遍存在，小鼠的 MHC 称为组合相容性-2 复合体，简称 H-2 复合体，位于第 17 号染色体上；人类的 MHC 称为 HLA 复合体，位于第 6 号染色体上。

二、HLA 复合体及其产物

HLA 复合体位于第 6 号染色体短臂上，含有 100 余个基因座位，其产物为 HLA。HLA 复合体可分为Ⅰ类基因区、Ⅱ类基因区和Ⅲ类基因区。

1. Ⅰ类基因区基因及其产物　经典的Ⅰ类基因包括 HLA-A、HLA-B、HLA-C，编码的产物称 HLA-Ⅰ类抗原或Ⅰ类分子。Ⅰ类基因仅编码Ⅰ类分子（HLA-A、B、C）的重链（α 链）。而Ⅰ类分子的轻链即 β_2 微球蛋白（β_2M），是由位于第 15 号染色体非 HLA 基因编码的。Ⅰ类分子的主要功能是结合、提呈内源性抗原肽。非经典的Ⅰ类基因包括 HLA-E、F、G、H 等基因，又称 HLA-Ⅰb 基因，HLA-E、G 为免疫功能相关基因，有些基因功能不明，有些是伪基因。

2. Ⅱ类基因区基因及其产物　Ⅱ类基因区又可分为 HLA-DP、DQ、DR、DO、DM 五个亚区，经典的Ⅱ类基因包括 HLA-DP、DQ、DR 三个亚区的基因，编码的 HLA-DP、DQ、DR 抗原统称经典的 HLA-Ⅱ类分子，Ⅱ类分子的主要功能是结合、提呈外源性抗原肽。非经典的Ⅱ类基因包括 HLA-DO 和 DM 两个亚区（位于 HLA-DP 和 DQ 亚区之间）的基因，编码的产物（HLA-DM、HLA-DO、LMP2、LMP7、TAP1 和 TAP2）主要参与抗原的加工处理和转运。

3. Ⅲ类基因区基因及其产物Ⅲ类基因区的基因位于Ⅱ类与Ⅰ类基因区之间，包括编码血清补体成分如 C4、C2、B 因子和编码 TNF 和热休克蛋白 70（HSP70）等血清蛋白的基因。

三、HLA-Ⅰ类和Ⅱ类分子的结构

1. HLA-Ⅰ类分子的结构　HLA-Ⅰ类分子由一条 α 链和 β_2M 借非共价键连接组成的异二聚体糖蛋白分子。α 链为多态性跨膜糖蛋白，其胞外部分含有 α_1、α_2 和 α_3 三个结构域。β_2M 为非

多态性的非跨膜蛋白。HLA-Ⅰ类分子可分为抗原肽结合区、免疫球蛋白样区、跨膜区和胞质区四部分。抗原肽结合区由 α_1 和 α_2 结构域组成，是与内源性抗原肽结合的区域。免疫球蛋白样区由 α_3 结构域和 β_2M 组成，α_3 结构域是 Tc 细胞表面 CD8 分子识别结合的部位。

2. HLA-Ⅱ类分子的结构　HLA-Ⅱ类分子由 α 链和 β 链以非共价键结合组成的异二聚体糖蛋白分子。α 链和 β 链均为跨膜蛋白，其胞外区含有 α_1、α_2 和 β_1、β_2 结构域。HLA-Ⅱ类分子也分为抗原肽结合区、免疫球蛋白样区、跨膜区和胞质区四部分。抗原肽结合由 α_1 和 β_1 结构域组成，是与外源性抗原肽结合的区域。α_2 与 β_2 结构域交界处是 Th 细胞表面 CD4 分子识别结合的部位。

四、HLA-Ⅰ类和Ⅱ类抗原的分布

经典 HLA-Ⅰ类抗原分布在人体各种组织有核细胞及血小板和网织红细胞表面，神经细胞、成熟红细胞和滋养层细胞表面不存在。HLA-Ⅱ类抗原主要存在于 B 细胞、巨噬细胞和树突状细胞等抗原提呈细胞，以及胸腺上皮细胞和某些活化的 T 细胞表面。HLA-Ⅰ类和Ⅱ类抗原亦可出现于血清、唾液、精液和乳汁等体液中。

五、HLA-Ⅰ类和Ⅱ类抗原的主要生物学功能

1. 抗原提呈作用　在抗原提呈细胞（APC）内，HLA-Ⅰ类和Ⅱ类分子的抗原肽结合槽可分别与内源性和外源性抗原肽结合，形成抗原肽-HLA-Ⅰ类和Ⅱ类分子复合体，经转运表达于 APC 表面，被 $CD8^+$ T 细胞和 $CD4^+$ T 细胞识别结合，启动特异性免疫应答。

2. 制约免疫细胞间的相互作用　在免疫应答过程中，T 细胞只能识别自身 MHC 分子提呈的抗原肽，而不能识别非己 MHC 分子提呈的抗原肽。而且 $CD8^+$ T 细胞只能识别 MHC-Ⅰ类分子提呈的抗原肽，$CD4^+$ T 细胞只能识别 MHC-Ⅱ类分子提呈的抗原肽。此种细胞间相互作用的限制性称为 MHC 限制性。

3. 诱导胸腺内前 T 细胞分化　胸腺深皮质区 $CD4^+CD8^+$“双阳性”前 T 细胞与胸腺皮质上皮细胞表面 MHC-Ⅰ类或Ⅱ类分子结合相互作用后，可分化发育为 $CD8^+$ 或 $CD4^+$ “单阳性”未成熟 T 细胞。该细胞能与胸腺内 APC 表面自身抗原肽-MHC-Ⅰ类或Ⅱ类分子复合体结合，而被诱导分化为对自身抗原无反应性的 T 细胞。

4. 引发移植排斥反应　在同种异基因组织器官移植时，HLA-Ⅰ类和Ⅱ类抗原作为同种异型抗原，可刺激机体产生特异性效应 T 细胞和相应抗体。这些免疫效应细胞和分子与移植细胞相互作用，可通过细胞毒等杀伤作用使供体组织细胞破坏，引发移植排斥反应。

六、HLA 在医学上的意义

1. HLA 与同种器官移植的关系　同种异体器官移植物存活率的高低主要取决于供者与受者之间 HLA 型别相合的程度。在同卵双生个体间进行器官和骨髓移植，因两者 HLA 完全相同，所以移植物可长期存活。同胞间出现 HLA 基因完全相同的几率为 25%。通常器官移植物存活率由高到低的顺序是：同卵双生＞同胞＞亲属＞无亲缘关系。

2. HLA 与输血反应的关系　临床发现多次接受输血的病人会出现非溶血性输血反应，患者主要表现为发热、白细胞减少和荨麻疹等。此类输血反应的发生主要与病人血液中存在的抗白细胞和抗血小板 HLA 抗原的抗体有关。

3. HLA 与疾病的相关性　通过对某些疾病患者与正常人 HLA 抗原频率的群体调查，发现

某些疾病与一种或几种 HLA 抗原相关。其中最典型的例子是 90%以上的强直性脊柱炎患者具有 HLA-B27 抗原。迄今已发现有 60 余种疾病与 HLA 抗原有关联。

4. HLA 异常表达与疾病的关系　许多肿瘤细胞因其表面 HLA-Ⅰ类分子表达缺失或显著减少，不能被 $CD8^+$ Tc 细胞有效识别结合，而得以逃逸不被杀灭。某些器官特异性自身免疫病靶细胞，如 Graves 病患者的甲状腺上皮细胞、原发性胆管肝硬化患者的胆管上皮细胞和Ⅰ型糖尿病患者的胰岛 β 细胞等，可异常表达 HLA-Ⅱ类分子。他们能以组织特异性方式将自身抗原提呈给自身反应性 T 细胞，从而启动自身免疫反应。活化的自身反应性 T 细胞又可通过分泌大量 IFN-γ，诱导更多的靶细胞表达Ⅱ类抗原，从而加重和延续自身免疫反应，最终导致迁延不愈的自身组织损伤。

5. HLA 与法医学的关系　HLA 系统具有高度多态性，在无血缘关系的人群中，HLA 表型相同的概率极其罕见。HLA 为单倍型遗传，子代 HLA 基因型是由双亲各一单倍型组成，即亲代与子代之间必然有一个单倍型相同。这一遗传特点在法医学亲子鉴定中得到了应用。

测试题

一、名词解释

1. 组织相容性抗原
2. 主要组织相容性抗原系统
3. 主要组织相容性复合体
4. HLA-Ⅰ类抗原
5. HLA-Ⅱ类抗原
6. HLA 单倍型
7. 多态性
8. 连锁不平衡

二、填空题

1. 小鼠的 MHC 称为_________，定位于_________染色体上；人类的 MHC 称为_________，定位于_________染色体上。
2. 经典的 HLA-Ⅰ类基因包括_________、_________、_________；Ⅱ类基因区又可分为_________、_________、_________、_________、_________五个亚区；Ⅲ类基因区包括编码_________、_________和_________等的基因。
3. HLA-Ⅰ类分子是由_________和_________借非共价键连接组成的异二聚体糖蛋白分子。其中_________是由 HLA-Ⅰ类基因编码的，为_________。
4. HLA-Ⅱ类分子的 α 链和 β 链均为_________。
5. HLA-Ⅰ类和Ⅱ类分子的结构均可分为_________、_________、_________和_________四部分。
6. HLA-Ⅰ类抗原广泛分布于人体各种组织_________及_________和_________表面；而 HLA-Ⅱ类抗原主要分布于_________、_________和_________表面。
7. 同胞之间两个 HLA 单倍型完全相同的几率为_________，完全不同的几率为_________，一个 HLA 单倍型相同的几率为_________。

三、单项选择题

1. 人或哺乳动物体内能引起强烈而迅速排斥　　　反应的抗原系统称为（　　）

A. 移植抗原
B. 主要组织相容性抗原系统
C. 次要组织相容性抗原系统
D. 白细胞抗原
E. 主要组织相容性复合体

2. 人类的 MHC 定位的染色体是（　　）
A. 第 17 号染色体
B. 第 2 号染色体
C. 第 15 号染色体
D. 第 6 号染色体
E. 第 9 号染色体

3. 编码 β_2M 的基因定位于（　　）
A. 第 17 号染色体
B. 第 2 号染色体
C. 第 15 号染色体
D. 第 6 号染色体
E. 第 9 号染色体

4. 关于 HLA-Ⅱ类分子的错误描述是（　　）
A. 由 α 和 β 两条肽链借非共价键连接组成
B. 能与 CD4 分子结合
C. 能与 CD8 分子结合
D. 主要存在于 APC 表面
E. 由人类第 6 号染色体短臂上 HLA 复合体基因编码

5. 编码 HLA-Ⅱ类分子的基因位于（　　）
A. HLA-A 区
B. HLA-B 区
C. HLA-C 区
D. HLA-D 区
E. HLA-E 区

6. 下列分子中哪一个不是由 MHC 基因编码的（　　）
A. HLA-Ⅰ类分子的 α 链
B. HLA-Ⅱ类分子的 α 链
C. HLA-Ⅱ类分子的 β 链
D. HLA-Ⅲ类分子
E. β_2M

7. HLA-Ⅰ类分子的抗原肽结合槽位于（　　）
A. α_1 与 β_1 结构域之间
B. α_2 与 β_2 结构域之间
C. α_1 与 α_2 结构域之间
D. β_1 与 β_2 结构域之间
E. α_2 结构域与 β_2M 之间

8. HLA-Ⅱ类分子的抗原肽结合槽位于（　　）
A. α_1 与 β_1 结构域之间
B. α_2 与 β_2 结构域之间
C. α_1 与 α_2 结构域之间
D. β_1 与 β_2 结构域之间
E. α_2 结构域与 β_2M 之间

9. HLA-Ⅰ类分子存在于（　　）
A. 所有白细胞表面
B. 有核细胞和血小板表面
C. 主要脏器组织细胞表面
D. 所有血细胞表面
E. 所有免疫细胞表面

10. 不表达 HLA-Ⅰ类分子的细胞是（　　）
A. T 淋巴细胞
B. B 淋巴细胞
C. 单核细胞
D. 中性粒细胞
E. 神经细胞

11. 不表达 HLA-Ⅱ类分子的细胞是（　　）
A. 血小板
B. 胸腺上皮细胞
C. 巨噬细胞
D. 淋巴细胞
E. 树突状细胞

12. 对人而言 HLA 抗原属于（　　）
A. 异种抗原
B. 同种异型抗原
C. 改变的自身抗原
D. 隐蔽抗原
E. 肿瘤相关抗原

13. 与 T_C 细胞表面 CD8 分子结合的是（　　）
A. MHC-Ⅰ类分子 α_2 结构域
B. MHC-Ⅰ类分子 α_3 结构域
C. MHC-Ⅰ类分子 α_1 结构域
D. β_2M
E. MHC-Ⅱ类分子 α_2 结构域

14. 与 Th 细胞表面 CD4 分子结合的部位是（　　）

A. MHC-Ⅰ类分子的 α_1 与 α_2 结构域

B. MHC-Ⅱ类分子 α_1 与 β_1 结构域

C. MHC-Ⅱ类分子的 α_2 与 β_2 结构域

D. MHC-Ⅰ类分子的 α_3 结构域

E. β_2M

15. 下列不由 HLA-Ⅲ类基因编码的产物是（　　）

A. C4

B. TNF

C. LMP

D. HSP70

E. Bf

16. 与强直性脊柱炎相关联的 HLA 分子是（　　）

A. HLA-B27

B. HLA-DR2

C. HLA-DR3

D. HLA-DR4

E. HLA-DR5

17. 与类风湿性关节炎相关联的 HLA 分子是（　　）

A. HLA-B27

B. HLA-DR2

C. HLA-DR3

D. HLA-DR4

E. HLA-DR5

18. 与多发性硬化症相关联的 HLA 分子是（　　）

A. HLA-B27

B. HLA-DR2

C. HLA-DR3

D. HLA-DR4

E. HLA-DR5

19. 与重症肌无力相关联的 HLA 分子是（　　）

A. HLA-B27

B. HLA-DR2

C. HLA-DR3

D. HLA-DR4

E. HLA-DR5

20. 可表达 HLA-Ⅰ类分子的无核细胞是（　　）

A. 成熟红细胞

B. 淋巴细胞

C. 血小板

D. 胸腺上皮细胞

E. 树突状细胞

21. 既不表达 HLA-Ⅰ类分子，也不表达 HLA-Ⅱ类分子的细胞是（　　）

A. 成熟红细胞

B. 淋巴细胞

C. 血小板

D. 胸腺上皮细胞

E. 树突状细胞

22. 一男性患者接受器官移植时最适宜的供者是（　　）

A. 其父

B. 其母

C. 其妻

D. 同血型兄弟

E. 单卵孪生兄弟

23. 多次接受输血的病人所发生的非溶血性输血反应与下列哪种抗体有关（　　）

A. ABO 血型抗体

B. Rh 血型抗体

C. 抗 Ig 抗体

D. 抗 DNA 抗体

E. 抗白细胞和抗血小板 HLA 抗体

24. 关于 MHC 分子的错误描述是（　　）

A. MHC-Ⅰ类分子主要是结合提呈内源性抗原肽

B. MHC-Ⅱ类分子主要是结合提呈外源性抗原肽

C. MHC 分子参与诱导胸腺内前 T 细胞的分化

D. MHC 分子是引发移植排斥反应的物质

E. 少数 MHC 分子可在某些恶性肿瘤细胞表面高表达

25. 经典的Ⅱ类基因是（　　）
A. HLA-E
B. HLA-F
C. HLA-DR
D. HLA-DM
E. HLA-DO

四、问答题

1. HLA-Ⅰ类分子与HLA-Ⅱ类分子在结构、分布上有何不同?
2. 简述HLA-Ⅰ类分子和HLA-Ⅱ类分子的主要生物学功能。
3. 简述HLA在医学上的意义。

参考答案

二、填空题

1. H-2复合体　第17号　HLA复合体　第6号
2. HLA-A　HLA-B　HLA-C
HLA-DP　HLA-DQ　HLA-DR　HLA-DO　HLA-DM
补体成分如C4　C2　BfTNFHSP70
3. 一条重链（α链）　一条轻链（β_2M）　α链　跨膜糖蛋白
4. 跨膜蛋白
5. 抗原肽结合区　Ig样区　跨膜区　胞质区
6. 有核细胞　血小板　网织红细胞　B细胞　巨噬细胞　树突状细胞
7. 25%　25%　50%

三、单项选择题

1. B	2. D	3. C	4. C	5. D	6. E	7. C	8. A
9. B	10. E	11. A	12. B	13. B	14. C	15. C	16. A
17. D	18. B	19. C	20. C	21. A	22. E	23. E	24. E
25. C							

四、问答题

1. 答案参见重点难点内容三、四。

2. 答案参见重点难点内容五。

3. 答案参见重点难点内容六。

（陈育民　安云庆）

第七章　免疫器官及其主要作用

重点难点内容

一、中枢免疫器官

中枢免疫器官是免疫细胞发生、分化、发育和成熟的主要场所。

1. 骨髓

（1）骨髓的细胞组成及主要功能：骨髓是由骨髓基质细胞（包括网状细胞、成纤维细胞、血窦内皮细胞、巨噬细胞和脂肪细胞等）、多能造血干细胞和毛细血管网络构成的海绵状组织。骨髓是造血器官，可生成多能造血干细胞，是各种血细胞的发源地，也是人和哺乳动物 B 细胞分化发育成熟的器官。造血干细胞最早产生于胚胎卵黄囊，妊娠 4 周出现于胚肝；妊娠 5 个月至出生后主要来源于骨髓。多能造血干细胞的主要标志为 CD34 和 CD117，具有自我更新和分化两种潜能，在造血组织微环境中，可增殖分化为各种功能不同的血细胞。

（2）造血干细胞及其分化：在骨髓基质细胞构成的微环境中，多能造血干细胞首先分化为髓样干细胞和淋巴样干细胞。髓样干细胞可分化发育为有核红细胞、巨核细胞、粒-单核细胞前体、嗜碱性粒细胞前体、嗜酸性粒细胞前体，最终分化发育成熟为红细胞、血小板、中性粒细胞与单核细胞、嗜酸性粒细胞和嗜碱性粒细胞，释放入血。一部分淋巴样干细胞在骨髓中，可分化为始祖 B 细胞（pro-B），最终发育为成熟的 B 细胞。另一部分淋巴样干细胞经血液进入胸腺，分化为始祖 T 细胞（pro-T），最终分化发育为成熟的 T 细胞和 NK 细胞。此外，淋巴样干细胞和粒-单核细胞前体均可分化发育为树突状细胞（DC），前者称为淋巴系树突状细胞，后者称为髓系树突状细胞。

（3）B 细胞的发育成熟：人和哺乳动物的 B 细胞在骨髓中发育成熟，其发育是抗原非依赖性的，经历了始祖 B 细胞（pro-B）、前 B 细胞（pre-B）、未成熟 B 细胞和成熟 B 细胞四个阶段。①始祖 B 细胞表面具有干细胞生长因子受体（SCF-R，CD117）、白细胞介素-7 受体（IL-7R）、CD34 和 Igα/Igβ 二聚体分子，而不表达 B 细胞抗原受体（BCR，mIgM）。②前 B 细胞胞质中出现 IgM 的 μ 链，膜表面出现 MHC-Ⅱ类分子、Igα/Igβ 二聚体分子、CD19、CD21 和替代性 B 细胞抗原受体（没有抗原识别结合能力）。③未成熟 B 细胞在其胞质中出现完整的 IgM 单体分子，表面出现功能性 BCR（完整的 mIgM），以及 Igα/Igβ 二聚体分子、MHC-Ⅱ类分子、CD19、CD20、CD21 和 CD40 等多种膜分子。当未成熟 B 细胞通过表面 BCR（mIgM）与骨髓基质细胞表面自身抗原高亲和力结合相互作用后，可使其发育终止，不再对相应抗原产生应答，形成中枢免疫耐受。④成熟 B 细胞表面同时表达两种 B 细胞受体，即 mIgM 和 mIgD，以及 Igα/Igβ 二聚体分子、MHC-Ⅱ类分子、CD19、CD21、CD81、CD20 和 CD40 等其他膜分子。成熟 B 细胞是具有免疫活性的淋巴细胞，接受抗原刺激后可产生特异性体液免疫应答。未曾接受过抗原刺激的成熟 B 细胞称为初始 B 细胞。

2. 胸腺

（1）胸腺的结构及细胞组成：胸腺表面有结缔组织被膜包裹，被膜伸入胸腺实质，将其分为若干小叶，小叶由皮质和髓质组成。皮质又分为浅皮质区和深皮质区。浅皮质区主要包括胸腺皮质上皮细胞（抚育细胞）和大淋巴细胞即早期胸腺细胞（始祖T细胞）。始祖T细胞在胸腺皮质上皮细胞及其产生的激素和细胞因子的作用下分化发育。深皮质区主要含树突状细胞和小淋巴细胞即未成熟T细胞。胸腺髓质主要包括巨噬细胞、并指状细胞和中等大小的T淋巴细胞即成熟T细胞。

（2）T细胞在胸腺中的发育成熟：淋巴样干细胞随血液进入胸腺后称为胸腺细胞，经历了早期发育、阳性选择和阴性选择三个阶段。①早期发育：胸腺细胞不表达CD4和CD8分子，称$CD4^-CD8^-$双阴性细胞（DN），表面具有SCF-R和IL-7R，不表达T细胞受体（TCR）和CD3分子，又称始祖T细胞。始祖T细胞通过表面SCF-R和IL-7R与胸腺皮质上皮细胞表面膜型SCF及其分泌的IL-7结合后，可分化发育为前T细胞（Pre-T），Pre-T低表达前TCR和CD3分子，同时表达CD4和CD8分子，故称$CD4^+CD8^+$双阳性细胞（DP），前TCR没有抗原识别功能。②阳性选择：当DP细胞通过表面CD4或CD8分子分别与胸腺皮质上皮细胞表面MHC-Ⅱ或Ⅰ类分子以适当亲和力结合相互作用后，可分化发育为未成熟$CD4^+$或$CD8^+$的单阳性细胞（SP）；而未能与胸腺皮质上皮细胞表面MHC分子结合或高亲和力结合的DP细胞则发生凋亡。SP细胞表面TCR发育成熟，获得识别结合抗原肽的能力；T细胞获得了对抗原识别的MHC限制性，即$CD4^+$T细胞只能识别由MHC-Ⅱ类分子提呈的抗原肽；$CD8^+$T细胞只能识别由MHC-Ⅰ类分子提呈的抗原肽。③阴性选择主要发生于胸腺皮质与髓质交界处，位于该处的胸腺树突状细胞/并指状细胞和巨噬细胞高表达共同自身抗原肽-MHC-Ⅱ类或Ⅰ类分子复合物。当SP细胞通过表面TCR-CD3复合受体分子和CD4或CD8辅助受体分子，与胸腺树突状细胞和巨噬细胞表面相应共同自身抗原肽-MHC-Ⅱ类或Ⅰ类分子复合物高亲和力结合后，可发生凋亡而被清除，形成中枢免疫耐受；而那些不能与树突状细胞和巨噬细胞表面共同自身抗原肽-MHC-Ⅱ类或Ⅰ类分子复合物结合的SP细胞则得以存活，并进一步分化发育为具有免疫活性的成熟T细胞，未曾接受过抗原刺激的成熟T细胞称为初始T细胞。

二、外周免疫器官

外周免疫器官是成熟T、B淋巴细胞寄居和接受抗原刺激后产生免疫应答的主要场所。

1. 淋巴结　淋巴结内T细胞约占75%，B细胞约占25%。淋巴结由致密结缔组织被膜包被，实质可分为皮质和髓质两部分。皮质又可分为靠近被膜的浅皮质区和靠近髓质的深皮质区（副皮质区）。浅皮质区含有淋巴滤泡，其内含有B细胞、滤泡树突状细胞（FDC）及少量巨噬细胞和Th细胞，又称B细胞区或胸腺非依赖区。接受抗原刺激后，淋巴滤泡内可出现生发中心，其内含大量增殖分化的B细胞，该种B细胞转移到髓质后，可转化为浆细胞。深皮质区为弥散的淋巴组织，主要由T细胞组成，富含并指状细胞及少量巨噬细胞，又称T细胞区或胸腺依赖区。血管内T、B细胞可穿过位于深皮质区高内皮小静脉（HEV）或其间隙，进入淋巴结相应区域，然后再迁移到髓窦，并通过输出淋巴管进入淋巴循环系统，最终经淋巴导管返回血流，完成再循环。髓质区由髓索和髓窦组成，内含B细胞、浆细胞、T细胞和大量吞噬细胞。

2. 脾　脾是体内最大的外周免疫器官，脾中B细胞约占55%，T细胞约占35%，巨噬细胞约为10%。脾由结缔组织被膜包裹，被膜向实质内延伸形成脾小梁，将脾分为若干小叶。脾实质由红髓和白髓两部分组成，红髓量多，包绕白髓，两者交界处为边缘区。白髓由中央动脉周围淋巴鞘和鞘内淋巴滤泡（脾小结）组成。中央动脉周围淋巴鞘是包绕在脾中央小动脉周围的弥散淋巴组织，主要含T细胞、树突状细胞和少量巨噬细胞。淋巴滤泡分布于淋巴鞘内，主要由B细胞和少量巨噬细胞组成。接受抗原刺激后，淋巴滤泡可因B细胞增殖分化而出现生发中心。血液中的T、B细胞可于边缘区进入白髓；白髓内的T、B细胞也可穿过边缘区进入血窦，再经小静脉返回血流，参加再循环。脾红髓包括脾索和脾窦。脾索呈海绵网状，其网孔中富含T、B淋巴细胞、巨噬细胞和其他血细胞。脾窦充满血液，大量巨噬细胞附着在血窦壁上，能有效清除病原体和衰老损伤的血细胞，并有抗原摄取、加工和提呈作用。

3. 粘膜相关的淋巴组织（MALT） 是广泛分布于呼吸道、肠道及泌尿生殖道粘膜固有层中的无被膜淋巴组织，又称粘膜免疫系统（MIS）。弥散的淋巴组织内含活化的B细胞、浆细胞、T细胞和巨噬细胞。淋巴聚集体包括扁桃体、小肠派氏小结和阑尾等，小肠派氏小结位于粘膜固有层中，富含B细胞、巨噬细胞、树突状细胞和少量T细胞，其内有输出淋巴管通过，血中T、B细胞可通过与输出淋巴管伴行的高内皮小静脉进入小结。小结上皮有M细胞（微皱褶细胞）覆盖，能以吞饮方式将外来抗原纳入胞内，并在未降解情况下穿过M细胞，而被M细胞下方的巨噬细胞/树突状细胞摄取后，将抗原携带到派氏小结内，引发免疫应答，产生分泌型IgA。进入派氏小结的抗原也可通过小结内引流和输出淋巴管输送到外周其他淋巴结中，引起免疫应答。

测试题

一、名词解释

1. 初始T细胞
2. 初始B细胞
3. 胸腺依赖区
4. 胸腺非依赖区

二、填空题

1. 免疫器官由________和________两部分组成。
2. 人类的中枢免疫器官包括________和________。
3. B细胞在骨髓中的发育成熟经历了________、________、________和________四个阶段。
4. T细胞在胸腺中的发育成熟经历了________、________和________三个阶段。
5. 外周免疫器官主要包括________、________和________。
6. 人类造血干细胞表面的主要标志为________和________。
7. 体内最大的免疫器官是________，其实质可分为________和________两部分，后者由________和________组成。
8. 淋巴结内T细胞约占________，B细胞约占________，其浅皮质区内主要含有________、________；其深皮质区内主要含有________。
9. 骨髓基质细胞包括________、________、________、________和________等。
10. 由淋巴样干细胞分化而来的树突状细胞称为________；而由粒-单核细胞前体分化而来的树突状细胞称为________。
11. 经阳性选择后T细胞可分化发育为未成熟的________或________单阳性细胞，TCR获得识别结合抗原肽的能力，同时T细胞获得了对抗原识别的MHC限制性即________T细胞只能识别由________提呈的抗原肽，而________T细胞只能识别由________提呈的抗原肽。

三、单项选择题

1. 实验动物新生期切除胸腺后，淋巴结内（　　）
   A. 深皮质区缺乏 T 细胞
   B. 生发中心生成受影响
   C. 胸腺依赖区 T 细胞数目和生发中心均不受影响
   D. 深皮质区 T 细胞缺乏同时生发中心形成受影响
   E. 浅皮质区明显减少
2. 人 B 细胞分化发育成熟的场所是（　　）
   A. 胸腺
   B. 骨髓
   C. 淋巴结
   D. 脾
   E. 阑尾
3. 下列哪种细胞不是由髓样干细胞分化而来（　　）
   A. 红细胞
   B. 血小板
   C. NK 细胞
   D. 树突状细胞
   E. 肥大细胞
4. 下列哪种细胞既可由髓样干细胞分化而来，也可由淋巴样干细胞分化而来（　　）
   A. 红细胞
   B. 血小板
   C. NK 细胞
   D. 树突状细胞
   E. 肥大细胞
5. T 细胞主要分布于淋巴结的（　　）
   A. 浅皮质区
   B. 淋巴滤泡
   C. 髓质区
   D. 深皮质区
   E. 髓索
6. 淋巴结内 T 细胞约占（　　）
   A. 75%
   B. 25%
   C. 55%
   D. 35%
   E. 15%
7. 淋巴结内 B 细胞约占（　　）
   A. 75%
   B. 25%
   C. 55%
   D. 35%
   E. 15%
8. B 细胞主要分布于脾的（　　）
   A. 脾窦
   B. 脾索
   C. 脾小结
   D. 中央动脉周围淋巴鞘
   E. 红髓
9. 体内分布最广的免疫器官是（　　）
   A. 脾
   B. 淋巴结
   C. 扁桃体
   D. 骨髓
   E. 胸腺
10. 属于粘膜相关的淋巴组织是（　　）
    A. 脾
    B. 淋巴结
    C. 扁桃体
    D. 骨髓
    E. 胸腺
11. 未成熟 B 细胞表面缺乏（　　）
    A. mIgm
    B. MHC-Ⅱ类分子
    C. CD19
    D. mIgD
    E. CD20

四、问答题

1. 简述T细胞在胸腺发育过程中的阳性选择与阴性选择。
2. 简述T、B细胞在淋巴结和脾的分布部位。

参考答案

二、填空题

1. 中枢免疫器官　外周免疫器官
2. 骨髓　胸腺
3. 始祖B细胞（pro-B）　前B细胞（pre-B）　未成熟B细胞　成熟B细胞
4. 早期发育　阳性选择　阴性选择
5. 淋巴结　脾　粘膜相关的淋巴组织（MALT）
6. CD34　CD117
7. 脾　红髓　白髓　中央动脉周围淋巴鞘　淋巴滤泡（脾小结）
8. 75%　25%　B细胞　滤泡树突状细胞（FDC）　T细胞
9. 网状细胞　成纤维细胞　血窦内皮细胞　巨噬细胞　脂肪细胞
10. 淋巴系树突状细胞　髓系树突状细胞
11. CD4　CD8　$CD4^+$　MHC-Ⅱ类分子　$CD8^+$　MHC-Ⅰ类分子

三、单项选择题

1. A　2. B　3. C　4. D　5. D　6. A　7. B　8. C
9. B　10. C　11. D

四、问答题

1. 答案参见重点难点内容一、2.（2）。

2. T细胞主要分布在淋巴结的深皮质区和脾白髓的中央动脉周围淋巴鞘；B细胞主要分布在淋巴结浅皮质区的淋巴滤泡和脾白髓中央动脉周围淋巴鞘内的脾小结。

（陈育民　白惠卿）

第八章　适应性免疫的组成细胞

重点难点内容

一、T 淋巴细胞表面分子及其作用

1. TCRαβ-CD3 复合受体分子

(1) TCR：是 T 细胞表面特异性识别抗原的受体，也是所有 T 细胞的特征性表面标志。TCR 是由 α、β 或 γ、δ 两条糖肽链借链间二硫键连接组成的 TCRαβ 或 TCRγδ 异二聚体。每条肽链胞外区均有可变区（V 区）和恒定区（C 区）两个结构域。TCRαβ 肽链可变区与 Ig 可变区非常相似，各有三个超变区（HVR），不同 T 细胞克隆表面的 TCRαβ，其超变区均有所不同，他们分别结合不同的抗原决定基（表位），具有高度特异性。

(2) CD3 分子：是由 γ、δ、ε、ζ 和 η 五种肽链组成的一个包含三对二聚体的复合体。其跨膜区带负电荷的氨基酸残基能与 TCRαβ 跨膜区中带正电荷的氨基酸残基形成氢键或离子键，从而使 T 细胞表面 TCRαβ 与 CD3 复合体非共价结合组成 TCRαβ-CD3 复合受体分子。胞浆内含有免疫受体酪氨酸活化基序（ITAM），可参与活化信号的转导。

2. CD4 分子和 CD8 分子　又被称为 TCR 辅助受体。CD4 是一种跨膜糖蛋白，以单体形式存在，是识别结合 MHC-Ⅱ类分子的受体，其胞外区第一、二个结构域能与 MHC-Ⅱ类分子 β_2 结构域结合，其胞内区与蛋白酪氨酸激酶 p56LCK 相连，参与胞内活化信号的转导。CD4 分子也是 HIV 壳膜蛋白 gp120 的受体。CD8 是由 α 和 β 链借二硫键连接组成的跨膜糖蛋白，是识别结合 MHC-Ⅰ类分子的受体，α 链 V 样区能与 MHC-Ⅰ类分子的 α_3 结构域结合，其胞浆区也与 p56LCK 激酶相连，参与胞内活化信号的转导。

3. 粘附分子（AM）　是一类介导细胞与细胞间或细胞与细胞外基质间相互接触和结合的分子。某些表达于 APC 和 T、B 淋巴细胞表面的粘附分子因其具有介导产生共刺激信号的作用，又称协同刺激分子（CM）。

(1) CD28 分子：是 T 细胞表面最重要的协同刺激分子，T 细胞通过表面 TCRαβ-CD3 复合受体分子和 CD4/CD8 分子，与 APC 表面相应抗原肽-MHC-Ⅱ/Ⅰ类分子复合物结合后，其表面 CD28 分子能与 APC 表面相应配体 B7 分子（CD80/CD86）结合，诱导产生共刺激信号即 T 细胞活化第二信号。

(2) CD152 分子：即细胞毒性 T 淋巴细胞抗原-4（CTLA-4），主要表达于活化 T 细胞表面，胞内区含免疫受体酪氨酸抑制基序（ITIM），当活化 T 细胞通过表面 CTLA-4 与 APC 表面 B7 分子结合相互作用时，可使其胞内 ITIM 磷酸化，向 T 细胞提供活化抑制信号。

(3) CD2 分子：即淋巴细胞功能相关抗原 2（LFA-2），因能与绵羊红细胞结合又称绵羊红细胞受体。T 细胞通过 LFA-2 与 APC 表面的 LFA-3 相互作用，促进 T 细胞对抗原的识别和产生 T 细胞活化的第二信号。

(4) LFA-1：是由 α 链和 β 链组成的异二聚体（CD11a/CD18），能与 APC 表面的细胞间粘

附分子-1、2（ICAM-1、2）结合相互作用，促进T细胞对抗原的识别和产生T细胞活化的第二信号。

（5）CD40L：即CD40配体（CD154），活化$CD4^+$ T细胞通过表面CD40L与B细胞表面CD40分子结合相互作用，可诱导产生共刺激信号，即B细胞活化第二信号。

4. 其他分子　T细胞表面可表达：①植物血凝素（PHA）、刀豆蛋白A（ConA）和美洲商陆（PWM）等丝裂原受体；②多种细胞因子的受体；③细胞凋亡相关的分子Fas（CD95）；④淋巴细胞归巢受体（LHR）等。

二、T细胞亚群及其功能

根据TCR肽链组成情况的不同，可将T细胞分为αβT细胞和γδT细胞两大类。前者是执行特异性免疫应答的T细胞，后者为执行非特异性免疫应答的T细胞。在执行特异性免疫应答的T细胞中，根据不同的分类标准，可将T细胞分为几种不同的群体。

1. 根据成熟T细胞是否接受过抗原刺激或接受抗原刺激后的分化情况，可将其分为初始T细胞、效应T细胞和记忆T细胞三类。

（1）初始T细胞：是指从未接受过抗原刺激的成熟T细胞，高表达CD45RA和粘附分子，又称Th0细胞。

（2）效应T细胞：是指接受抗原刺激后，经克隆扩增和分化，能够发挥免疫效应的终末T细胞，高表达IL-2R（CD25）、粘附分子或膜FasL。

（3）记忆T细胞：是指接受抗原刺激后，在增殖分化过程中停止分化，成为静息状态的长寿T细胞，表达CD45RO和多种粘附分子，当其再次与相应抗原相遇后，可迅速扩增分化成熟为效应T细胞，产生免疫效应。

2. 根据T细胞表面CD分子表达情况及其功能特点，可将T细胞分为$CD4^+$ Th细胞、$CD8^+$ CTL细胞和$CD4^+CD25^+$ Tr细胞三类。

（1）$CD4^+$ Th细胞：根据$CD4^+$ Th细胞分泌细胞因子种类和功能的不同，又可将其分为$CD4^+$ Th1细胞、$CD4^+$ Th2细胞和$CD4^+$ Th3细胞三个亚群。①$CD4^+$ Th1细胞分泌以IL-2、IFN-γ、TNF-β和IL-12等Th1型为主的细胞因子，主要参与细胞免疫应答，可介导炎症反应和迟发型超敏反应，具有抗病毒和胞内寄生菌的作用，又称炎症性T细胞；②$CD4^+$ Th2细胞分泌以IL-4、5、6、10和IL-13等Th2型为主的细胞因子，主要参与体液免疫应答，可刺激和促进B细胞增殖分化产生抗体，并可诱导B细胞发生IgE类别转换，促进速发型超敏反应的发生；③$CD4^+$ Th3细胞分泌以TGF-β为主的细胞因子，可抑制T、B细胞活化和增殖，下调单核-巨噬细胞和NK细胞的吞噬、杀伤活性，对细胞和体液免疫应答产生抑制作用。

$CD4^+$ Th1细胞、$CD4^+$ Th2细胞和$CD4^+$ Th3细胞均由$CD4^+$初始T细胞即$CD4^+$ Th0细胞分化而来。①在单核-巨噬细胞和NK细胞分泌的IL-12和IFN-γ为主的细胞因子作用下，$CD4^+$ Th0细胞可增殖分化为$CD4^+$ Th1细胞；②在NKT细胞和肥大细胞分泌的IL-4为主的细胞因子作用下，$CD4^+$ Th0可增殖分化为$CD4^+$ Th2细胞；③在TGF-β和IL-10为主的细胞因子作用下，$CD4^+$ Th0可增殖分化为$CD4^+$ Th3细胞。

$CD4^+$ Th1细胞和$CD4^+$ Th2细胞互为抑制细胞：①$CD4^+$ Th1细胞可释放IFN-γ和IL-2，抑制$CD4^+$ Th0细胞向$CD4^+$ Th2细胞分化和Th2型细胞因子的产生，导致细胞免疫功能提高，体液免疫功能下降；②$CD4^+$ Th2细胞可释放IL-4、IL-10和IL-13，抑制$CD4^+$ Th0细胞向$CD4^+$ Th1细胞分化和Th1型细胞因子的产生，导致体液免疫功能提高，细胞免疫功能下降；③$CD4^+$

Th3 细胞可释放 TGF-β，抑制 $CD4^+$ Th0 细胞活化和 $CD4^+$ Th1、Th2 细胞的形成，使细胞和体液免疫功能下降。

（2）$CD8^+$ 细胞毒性 T 细胞（CTL 或 Tc）：$CD8^+$ CTL 只能识别结合 APC 或靶细胞表面 MHC-Ⅰ类分子提呈的抗原肽。其主要作用是特异性杀伤肿瘤和病毒感染的靶细胞，同时也可分泌细胞因子，参与免疫调节。当 $CD8^+$ CTL 与靶细胞表面相应抗原肽-MHC-Ⅰ类分子复合物特异性结合后，①脱颗粒释放穿孔素和颗粒酶，使靶细胞溶解破坏或发生凋亡；②高表达 FasL 和分泌大量 TNF-α 诱导靶细胞凋亡。根据 $CD8^+$ CTL 分泌细胞因子种类的不同，又可将其分为 $CD8^+$ CTL1 和 $CD8^+$ CTL2 两个亚群。前者主要分泌 Th1 型细胞因子；后者主要分泌 Th2 型细胞因子。

（3）$CD4^+$ $CD25^+$ 调节 T 细胞（Tr）：一种可组成性表达 CD25（即 IL-2αR）和 CD152（CTLA-4）分子新的 $CD4^+$ T 细胞亚群。该种 T 细胞被多克隆激活剂和自身抗原激活后，其表面 CD25 和 CD152 分子表达显著增高，它们可直接与 $CD4^+$ Th 细胞和 $CD8^+$ CTL 细胞接触，对上述效应细胞产生抑制作用；也可分泌 IL-10 和 TGF-β 等抑制性细胞因子，调节 $CD4^+$ Th 细胞和 $CD8^+$ CTL 细胞的过度活化与增殖，在免疫应答中发挥负调节作用。

三、B 淋巴细胞表面分子及其功能

1. BCR-Igα/Igβ 复合受体分子

（1）B 细胞受体（BCR）：是表达于 B 细胞膜表面的免疫球蛋白（mIg），是 B 细胞表面特异性识别抗原的受体，也是所有 B 细胞的特征性表面标志。BCR 是由两条相同的重链和两条相同的轻链通过链间二硫键共价相连组成的一个四肽链分子。BCR 胞外区肽链 N 端为可变区，其内各有三个超变区，不同 B 细胞克隆的 BCR 超变区有所不同，分别识别结合不同的抗原决定基（表位），因此具有高度特异性。BCR 识别结合抗原的方式与 TCR 不同，BCR 可直接识别结合抗原分子表面的构象表位，TCR 只能识别结合 APC 表面由 MHC 分子提呈的抗原肽。BCR 疏水性跨膜区含带正电荷的氨基酸残基，能与跨膜区带负电荷氨基酸残基、胞内区含 ITAM 结构域的 Igα/Igβ 异二聚体非共价结合，组成 BCR-Igα/Igβ 复合受体分子，获得信号转导能力。

（2）Igα/Igβ 异二聚体：是由 CD79a 和 CD79b 两条肽链，通过链间二硫键连接组成的跨膜蛋白，与 BCR 非共价相连组成 BCR-Igα/Igβ 复合受体分子，表达于除浆细胞之外的所有 B 细胞表面。

（3）BCR 辅助受体：CD19-CD21-CD81 复合物是 B 细胞表面的 BCR 辅助受体。CD19 分子是 B 细胞特有的表面标志。CD21 分子是补体 C3 裂解产物 C3d 的受体，CD19 与 CD21 紧密相连，其胞内区含有 ITAM 结构域，可转导活化信号。CD19-CD21-CD81 复合物中的 CD21 与免疫复合物中的 C3d 结合，使 B 细胞表面 BCR 与 BCR 辅助受体交联，导致 CD19 胞内区相连的酪氨酸激酶（Lyn/fyn）活化，对 B 细胞活化第一信号的产生起到促进和增强作用。

2. 协同刺激分子　CD40 分子是 B 细胞表面最重要的协同刺激分子。B 细胞在接受抗原刺激产生活化第一信号基础上，通过表面 CD40 与活化 $CD4^+$ Th 细胞表面相应协同刺激分子 CD40L（CD154）互补结合，可产生 B 细胞活化第二信号。

3. 补体受体与免疫球蛋白 F_C 受体

（1）补体受体：CR1（CD35）在活化 B 细胞表面高表达，是识别结合 C3b 和 C4b 的受体，与相应配体结合可促进 B 细胞活化。CR2（CD21）是识别结合 C3d 和 EB 病毒的受体，也是成熟 B 细胞的表面标志。

（2）FcγRⅡ（CD32）：为中亲和力 IgGFc 受体，包括 FcγRⅡ-A 和 FcγRⅡ-B 两种类型。B 细胞可通过表面 FcγRⅡ-A 与抗原-抗体复合物中的 IgGFc 段结合，这不仅有助于 B 细胞对抗原的捕获，而且能促进 B 细胞活化。FcγRⅡ-B 是 B 细胞表面的抑制性受体，其胞浆区含有 ITIM 结构域，可转导 B 细胞活化抑制信号，下调特异性体液免疫应答。

（3）FcεRⅡ（CD23）：为低亲和力 IgEFc 受体即 FcεRⅡ，可被蛋白酶水解形成可溶性 CD23，因其仍保留与 IgEFc 段结合的能力，又称为 IgE 结合因子（IgE-BF）。膜型 CD23 与 IgE 或 IgE 复合物结合后，可抑制 B 细胞合成 IgE；可溶性 CD23 与 B 细胞表面 CD21 结合可促进 IgE 合成。

4. 其他分子　B 细胞表面具①有脂多糖（LPS）、葡萄球菌 A 蛋白（SPA）和美洲商陆（PWM）等丝裂原受体；②多种细胞因子受体；③MHC-Ⅰ类和Ⅱ类分子；④B7-1 和 B7-2 分子（即 CD80 和 CD86）、LFA-3 和 ICAM-1、3 等粘附分子；⑤细胞凋亡和归巢有关的分子。

四、B2 细胞的主要生物学特征和功能

1. B2 细胞的主要生物学特征　B2 细胞在个体发育过程中出现相对较晚（出生后）。他们在骨髓中产生，由多能造血干细胞分化而成，没有自我更新能力。B2 细胞主要分布于外周免疫器官，其表面标志为 $CD5^-$、$mIgM^+/IgD^+$。B2 细胞主要识别可溶性蛋白质抗原，其 BCR 具有高度多样性，对抗原表位识别具有高度特异性，可直接识别抗原分子表面构象表位，也可识别线性表位。B2 细胞接受抗原刺激后，抗体应答与 B1 细胞相比有如下特点：①抗体产生潜伏期较长（抗原刺激后 1～2 周）；②产生以 IgG 类为主的高亲和力抗体；③能产生记忆细胞，引起再次应答。

2. B2 细胞的主要生物学功能

（1）合成分泌抗体产生体液免疫效应：B2 细胞接受相应抗原刺激后，在活化 $CD4^+$ Th 细胞辅助下，经活化、增殖、最终分化为浆细胞，在不同细胞因子调节下，可产生不同类型的抗体，发挥如下免疫效应：①与相应病原体或细菌外毒素特异性结合，具有抑菌和中和毒素的作用；②IgG类抗体与病原体等抗原结合后，可介导产生促进吞噬的免疫调理作用；③抗原-抗体复合物激活补体后，可产生溶菌效应和 C3b 介导的调理作用；④IgG 类抗体与肿瘤或病毒感染的靶细胞结合后，可通过 ADCC 效应使靶细胞溶解破坏。

（2）提呈抗原、启动特异性体液免疫应答：B2 细胞为专职抗原提呈细胞，可通过 BCR 直接识别结合进而摄取抗原，并通过 MHC-Ⅱ类分子将加工处理后形成的抗原肽，以抗原肽-MHC-Ⅱ类分子复合物的形式转运到细胞表面，供 $CD4^+$ Th 细胞识别，从而启动特异性体液免疫应答。

（3）免疫调节作用：B2 细胞接受抗原刺激后，在活化、增殖、分化过程中，可合成分泌多种细胞因子，产生免疫调节作用。

测试题

一、名词解释

1. T 细胞受体
2. TCR 辅助受体
3. 粘附分子
4. 协同刺激分子
5. B 细胞受体
6. BCR 辅助受体

二、填空题

1. 根据T细胞表面抗原受体的组成，可将其分为________T细胞和________T细胞，前者是执行________免疫功能的T细胞，后者是执行________免疫功能的T细胞。
2. TCRαβ异二聚体由________、________和________三部分组成。其每条肽链胞外区均有________和________两个结构域。
3. T细胞表面识别抗原的受体分子包括________、________、________和________，前二者组成________复合受体分子，后二者又称为________。
4. T细胞表面的粘附分子有________、________、________、________和________等，B细胞表面的粘附分子有________、________和________等，这些粘附分子又称为________。
5. 根据成熟T细胞是否接受过抗原刺激或接受抗原刺激后的分化情况，可将其分为________、________和________三类。
6. 根据T细胞表面CD分子表达情况及其功能特点可将其分为________、________和________三类。
7. 根据分泌细胞因子种类和功能不同可将 $CD4^+$ Th细胞分为________、________和________三个亚群。
8. Th1型细胞因子包括________、________、________和________等，而Th2型细胞因子包括________、________、________、________和________等。
9. $CD4^+$ Th0细胞在________和________为主的细胞因子作用下，可增殖分化为 $CD4^+$ Th1细胞；而在________为主的细胞因子作用下，可增殖分化为 $CD4^+$ Th2细胞；在________和________为主的细胞因子作用下，可增殖分化为 $CD4^+$ Th3细胞。
10. $CD8^+$ CTL可根据分泌细胞因子种类的不同而分为________和________两个亚群；前者主要分泌________型细胞因子，后者主要分泌________型细胞因子。
11. $CD8^+$ CTL可通过脱颗粒释放________和________，使靶细胞溶解破坏或发生凋亡，也可通过________和________诱导靶细胞凋亡。
12. B细胞表面识别抗原的受体分子包括________、________和________，前二者组成________复合受体分子，后者是由________、________和________组成的复合物。
13. B细胞表面的 $F_{C\gamma}R$ Ⅱ分________和________两种类型，前者可________B细胞活化，而后者则________B细胞活化。
14. 组成CD3分子的5种肽链均能转导TCR信号，因为它们的胞内区均含有________。
15. CD4分子是识别结合________的受体，而CD8分子是识别结合________的受体。
16. 能使T淋巴细胞转化为淋巴母细胞的丝裂原有________、________和________等。
17. 能使B淋巴细胞转化为淋巴母细胞的丝裂原有________、________和________等。

三、单项选择题

1. T细胞表面识别结合MHC-Ⅱ类分子的受体是（　　）
A. CD3分子
B. TCR
C. CD2分子
D. CD4分子
E. CD8分子

2. T细胞表面识别结合MHC-Ⅰ类分子的受

体是（　　）
A. CD3 分子
B. TCR
C. CD2 分子
D. CD4 分子
E. CD8 分子
3. T 细胞表面识别结合特异性抗原的受体是（　　）
A. CD3 分子
B. TCR
C. CD2 分子
D. CD4 分子
E. CD8 分子
4. 胞内区含有 ITAM 参与活化信号转导的 T 细胞表面分子是（　　）
A. CD3 分子
B. TCR
C. CD16 分子
D. CD32 分子
E. CD64 分子
5. T 细胞表面作为绵羊红细胞受体的是（　　）
A. CD3 分子
B. TCR
C. CD2 分子
D. CD4 分子
E. CD8 分子
6. T 细胞表面特有的标志是（　　）
A. CD3 分子
B. TCR
C. CD2 分子
D. CD4 分子
E. CD8 分子
7. 成熟 T 细胞表面**不表达**的是（　　）
A. TCR
B. CD2
C. CD28
D. CD35
E. CD4
8. 成熟 B 细胞表面**不表达**的是（　　）
A. MHC-Ⅰ类分子
B. MHC-Ⅱ类分子
C. CD35
D. CD21
E. CD2
9. 胞内区含有 ITIM 向 T 细胞提供活化抑制信号的分子是（　　）
A. CD2
B. CD3
C. CD28
D. CD152
E. CD154
10. T 细胞表面能与 B 细胞表面 CD40 分子结合相互作用，诱导产生 B 细胞活化第二信号的分子是（　　）
A. CD2
B. CD3
C. CD28
D. CD152
E. CD154
11. T 细胞表面最重要的协同刺激分子是（　　）
A. CD4
B. CD8
C. CD28
D. CD2
E. CD152
12. B 细胞表面最重要的协同刺激分子是（　　）
A. CD19
B. CD20
C. CD35
D. CD40
E. CD80
13. 与细胞凋亡相关的分子是（　　）
A. LFA-1
B. LFA-2
C. CD40L
D. Fas
E. CD152

14. $CD4^+$ Th3 细胞分泌的细胞因子以下列哪种为主（　　）
A. TGF-β
B. IL-2，TNF-β
C. TGF-β，TNF-α
D. IFN-γ，TGF-β
E. IL-2，IFN-γ
15. 人类 T 细胞不具有（　　）
A. 补体受体
B. 抗原受体
C. 绵羊红细胞受体
D. 植物血凝素受体
E. 刀豆蛋白 A 受体
16. 人类 B 细胞不具有（　　）
A. 补体受体
B. IgGFc 受体
C. 抗原受体
D. 脂多糖受体
E. EB 病毒受体
17. B 细胞表面的特有标志是（　　）
A. CD35
B. CD19
C. CD32
D. CD40
E. CD23
18. B 细胞表面能识别结合 C3b 和 C4b 的受体是（　　）
A. CD35
B. CD19
C. CD32
D. CD40
E. CD23
19. B 细胞表面能与 IgGFc 段结合的分子是（　　）
A. CD35
B. CD19
C. CD32
D. CD40
E. CD23
20. B 细胞表面其胞内区含有 ITAM 能诱导 B 细胞活化的分子是（　　）
A. BCR
B. Igα、Igβ
C. CD35
D. CD32
E. CD80
21. B 细胞表面能与 T 细胞表面 CD28 分子结合的分子是（　　）
A. CD40
B. B7
C. LFA-1
D. LFA-2
E. ICAM-1. 2
22. B 细胞表面能与 CD11a/CD18 结合，诱导 T 细胞活化第二信号产生的分子是（　　）
A. CD40
B. B7
C. LFA-1
D. LFA-2
E. ICAM-1. 2
23. 初始 T 细胞是（　　）
A. 静息状态的长寿 T 细胞
B. 未接触过抗原静止状态的成熟 T 细胞
C. 具有记忆功能的 T 细胞
D. CD4 和 CD8 双阳性的 T 细胞
E. 高表达 IL-2R 的 T 细胞
24. 效应 T 细胞的特征是（　　）
A. 静息状态的长寿 T 细胞
B. 未接触过抗原静止状态的成熟 T 细胞
C. 具有记忆功能的 T 细胞
D. CD4 和 CD8 双阳性的 T 细胞
E. 高表达 IL-2R 的 T 细胞
25. CTL 杀伤靶细胞的效应分子是（　　）
A. LPS
B. 穿孔素
C. IFN-γ
D. IL-2
E. IFN-α
26. 能特异性杀伤靶细胞的细胞是（　　）
A. CTL 细胞

B. Th1 细胞
C. Th0 细胞
D. B2 细胞
E. NK 细胞

27. T 细胞表面能与 APC 表面 LFA-3 结合的分子是（　　）
A. CD28
B. CD4
C. CD40L
D. CD2
E. LFA-1

28. 下列哪一对分子结合可诱导 T 细胞产生活化第二信号（　　）
A. TCR-CD3 复合体与抗原肽-MHC-Ⅰ类分子复合物结合
B. TCR-CD3 复合体与抗原肽-MHC-Ⅱ类分子复合物结合
C. T 细胞表面 CD28 与 APC 表面 B7 结合
D. T 细胞表面 CTLA-4 与 APC 表面 B7 结合
E. B 细胞表面 CD40 与活化 Th 细胞表面 CD40L 结合

29. 下列哪组分子可诱导产生 T 细胞活化抑制信号（　　）
A. TCR-CD3 复合体与抗原肽-MHC-Ⅰ类分子复合物结合
B. TCR-CD3 复合体与抗原肽-MHC-Ⅱ类分子复合物结合
C. T 细胞表面 CD28 与 APC 表面 B7 结合
D. T 细胞表面 CTLA-4 与 APC 表面 B7 结合
E. B 细胞表面 CD40 与活化 Th 细胞表面 CD40L 结合

30. 下列哪对分子结合可诱导 $CD4^{+}$ T 细胞产生活化第一信号（　　）
A. TCR-CD3 复合体与抗原肽-MHC-Ⅰ类分子复合物结合
B. TCR-CD3 复合体与抗原肽-MHC-Ⅱ类分子复合物结合
C. T 细胞表面 CD28 与 APC 表面 B7 结合
D. T 细胞表面 CTLA-4 与 APC 表面 B7 结合
E. B 细胞表面 CD40 与活化 Th 细胞表面 CD40L 结合

31. 下列哪组分子结合可诱导 $CD8^{+}$ T 细胞产生活化第一信号（　　）
A. TCR-CD3 复合体与抗原肽-MHC-Ⅰ类分子复合物结合
B. TCR-CD3 复合体与抗原肽-MHC-Ⅱ类分子复合物结合
C. T 细胞表面 CD28 与 APC 表面 B7 结合
D. T 细胞表面 CTLA-4 与 APC 表面 B7 结合
E. B 细胞表面 CD40 与活化 Th 细胞表面 CD40L 结合

32. 下列哪对分子结合可诱导 B 细胞产生活化第二信号（　　）
A. TCR-CD3 复合体与抗原肽-MHC-Ⅰ类分子复合物结合
B. TCR-CD3 复合体与抗原肽-MHC-Ⅱ类分子复合物结合
C. T 细胞表面 CD28 与 APC 表面 B7 结合
D. T 细胞表面 CTLA-4 与 APC 表面 B7 结合
E. B 细胞表面 CD40 与活化 Th 细胞表面 CD40L 结合

四、问答题

1. 简述 T 细胞受体辅助受体及其作用。
2. T 细胞表面具有哪些协同刺激分子以及相应的配体和作用?
3. 简述 $CD4^{+}$ Th 细胞的亚群及功能。
4. 简述 B2 细胞的主要生物学功能。

参考答案

二、填空题

1. αβTCR　γδTCR　特异性　非特异性
2. 胞外区　跨膜区　胞内区　可变区　恒定区
3. TCR　CD3　CD4　CD8　TCR-CD3　TCR 辅助受体
4. CD28　CD152　CD2　LFA-1　CD40L　CD40　B7　LFA-3　协同刺激分子
5. 初始 T 细胞　效应 T 细胞　记忆 T 细胞
6. $CD4^+$ Th 细胞　$CD8^+$ CTL 细胞　$CD4^+CD25^+$ Tr 细胞
7. $CD4^+$ Th1 细胞　$CD4^+$ Th2 细胞　$CD4^+$ Th3 细胞
8. IL-2　IFN-γ　TNF-β　IL-12　IL-4　IL-5　IL-6　IL-10　IL-13
9. IL-12　IFN-γ　IL-4　TGF-β　IL-10
10. $CD8^+$ CTL1　$CD8^+$ CTL2　Th1　Th2
11. 穿孔素　颗粒酶　高表达 FasL　分泌大量 TNF-α
12. BCR　Igα/Igβ 异二聚体　BCR 辅助受体　BCR-Igα/Igβ　CD19　CD21　CD81
13. FcγRⅡ-A　FcγRⅡ-B　促进　抑制
14. ITAM
15. MHC-Ⅱ类分子　MHC-Ⅰ类分子
16. 植物血凝素（PHA）　刀豆蛋白 A（ConA）　美洲商陆（PWM）
17. 脂多糖（LPS）　葡萄球菌 A 蛋白（SPA）　美洲商陆（PWM）

三、单项选择题

1. D	2. E	3. B	4. A	5. C	6. A	7. D	8. E
9. D	10. E	11. C	12. D	13. D	14. A	15. A	16. D
17. B	18. A	19. C	20. B	21. B	22. E	23. B	24. E
25. B	26. A	27. D	28. C	29. D	30. B	31. A	32. E

四、问答题

1. 答案参见重点难点内容一、2.。

2. 答案参见重点难点内容一、3.。

3. 答案参见重点难点内容二、2.（1）。

4. 答案参见重点难点内容四、2.。

（陈育民　白惠卿）

第九章　固有免疫的组成细胞

重点难点内容

一、固有免疫的概念及其组成细胞

固有免疫亦称非特异性免疫，是生物体在长期种系进化过程中形成的一系列防御机制。固有免疫在个体出生时就具备，可对侵入的病原体迅速应答，产生非特异抗感染免疫作用；亦可参与对体内损伤衰老或畸变细胞的清除，同时在特异性免疫应答过程中也起重要作用。执行非特异性免疫作用的细胞主要包括单核吞噬细胞、树突状细胞、NK 细胞、NKT 细胞、γδT 细胞、B1 细胞、中性粒细胞、嗜酸性粒细胞、嗜碱性粒细胞和肥大细胞等。

二、吞噬细胞的种类与特征

1. 单核吞噬细胞　包括血液中的单核细胞和组织器官中的巨噬细胞。

（1）单核细胞：由骨髓粒-单核细胞前体发育分化而成，胞质中富含溶酶体颗粒，其内含有过氧化物酶、酸性磷酸酶、非特异性酯酶和溶菌酶等多种酶类物质。

（2）巨噬细胞：①定居的因所处部位不同而有不同的形态和名称，如肝中称枯否细胞，脑中称小胶质细胞，骨中称破骨细胞，淋巴结、脾和胸腺中称巨噬细胞等；②游走的由血液中单核细胞衍生而来。巨噬细胞可表达多种膜受体和膜分子，在组织中可存活数月；胞质内富含溶酶体及线粒体，具有强大的吞噬杀菌和吞噬清除体内凋亡细胞及其他异物的能力。

2. 中性粒细胞　来源于骨髓，占血液白细胞总数的 60%～70%，存活期短，约为 2～3 天。胞浆中含有初级和次级两种颗粒，前者较大即溶酶体颗粒，内含髓过氧化物酶、酸性磷酸酶和溶菌酶；后者较小，内含碱性磷酸酶、溶菌酶、防御素和杀菌渗透增强蛋白等。中性粒细胞表面具有 IgGFc 受体和补体 C3b 受体，具有很强的趋化作用和吞噬功能。

三、巨噬细胞的主要生物学功能

1. 识别、清除病原体等抗原性异物　巨噬细胞可经表面非调理性受体即模式识别受体（PRR）直接识别结合某些病原体共同表达的和宿主衰老损伤或凋亡细胞表面呈现的特定的分子结构；还可经表面调理性受体即 FcγR 和 C3bR/C4bR 识别摄取 IgG 或 C3b/C4b 结合的病原体等抗原性异物。模式识别受体主要包括甘露糖受体、清道夫受体和 Toll 样受体。模式识别受体识别结合的某些病原体或其产物所共有的高度保守的特定分子结构称为病原相关分子模式（PAMP），主要包括脂多糖、磷壁酸、肽聚糖、甘露糖、岩藻糖、细菌 DNA、双链 RNA 和葡聚糖等。巨噬细胞与病原体等抗原性异物结合后，经吞噬或吞饮作用将病原体等摄入胞内形成吞噬体。在吞噬体内，可通过氧依赖和氧非依赖杀菌系统杀伤病原体。当溶酶体与吞噬体融合形成吞噬溶酶体后，在多种水解酶作用下，可进一步使细菌消化降解，同时形成一些具有免疫原性的小分子抗原肽段。①氧依赖性杀菌系统包括反应性氧中间物（ROI）和反应性氮中间物（RNI）

作用系统。ROI 系统是指在吞噬作用激发下，通过呼吸爆发，激活细胞膜上还原型辅酶Ⅰ（NADH 氧化酶）和还原型辅酶Ⅱ（NADPH 氧化酶），使分子氧活化，生成超氧阴离子（O_2^-）、游离羟基（OH^-）、过氧化氢（H_2O_2）和单态氧（$'O_2$）产生杀菌作用的系统。RNI 系统是指巨噬细胞活化后产生的诱导型一氧化氮合成酶在还原型辅酶Ⅱ（NADPH）或四氢生物蝶呤存在条件下，催化 L-精氨酸与氧分子反应，生成胍氨酸和一氧化氮（NO）产生杀菌作用的系统。一氧化氮对细菌和肿瘤细胞具有杀伤和细胞毒性作用。②氧非依赖杀菌系统是指不需氧分子参与的杀菌系统，主要包括酸性 pH（3.5～4.0）、溶菌酶和防御素等。

2. 参与和促进炎症反应　巨噬细胞表面具有 MCP-1、GM-CSF、M-CSF 和 IFN-γ 等细胞因子的受体，可被感染部位组织细胞产生的 MCP-1、GM-CSF、M-CSF 和 IFN-γ 等细胞因子募集到感染部位并被活化，并使其吞噬杀菌能力显著增强；同时，活化巨噬细胞又可①分泌 MIP-1α/β、MCP-1 和 IL-8 等趋化性细胞因子，募集、活化更多的巨噬细胞、中性粒细胞和淋巴细胞，发挥抗感染免疫作用；②分泌 IL-1β、TNF-α、IL-6、前列腺素、白三烯、血小板活化因子和多种补体成分等参与和促进炎症反应；③分泌 IFN-α/β 和一系列胞外酶如溶菌酶、胶原酶、尿激酶、弹性蛋白酶等，增强机体抗感染免疫作用或使机体组织细胞发生损伤。

3. 对肿瘤和病毒感染等靶细胞的杀伤作用　巨噬细胞被细菌脂多糖或 IFN-γ 和 GM-CSF 等细胞因子激活后，能有效杀伤肿瘤和病毒感染的组织细胞；其表面调理/非调理性受体表达增加；其胞内溶酶体数目及其反应性氧中间物、反应性氮中间物和各种水解酶浓度显著增高，分泌功能增强。当活化巨噬细胞与肿瘤和病毒感染的组织细胞结合后，可将胞内活性氧、活性氮和酶类物质释放至胞外，使肿瘤等靶细胞发生损伤和破坏，产生抗肿瘤、抗病毒作用。此外，活化巨噬细胞还可分泌大量 TNF-α，诱导肿瘤或病毒感染等靶细胞发生凋亡；在肿瘤和病毒特异性抗体参与下，也可通过 ADCC 效应杀伤肿瘤和病毒感染的细胞。

4. 加工提呈抗原，启动特异性免疫应答　巨噬细胞是专职 APC，可将摄入的外源性抗原和内源性抗原加工处理为具有免疫原性小分子肽段，并以抗原肽-MHC-Ⅱ/Ⅰ类分子复合物的形式表达于巨噬细胞表面，供 $CD4^+$/$CD8^+$ T 细胞识别，启动特异性免疫应答。

5. 免疫调节作用　活化巨噬细胞可通过分泌多种细胞因子如 IL-1β、TNF-α、IL-6、IL-12、IL-18、IL-10 等，参与免疫调节。

四、树突状细胞

树突状细胞（DC）因其具有许多分枝状突起而得名。根据来源，可分为来源于粒-单核细胞前体的髓系 DC 和来源于淋巴样干细胞的淋巴系 DC 两类。DC 因其分布情况或分化程度的不同而有不同的名称，如位于表皮和胃肠上皮组织中的称为朗格汉斯细胞（LC）；心、肺、肝、肾等器官结缔组织中的称为间质 DC；外周免疫器官胸腺依赖区和胸腺髓质区的称为并指 DC（IDC）；外周免疫器官淋巴滤泡区的称为滤泡 DC（FDC）；淋巴液中的称为隐蔽细胞。其中朗格汉斯细胞和间质 DC 属未成熟 DC。这些未成熟 DC 在接受抗原或炎性介质等作用刺激后，可发育分化为成熟的 DC。

树突状细胞是专职 APC，其主要功能是摄取、加工处理和提呈抗原，启动特异性免疫应答。未成熟 DC 可表达 MHC-Ⅰ/Ⅱ类分子、IgGFc 受体（FcγR）、C3b 受体（C3bR）和某些 Toll 样受体如 TLR2.4.9 等，他们摄取、加工处理抗原能力强，而提呈抗原激发免疫应答能力弱。成熟 DC 表面特征性标志为 CD1a、CD11c 和 CD83，可高表达 MHC-Ⅱ/Ⅰ类分子和协同刺激分子（如 B7 和 ICAM），他们摄取、加工处理抗原能力弱，而提呈抗原、启动免疫应答能力强。DC

能诱导初始 T 细胞活化，因此是机体特异性免疫应答的始动者。树突状细胞也是体内重要的免疫调节细胞，可通过分泌不同的细胞因子如 IL-12、Ⅰ型干扰素、IL-10 和 TGF-β 等，参与固有和适应性免疫应答。

五、自然杀伤细胞

自然杀伤（NK）细胞来源于骨髓淋巴样干细胞/始祖 T 细胞，其发育成熟依赖于骨髓和胸腺微环境。NK 细胞主要分布于外周血和脾脏，在淋巴结和其他组织中也有少量存在。NK 细胞不表达特异性抗原识别受体，因其胞浆内含有大型嗜天青颗粒，又称大颗粒淋巴细胞（LGL）。目前将 TCR^-、mIg^-、$CD56^+$、$CD16^+$淋巴样细胞鉴定为 NK 细胞。NK 细胞属非特异性免疫细胞，它们无须抗原预先致敏，就可直接杀伤某些肿瘤和病毒感染的靶细胞，因此在机体抗肿瘤和早期抗病毒或胞内寄生菌感染的免疫过程中起重要作用。在肿瘤或病毒特异性 IgG 抗体存在条件下，NK 细胞也可通过表面 IgGFc 受体（FcγRⅢ）即 CD16 介导，非特异定向识别杀伤与 IgG 抗体特异性结合的肿瘤/病毒感染的靶细胞。此种以 IgG 抗体作为中间桥梁，定向介导 NK 细胞对靶细胞的杀伤作用，称为抗体依赖性细胞介导的细胞毒作用（ADCC）。此外，NK 细胞活化后，还可通过分泌 IFN-γ、IL-2 和 TNF 等细胞因子发挥免疫调节作用。

1. NK 细胞表面与其杀伤活化和杀伤抑制有关的受体　NK 细胞能够杀伤某些病毒感染的细胞和突变细胞，而对宿主正常组织细胞不具细胞毒作用。NK 细胞表面具有杀伤细胞活化受体和杀伤细胞抑制受体，前者与靶细胞表面相应配体结合后，可激发 NK 细胞产生杀伤作用；后者与靶细胞表面相应配体结合后，可抑制 NK 细胞产生杀伤作用。

（1）识别 HLA-Ⅰ类分子的活化或抑制性受体：依据结构不同可分为杀伤细胞免疫球蛋白样受体（KIR）和杀伤细胞凝集素样受体（KLR）两种。①KIR 胞外区含有能与 HLA-Ⅰ类分子结合的结构域。其中一部分胞浆区氨基酸序列较长，含 ITIM 基序，为抑制性受体；另一部分胞浆区氨基酸序列短小，能与胞浆区含 ITAM 基序的 DAP12 同源二聚体分子非共价结合，而获得转导活化信号的功能，为活化性受体。②KLR 是由 CD94 与 NKG2 家族不同成员通过二硫键共价结合组成的异二聚体。CD94 和 NKG2 胞外区均有能与 HLA-Ⅰ类分子结合的结构域。CD94 没有转导信号的功能，如与 NKG2A（胞浆内含 ITIM 基序）组成异二聚体为抑制性受体。CD94 如与 NKG2C（胞浆内氨基酸序列短小能与 DAP12 结合）组成异二聚体，为活化性受体。

（2）识别非 HLA-Ⅰ类分子配体的杀伤活化受体：主要包括自然细胞毒性受体（如 NKp46、NKp30、NKp44）和 NKG2D 等。上述杀伤活化受体识别的配体主要表达于某些病毒感染细胞和肿瘤细胞表面，而在正常组织细胞表面缺失。NK 细胞可通过此类杀伤活化受体选择性攻击杀伤肿瘤和病毒感染的靶细胞，而对正常组织细胞不起作用。

活化性 KIR/KLR 和抑制性 KIR/KLR 通常共表达于 NK 细胞表面，二者均可识别结合正常表达于自身组织细胞表面的 HLA-Ⅰ类分子。在生理条件下，即自身组织细胞表面 HLA-Ⅰ类分子正常表达情况下，NK 细胞表面杀伤抑制性受体的作用占主导地位，表现为 NK 细胞对自身正常组织细胞不能产生杀伤作用。当靶细胞表面 HLA-Ⅰ类分子表达异常，如某些病毒感染细胞和肿瘤细胞表面 HLA-Ⅰ类分子表达下降或缺失时，NK 细胞表面 KIR 和 KLR 丧失识别“自我”的能力。此时，组成性表达于 NK 细胞表面的另一类杀伤活化受体（NCR 和 NKG2D 等），可通过对病毒感染和肿瘤等靶细胞表面相应配体（非 HLA-Ⅰ类分子）的结合，而发挥杀伤作用。

2. NK 细胞杀伤靶细胞的作用机制

（1）穿孔素/颗粒酶作用途径：穿孔素是储存于胞浆颗粒内的细胞毒性物质，其生物学效应与补体膜攻击复合物类似。在钙离子存在条件下，可在靶细胞膜上形成多聚穿孔素“孔道”，使水电解质迅速进入胞内，导致靶细胞崩解破坏。颗粒酶即丝氨酸蛋白酶，可循穿孔素在靶细胞膜上形成的“孔道”进入胞内，通过激活凋亡相关的酶系统导致靶细胞凋亡。

(2) Fas 与 FasL 作用途径：活化 NK 细胞可表达 FasL 与靶细胞表面的 Fas（CD95）结合后，可在靶细胞表面形成 Fas 三聚体，最终导致细胞发生凋亡。

(3) TNF-α 与 TNFR-I 作用途径：分泌 TNF 与靶细胞表面 TNFR-I 结合后，可使之形成 TNF-R 三聚体，从而诱导细胞发生凋亡。

六、NKT 细胞

NKT 细胞是指能够组成性表达 NK 细胞表面 NK1.1 分子和 TCR-CD3 复合受体分子的 T 细胞。主要分布于骨髓、肝和胸腺。绝大多数为 $CD4^-CD8^-$ T 细胞，少数为 $CD4^+$ T 细胞；TCR 表达密度较低，约为外周血 T 细胞的 1/3，大多数为 TCRαβ 型，少数为 TCRγδ 型。

NKT 细胞表面 TCR 缺乏多样性，抗原识别谱窄，可识别不同靶细胞表面 CD1 分子提呈的共有脂类和糖脂类抗原，且不受 MHC 限制。NKT 细胞可组成性表达 IL-12、IL-2 和 IFN-γ 等细胞因子的受体。在相应抗原或细胞因子作用下，NKT 细胞活化、并通过分泌穿孔素使某些病毒感染、胞内寄生菌感染和肿瘤靶细胞发生溶解破坏；也可通过表达 FasL，经 Fas/FasL 途径使上述靶细胞或使胸腺内 $CD4^+CD8^+$ 双阳性胸腺细胞发生凋亡。活化 NKT 细胞可分泌 IL-4 和 IFN-γ 等细胞因子，参与免疫应答调节。此外 NKT 细胞还可分泌多种趋化性细胞因子，如 MCP-1α，MIP-1β 等参与炎症反应。

七、γδT 细胞

表面抗原识别受体是由 γ 和 δ 两条肽链组成的 T 细胞称之为 γδT 细胞；主要分布于皮肤、肠道、呼吸道及泌尿生殖道等粘膜和皮下组织，在皮肤粘膜免疫防御过程中起重要作用。γδT 细胞组成性表达 TCRγδ-CD3 复合受体分子和 CD2 分子，多数为 $CD4^-CD8^-$ T 细胞，少数为 $CD8^+$ T 细胞。γδT 细胞表面 TCR 缺乏多样性和特异性，可直接识别某些完整的多肽抗原，且不受 MHC 限制。γδT 细胞直接识别结合的抗原种类有限，通常是多种病原体或感染、突变细胞表达的共同抗原成分，如感染后产生的热休克蛋白或表达于感染细胞表面的热休克蛋白、异常表达于感染细胞表面的脂类抗原-CD1 分子复合物、某些病毒蛋白或表达于感染细胞表面的病毒蛋白、细菌裂解产物中的某些磷酸化抗原。γδT 细胞是机体早期抗感染免疫的主要效应细胞，也是具有非特异性杀瘤作用的细胞毒 T 细胞。他们可识别杀伤某些病毒和胞内寄生菌感染的靶细胞，及表达热休克蛋白和异常表达 CD1 分子的靶细胞，也可对某些 NK 细胞敏感或非敏感肿瘤细胞产生细胞毒作用。γδT 细胞对上述病毒感染和肿瘤靶细胞的杀伤机制与 $CD8^+$ αβT 细胞基本相同，也是通过释放细胞毒性效应分子，如穿孔素、颗粒酶和分泌 TNF、表达 FaL 实现的。γδT 细胞可被识别结合的抗原激活，并通过分泌 IL-2、4、5、6、10，IFN-γ、GM-CSF 和 TNF-α 等多种细胞因子参与免疫调节、增强机体非特异性免疫防御功能。在一定条件下，也参与病理损伤过程。

八、B1 细胞

1. B1 细胞的来源及其特征　B1 细胞在个体发育过程中出现较早（胚胎期），其发生和分化与胚肝密切相关，而不依赖于骨髓。主要分布于胸腔、腹腔和肠壁固有层中，是具有自我更新能力的长寿 B 细胞。为 $CD5^+$、$mIgM^+$ B 细胞。B1 细胞抗原受体缺乏多样性，抗原识别谱较窄，识别的抗原主要包括 TI-2 型多糖抗原（肺炎球菌荚膜多糖和葡聚糖等）、TI-1 型多糖抗原（脂多糖）、某些变性的自身抗原（变性 Ig、ssDNA）。B1 细胞产生的抗体，可对多种细菌和多种变性自身抗原起作用，并使之从体内清除。这在机体早期抗感染免疫和维持自身稳定过程中具有重要作用。

2. B1 细胞产生抗体应答的特点　①B1 细胞可经表面抗原受体直接与相应多糖抗原表位交联结合而被激活；②B1 细胞接受相应多糖抗原刺激后，48 小时之内即可产生以 IgM 为主的低亲和性抗体，这对机体早期抗感染免疫和清除变性自身抗原具有重要作用；③B1 细胞在增殖分化过程中不发生 Ig 类别转换；④B1 细胞不产生免疫记忆，无再次应答效应。

3. B1 细胞和 B2 细胞比较详见表 9-1。

表 9-1　B1 细胞和 B2 细胞的比较

比较项目	B1 细胞	B2 细胞
最初产生时间	胎儿期	出生后
主要产生部位	胚肝	骨髓
更新方式	自我更新	骨髓产生
主要分布	胸腔、腹腔、肠壁固有层	脾脏、淋巴结、粘膜相关淋巴组织
表面标志	$CD5^+$、$mIgM^+$	$CD5^-$、$mIgM^+/mIgD^+$
特异性	低（多反应性）	高（单一特异性）
识别的抗原	多糖抗原为主	蛋白质抗原为主
抗体产生潜伏期	较短，抗原刺激后 48 小时产生	较长，抗原刺激后 1～2 周产生
抗体类型	以 IgM 为主	以 IgG 为主
抗体亲和力	低亲和力抗体	高亲和力抗体
Ig 类别转换	无	有
免疫记忆和再次应答	无	有

测试题

一、名词解释

1. 固有免疫
2. 反应性氧中间物系统（ROIs）
3. 反应性氮中间物系统（RNIs）
4. 树突状细胞（DC）
5. 自然杀伤细胞（NK）
6. 抗体依赖细胞介导的细胞毒作用（ADCC）
7. 杀伤细胞免疫球蛋白样受体（KIR）
8. 杀伤细胞凝集素样受体（KLR）

二、填空题

1. 吞噬细胞主要包括__________和__________两大类。
2. 巨噬细胞可分为__________和__________两大类。
3. 中性粒细胞占血液白细胞总数的__________，其存活期约__________。
4. 巨噬细胞表面的模式识别受体主要包括__________、__________和__________等。
5. 巨噬细胞表面的调理性受体为__________和__________两种。
6. 巨噬细胞的氧依赖性杀菌系统包括__________和__________，前者主要依靠生成__________、

________、________和________产生杀菌作用，后者主要依靠生成________产生杀菌作用和杀伤肿瘤作用。

7. 位于表皮和胃肠上皮组织中的树突状细胞称为________，属于________树突状细胞。

8. NK 细胞表面识别 HLA-Ⅰ类分子的受体包括________和________两种。

9. NK 细胞可通过________、________和________产生细胞杀伤作用。

10. B1 细胞表面只表达________而不表达________。

三、单项选择题

1. 中性粒细胞在血液循环中可存活（　　）
   A. 数小时
   B. 十几小时
   C. 数天
   D. 数周
   E. 数月

2. 巨噬细胞所不具备的受体是（　　）
   A. IgGFc 受体
   B. C3b 受体
   C. 细胞因子受体
   D. 甘露糖受体
   E. 抗原识别受体

3. 既具有吞噬杀菌作用，又具有抗原加工提呈作用的细胞是（　　）
   A. 中性粒细胞
   B. 巨噬细胞
   C. 树突状细胞
   D. B 细胞
   E. 血管内皮细胞

4. 反应性氧中间物系统中所不具备的杀菌物质是（　　）
   A. O_2^-
   B. $'O_2$
   C. NO
   D. OH^-
   E. H_2O_2

5. 巨噬细胞所不具备的与杀菌作用有关的物质是（　　）
   A. NO
   B. H_2O_2
   C. 髓过氧化物酶（MPO）
   D. 溶菌酶
   E. 单态氧（$'O_2$）

6. 与氧依赖性杀菌系统有关的物质是（　　）
   A. 髓过氧化物酶
   B. 溶菌酶
   C. 弹性蛋白酶
   D. 乳铁蛋白
   E. 阳离子蛋白如白细胞素

7. 活化巨噬细胞不能产生的细胞因子是（　　）
   A. IL-1
   B. IL-2
   C. IL-8
   D. IL-12
   E. IL-6

8. 活化巨噬细胞产生的对吞噬细胞具有趋化和激活作用的细胞因子是（　　）
   A. IL-1
   B. IL-6
   C. IL-8
   D. IL-12
   E. TNF-α

9. 下列细胞因子组合中，均可引起发热的是（　　）
   A. TNF-α 和 IL-8
   B. IL-1 和 IL-12
   C. IL-6 和 MCP-1
   D. IL-2 和 GM-CSF
   E. TNF-α 和 IL-6

10. NK 细胞表面具有鉴别意义的标志是（　　）
    A. $CD5^+$、$CD11^+$、$mIgM^+$
    B. $CD1a^+$、$CD11c^+$、$CD83^+$

C. $CD3^-$、$CD56^+$、$CD16^+$
D. $CD5^-$、$CD11^+$、$mIgM^+/D^+$
E. $CD3^-$、$CD34^+$、$CD117^+$

11. NK 细胞所不具备的生物学功能是（　　）
A. 非特异杀伤某些病毒感染的靶细胞
B. 非特异杀伤肿瘤靶细胞
C. 通过 ADCC 作用杀伤肿瘤和病毒感染的靶细胞
D. 通过释放穿孔素杀伤肿瘤靶细胞
E. 通过释放蛋白水解酶杀伤病毒感染的靶细胞

12. 下列不属固有免疫细胞的是（　　）
A. γδT 细胞
B. αβT 细胞
C. NKT 细胞
D. NK 细胞
E. B1 细胞

13. 白细胞中数量最多，存活期最短的细胞是（　　）
A. 单核细胞
B. 嗜酸性粒细胞
C. 淋巴细胞
D. 中性粒细胞
E. 嗜碱性粒细胞

14. 巨噬细胞表面可识别病原菌表面岩藻糖残基的模式识别受体是（　　）
A. 清道夫受体
B. TLR4
C. 甘露糖受体
D. C3b 受体
E. TLR2

15. TLR4 直接识别结合的配体是（　　）
A. 热休克蛋白
B. 革兰阳性菌的肽聚糖
C. 酵母多糖
D. 细菌脂多糖
E. 细菌脂蛋白

16. 巨噬细胞分泌的对多种固有免疫细胞具有抑制作用的细胞因子是（　　）
A. IL-1β
B. IL-18
C. IL-6
D. IL-12
E. IL-10

17. 能够发挥 ADCC 效应的淋巴细胞是（　　）
A. γδT 细胞
B. $CD8^+$CTL 细胞
C. NK 细胞
D. NKT 细胞
E. B1 细胞

18. NK 细胞表面能够识别结合 MICA/B 分子的杀伤活化受体是（　　）
A. NKG2D
B. NKG2A
C. NKG2C
D. NKp46
E. NKp44

19. NK 细胞表面能与 DAP-12 同源二聚体非共价结合组成活化性受体的分子是（　　）
A. CD94/NKG2A
B. NKG2D
C. NKp46
D. KIR3DL
E. CD94/NKG2C

20. 外周血白细胞中含量最低的细胞是（　　）
A. 单核细胞
B. 中性粒细胞
C. 嗜酸性粒细胞
D. 嗜碱性粒细胞
E. T 淋巴细胞

21. 血液中存留 12～24 小时的细胞是（　　）
A. 中性粒细胞
B. 单核细胞
C. 巨噬细胞
D. 朗格汉斯细胞
E. 自然杀伤细胞

22. 血液中存活 2～3 天的细胞是（　　）
A. 中性粒细胞
B. 单核细胞
C. 巨噬细胞

D. 朗格汉斯细胞
E. 自然杀伤细胞

23. 由骨髓淋巴样干细胞发育分化而成的细胞是（　　）
A. 中性粒细胞
B. 单核细胞
C. 巨噬细胞
D. 嗜碱性粒细胞
E. 自然杀伤细胞

24. 由进入结缔组织或器官中的单核细胞发育分化而成的细胞是（　　）
A. 中性粒细胞
B. 单核细胞
C. 巨噬细胞
D. 朗格汉斯细胞
E. 自然杀伤细胞

25. 由进入表皮棘层中的单核细胞发育分化而成的细胞是（　　）
A. 中性粒细胞
B. 单核细胞
C. 巨噬细胞
D. 朗格汉斯细胞
E. 自然杀伤细胞

26. 具有自我更新能力的免疫细胞是（　　）
A.肥大细胞
B.B1 细胞
C.巨噬细胞
D.树突状细胞
E.NKT 细胞

27. 参与Ⅰ型超敏反应的效应细胞是（　　）
A.肥大细胞
B.B1 细胞
C.巨噬细胞
D.树突状细胞
E.NKT 细胞

28. 活化后可非特异性杀伤某些肿瘤和病毒感染的靶细胞的细胞是（　　）
A.肥大细胞
B.B1 细胞
C.巨噬细胞
D.树突状细胞
E.NKT 细胞

29. 可诱导初始 T 细胞活化的细胞是（　　）
A.肥大细胞
B.B1 细胞
C.巨噬细胞
D.树突状细胞
E.NKT 细胞

30. 可非特异性杀伤某些肿瘤或病毒感染的靶细胞的细胞是（　　）
A.肥大细胞
B.B1 细胞
C.巨噬细胞
D.树突状细胞
E.NKT 细胞

31. 约占血液白细胞总数 0.2%的是（　　）
A. 中性粒细胞
B. 单核细胞
C. 嗜酸性粒细胞
D. 嗜碱性粒细胞
E. 淋巴细胞

32. 约占血液白细胞总数 1%～3%的细胞是（　　）
A. 中性粒细胞
B. 单核细胞
C. 嗜酸性粒细胞
D. 嗜碱性粒细胞
E. 淋巴细胞

33. 约占血液白细胞总数 3%～8%的细胞是（　　）
A. 中性粒细胞
B. 单核细胞
C. 嗜酸性粒细胞
D. 嗜碱性粒细胞
E. 淋巴细胞

34. 约占血液白细胞总数 60%～70%的细胞是（　　）
A. 中性粒细胞
B. 单核细胞
C. 嗜酸性粒细胞

D. 嗜碱性粒细胞

E. 淋巴细胞

35. 约占血液白细胞总数25%～35%的细胞是（　　）

A. 中性粒细胞

B. 单核细胞

C. 嗜酸性粒细胞

D. 嗜碱性粒细胞

E. 淋巴细胞

四、问答题

1. 试述吞噬细胞内氧依赖性杀菌系统的组成及其主要作用。
2. 说出巨噬细胞表面模式识别受体的名称及其识别的主要配体。
3. 简述巨噬细胞在炎症反应中的主要作用。
4. 简述巨噬细胞对肿瘤和病毒感染细胞的杀伤作用。
5. 试述巨噬细胞通过分泌细胞因子介导的免疫调节作用。
6. 简述未成熟DC与成熟DC的表面标志及其摄取、加工处理和提呈抗原的特点。
7. 简述KIR和KLR的分布、作用和生理学意义。
8. 简述NK细胞杀伤靶细胞的作用机制。
9. 简述NKT细胞表面标志、分布和主要生物学作用。

参考答案

二、填空题

1. 单核吞噬细胞　中性粒细胞
2. 游走的巨噬细胞　固定的巨噬细胞
3. 60%～70%　2～3天
4. 甘露糖受体　清道夫受体　TOLL样受体
5. IgGFc受体　补体受体
6. 反应性氧中间物系统（ROIs）　反应性氮中间物系统（RNIs）　超氧阴离子（O_2^-）　游离羟基（OH^-）　过氧化氢（H_2O_2）　单态氧（$^1O_2$）　一氧化氮（NO）
7. 朗格汉斯细胞　未成熟的
8. 杀伤细胞免疫球蛋白样受体　杀伤细胞凝集素样受体
9. 释放穿孔素与颗粒酶　表达FasL　分泌TNF-α
10. mIgM　mIgD

三、单项选择题

1. C	2. E	3. B	4. C	5. C	6. A	7. B	8. C
9. E	10. C	11. E	12. B	13. D	14. C	15. A	16. E
17. C	18. A	19. E	20. D	21. B	22. A	23. E	24. C
25. D	26. B	27. A	28. C	29. D	30. E	31. D	32. C
33. B	34. A	35. E					

四、问答题

1. 答案参考重点难点内容三、1.。

2. 巨噬细胞表面的模式识别受体主要包括甘露糖受体、清道夫受体和Toll样受体2、4（TLR2、TLR4）。甘露糖受体识别的配体是广泛表达于病原体细胞壁糖蛋白或糖脂分子末端的甘露糖和岩藻糖残基；清道夫受体识别的配体主要是革兰阴性菌脂多糖和革兰阳性菌磷壁酸等阴离子聚合体、凋亡细胞表面的磷脂酰丝氨酸；TLR2识别的配体包括革兰阳性菌的肽聚糖和磷壁酸，某些细菌和支原体的脂蛋白和脂肽，分支菌属的阿拉伯甘露糖脂和酵母菌的酵母多糖；TLR4识别配体是革兰阳性菌磷壁酸和热休克蛋白。

3. 答案参考重点难点内容三、2.。

4. 答案参考重点难点内容三、3.。

5. 活化巨噬细胞可通过分泌多种细胞因子，发挥如下免疫调节作用：①IL-1β促进T、B细胞活化、增殖和分化；促进造血干细胞增殖分化。②TNF-α：提高CTL表面MHC-Ⅰ类分子、IL-2R和IFN-γR表达水平，促进CTL活化、增殖和分化；诱导肿瘤等靶细胞凋亡。③IL-6：促进B细胞增殖分化，诱导成熟B细胞分泌抗体；促进T细胞分化；协同其他细胞因子，促进造血干细胞增殖，诱导粒细胞和巨噬细胞成熟。④IL-12和IL-18：促进T细胞、NK细胞增殖分化，增强其杀伤活性；刺激T细胞、NK细胞产生IFN-γ，增强机体细胞免疫功能。⑤IL-10：抑制单核-巨噬细胞、NK细胞活化；抑制巨噬细胞表达MHC-Ⅱ类分子和B7等共刺激分子，降低抗原提呈作用，下调免疫应答。

6. 未成熟DC（朗格汉斯细胞和间质DC）高表达IgGFc受体（FcγR）、C3b受体（C3bR）和某些To11样受体如TLR2、TLR4和TLR9，低表达MHC-Ⅱ/Ⅰ类分子；其摄取、加工处理抗原能力强，而提呈抗原、激发免疫应答能力弱。
成熟DC（并指DC和滤泡DC）高表达MHC-Ⅱ/Ⅰ类分子和共刺激分子（如B7和ICAM），其特征性标志为CD1a、CD11c和CD83。成熟DC摄取、加工处理抗原能力弱，提呈抗原、启动免疫应答能力强。DC能诱导初始T细胞活化，是机体特异性免疫应答的始动者。

7. 活化性KIR/KLR和抑制性KIR/KLR通常共表达于NK细胞表面，二者均可识别结合正常表达于自身组织细胞表面的HLA-Ⅰ类分子。在生理条件下，即自身组织细胞表面HLA-Ⅰ类分子正常表达情况下，NK细胞表面杀伤抑制性受体，即KIR2DL/3DL和CD94/NKG2A异二聚体的作用占主导地位，表现为NK细胞对自身正常组织细胞不能产生杀伤作用。上述NK细胞表面杀伤和抑制性受体作用的结果，可保证NK细胞对自身正常组织细胞不产生杀伤作用。当靶细胞表面HLA-Ⅰ类分子表达异常，如某些病毒感染细胞和肿瘤细胞表面HLA-Ⅰ类分子表达下降或缺失时，NK细胞表面KIR和KLR丧失识别“自我”的能力。此时，组成性表达于NK细胞表面的另一类杀伤活化受体，如自然细胞毒性受体（NCR）和NKG2D等，可通过对病毒感染和肿瘤等靶细胞表面相应配体（非HLA-Ⅰ类分子）的结合，诱导NK细胞产生杀伤作用。

8. 答案参考重点难点内容五、2.。

9. 答案参考重点难点内容六。

（安云庆　陈育民）

第十章 适应性免疫应答

重点难点内容

一、适应性免疫应答的概念与类型

适应性免疫应答又称特异性免疫应答，是指体内抗原特异性 T/B 淋巴细胞接受抗原刺激后，自身活化、增殖、分化为效应细胞，产生一系列生物学效应的全过程。机体的免疫系统通过识别“自身”与“非己”，有效排除体内抗原性异物，以保持机体内环境的相对稳定。但在某些情况下，免疫应答也可对机体造成损伤，引起超敏反应或其他免疫性疾病，为病理性免疫应答。根据参与免疫应答细胞种类及其效应机制的不同，可将适应性免疫应答分为 B 细胞介导的体液免疫应答和 T 细胞介导的细胞免疫应答两种类型。在某些特定条件下，抗原也可诱导机体免疫系统对其产生特异性不应答状态，即形成免疫耐受，又称负免疫应答。

二、适应性免疫应答的基本过程

适应性免疫应答可分为识别活化、增殖分化和效应三个阶段：①识别活化阶段是指抗原提呈细胞加工处理、提呈抗原，和抗原特异性 T/B 淋巴细胞识别抗原后在细胞间共刺激分子协同作用下，启动活化的阶段；②增殖分化阶段是指抗原特异性 T/B 淋巴细胞接受相应抗原刺激后，在细胞间粘附分子和细胞因子协同作用下，活化、增殖，进而分化为效应 T 细胞和浆细胞的阶段；③效应阶段是浆细胞分泌抗体、效应 T 细胞释放细胞因子和细胞毒性介质后，在固有免疫细胞和分子参与下产生免疫效应的阶段。

三、适应性免疫应答的主要特性

1. 识别“自身”与“非己”的特性　抗原特异性 T、B 淋巴细胞通常对自身正常组织细胞产生天然免疫耐受，对非己抗原性异物产生免疫排斥反应。

2. 特异性　机体接受某种抗原刺激后，只能产生该种抗原特异性的免疫应答，相应的免疫效应分子（抗体）和效应 T 细胞只能对该种抗原和表达此种抗原的靶细胞产生作用，而不能对其他抗原产生反应。

3. 记忆性　部分抗原特异性 T/B 淋巴细胞在增殖分化阶段，中途停止分化成为静止状态的免疫记忆细胞。当机体再次接触相同抗原时，这些长命免疫记忆细胞可迅速增殖分化为免疫效应细胞，产生相应体液和/或细胞免疫效应。

四、抗原提呈细胞

抗原提呈细胞（APC）泛指具有摄取、加工处理抗原，并将抗原肽提呈给 T/B 淋巴细胞的免疫细胞，可分为专职和非专职抗原提呈细胞两大类。前者是指能够组成性表达 MHC-Ⅱ/Ⅰ类分子和多种粘附分子（协同刺激分子），具有摄取加工处理抗原能力，并能向 $CD4^+$ T 细胞或

$CD8^+$ T 细胞提呈抗原肽的细胞，主要包括树突状细胞、单核吞噬细胞和 B 细胞。后者主要是指诱导后可表达 MHC-Ⅱ类分子，并具有加工处理和提呈抗原能力的细胞，如内皮细胞、上皮细胞和成纤维细胞等。此外，还包括能够表达 MHC-Ⅰ类分子和非己抗原的体细胞，如病毒感染的细胞和肿瘤细胞（又称为靶细胞）等。抗原提呈细胞的主要功能是摄取、加工处理和提呈抗原肽，启动特异性免疫应答，还可通过释放细胞因子等物质，发挥免疫调节作用。

五、抗原提呈细胞对抗原的加工处理和提呈

1. APC 加工处理的抗原　通过吞噬或吞饮等作用，被 APC 从细胞外摄入胞内的抗原，如细菌和某些可溶性蛋白等，称之为外源性抗原；在细胞内产生的抗原，如病毒感染细胞内产生的病毒抗原和基因突变产生的肿瘤抗原等，称之为内源性抗原。

2. 外源性抗原加工处理和提呈途径　简称外源性途径，又称溶酶体途径或 MHC-Ⅱ类途径。其过程包括：①外源性抗原被 APC 摄入胞浆形成内体，即吞噬体；②内体与溶酶体融合形成早期内体/溶酶体；③内体/溶酶体内的外源性抗原被蛋白水解酶降解成小分子抗原肽段而形成晚期内体/溶酶体；④在内质网中，新合成的 MHC-Ⅱ类分子与恒定链中的Ⅱ类相关恒定链短肽（CLIP）结合成复合体，并在恒定链引导下形成分泌囊泡，进入胞浆与晚期内体/溶酶体融合；⑤在蛋白酶作用下恒定链降解，但 CLIP 仍结合在 MHC-Ⅱ类分子抗原肽结合槽内；⑥在 HLA-DM 分子协助下，将 CLIP 与 MHC-Ⅱ类分子解离，并使外源性抗原肽与空载 MHC-Ⅱ类分子结合，形成抗原肽/MHC-Ⅱ类分子复合体；⑦通过胞吐作用与细胞膜融合，使抗原肽/MHC-Ⅱ类分子复合体表达于 APC 表面，供 $CD4^+$ T 细胞识别。

3. 内源性抗原加工处理和提呈途径　简称内源性途径，又称胞质溶胶途径或 MHC-Ⅰ类途径。其过程包括：①细胞内合成的蛋白质抗原首先与泛素结合，由胞浆进入蛋白酶体；②蛋白酶体中的低分子量多肽 2 和 7（LMP2 和 LMP7）可使泛素化内源性抗原成为更适合于 MHC-Ⅰ类分子结合提呈的抗原肽；③内源性抗原肽进入胞浆后，与内质网膜上抗原加工相关转运体 1 和 2（TAP1 和 TAP2）结合，使之结构改变、孔道开放，从而导致抗原肽进入内质网腔；④MHC-Ⅰ类分子 α 链在内质网中合成后，立即与钙联蛋白结合，保护 α 链不被降解并保证 β_2 微球蛋白（β_2M）与 α 链结合形成 MHC-Ⅰ类分子，并使之与进入内质网的抗原肽“对接”成功，组成抗原肽-MHC-Ⅰ类分子复合体；抗原肽-MHC-Ⅰ类分子复合体以分泌囊泡形式进入胞浆，并通过胞吐作用表达于 APC 表面，供 $CD8^+$ T 细胞识别。

六、T 细胞与 APC 的相互作用和 T 细胞活化信号的产生

$CD4^+$ Th 细胞表面 TCR-CD3 复合受体分子不能直接识别结合游离的抗原分子，只能识别结合表达于 APC 表面的抗原肽-MHC 分子复合物，即 T 细胞表面 TCR 不仅识别 MHC 分子提呈的抗原肽，同时还要识别 APC 表面提呈抗原肽的 MHC 分子，此种识别具有高度特异性。

APC 对 $CD4^+$ Th 细胞和 $CD8^+$ CTL 细胞的激活作用：①$CD4^+$ Th 细胞/$CD8^+$ CTL 细胞通过表面 TCR-CD3 复合受体分子与 APC 表面相应抗原肽-MHC-Ⅱ/Ⅰ类分子复合体特异性结合后，在 CD4/CD8 辅助受体分子协助下，诱导产生 T 细胞活化第一信号；②在活化第一信号产生基础上，$CD4^+$ Th 细胞和 $CD8^+$ CTL 细胞通过表面 CD28、LFA-1、CD2 等共刺激分子与 APC 表面 B7、ICAM-1. 2、LFA-3 等共刺激分子间的相互作用，可诱导产生共刺激信号即 T 细胞活化第二信号，使 $CD4^+$ Th/$CD8^+$ CTL 活化。活化 $CD4^+$ Th 细胞可表达 CD40 的配体（CD40L）和多种细胞因子受体，同时分泌多种细胞因子，参与免疫应答和发挥免疫调节作用。

七、B 细胞与 Th 细胞的相互作用及其活化信号的产生

B 细胞可通过表面抗原受体（BCR）直接识别结合相应的抗原分子，而不是表达于 APC 表面的抗原肽-MHC 分子复合物。作为专职 APC，B 细胞通过表面特异性 BCR-Igα/Igβ 复合受体分子识别结合可溶性 TD 抗原后，可经溶酶体加工处理途径，将 T 细胞识别的线性抗原表位，以抗原肽-MHC-Ⅱ类分子复合体的形式表达于 B 细胞表面，供相应 $CD4^+$ Th 细胞识别。$CD4^+$ Th 细胞通过表面特异性 TCR-CD3 复合受体分子和 CD4 辅助受体与 B 细胞提呈的抗原肽-MHC-Ⅱ类分子复合体结合相互作用后，可产生活化第一信号。在此基础上，B 细胞通过表面 B7 和 ICAM-1 等共刺激分子与 $CD4^+$ Th 细胞表面 CD28 和 LFA-1 等相应共刺激分子结合，产生共刺激信号即 T 细胞活化第二信号，使 $CD4^+$ Th 细胞激活。

作为免疫应答细胞，B 细胞通过表面 BCR-Igα/Igβ 复合受体分子识别结合抗原或抗原-C3d 复合物后，在 CD19-CD21-CD81 复合受体协助作用下，可产生活化第一信号。在此基础上，B 细胞通过表面 CD40 和 ICAM-1 等共刺激分子与活化 $CD4^+$ Th 细胞表面相应 CD40L 和 LFA-1 等共刺激分子结合相互作用，可诱导产生共刺激信号即 B 细胞活化第二信号，使 B 细胞活化。活化 B 细胞可表达多种细胞因子受体，同时分泌多种细胞因子，参与免疫调节，为其进一步增殖分化做好准备。

八、TD 抗原诱导的体液免疫应答

1. 识别活化阶段

（1）$CD4^+$ Th0 细胞的活化：TD 抗原诱导产生体液免疫应答需要 $CD4^+$ Th 细胞协助。$CD4^+$ Th0 通过表面 TCR-CD3 复合受体和 CD4 辅助受体分子与树突状细胞表面相应抗原肽-MHC-Ⅱ类分子复合体结合相互作用后，可获得活化第一信号；通过细胞表面共刺激分子（CD28、LFA-1 和 LFA-2）与 DC 表面相应共刺激分子（B7、ICAM-1 和 LFA-3）互补结合后，可获得共刺激信号，即 T 活化第二信号，使 $CD4^+$ Th0 细胞活化。活化 $CD4^+$ Th0 细胞表达 CD40L 和 IL-2、4、12、13 和 INFγ 等多种细胞因子的受体，并分泌多种细胞因子参与免疫调节。

（2）B 细胞活化：也需要双信号刺激，他们可通过表面 BCR-Igα/Igβ 复合受体交联结合抗原，获得活化第一信号；其表面辅助受体即 CD21-CD19-CD81 复合物对 B 细胞活化第一信号的产生具有重要促进和增强作用。B 细胞可通过两种作用方式，与活化 $CD4^+$ Th 细胞结合相互作用产生活化第二信号：①接受抗原刺激的 B 细胞通过表面 CD40 等共刺激分子与活化 $CD4^+$ Th 细胞表面 CD40L 等共刺激分子互补结合，诱导产生 B 细胞活化第二信号；②B 细胞作为 APC 可将 T 细胞识别的线性抗原表位，以抗原肽-MHC-Ⅱ类分子复合物的形式表达于 B 细胞表面，供 $CD4^+$ Th 细胞识别，导致 $CD4^+$ Th 细胞活化并表达 CD40L 和产生多种细胞因子；此时 B 细胞作为免疫应答细胞可通过表面 CD40 等共刺激分子与活化 $CD4^+$ Th 细胞表面 CD40L 等共刺激分子互补结合，产生 B 细胞活化第二信号。活化 B 细胞可表达多种细胞因子的受体，同时分泌多种细胞因子，为其增殖分化做好准备。

2. 增殖分化阶段　增殖分化阶段是指活化 T、B 淋巴细胞，在细胞因子作用下增殖分化为效应细胞的阶段。活化 $CD4^+$ Th0 细胞通过表面 IL-4 等细胞因子受体，经旁分泌和自分泌作用方式与以 IL-4 为主的细胞因子结合后，可增殖分化为 $CD4^+$ Th2 细胞。该种 $CD4^+$ Th2 细胞经克隆扩增，可产生大量以 IL-4、5、6、10 和 13 为主的细胞因子。活化 B 细胞通过表面 IL-2、4、5、6 等细胞因子受体，与活化 $CD4^+$ Th0 细胞和 $CD4^+$ Th2 细胞产生的 IL-2、4、5、6 等细胞因

子作用后，可进一步增殖分化为浆细胞。在不同细胞因子作用下，浆细胞可合成分泌不同类型的抗体，发挥体液免疫效应。此阶段有部分B细胞停止分化，成为长命记忆B细胞。

3. 效应阶段　是指浆细胞分泌免疫球蛋白（抗体）发挥免疫保护作用或引起免疫病理损伤的阶段。

九、TI抗原引起的体液免疫应答

TI抗原引起的体液免疫应答不需要Th细胞和抗原提呈细胞参加。对TI抗原产生免疫应答的细胞为$CD5^+$ B1细胞，此类B细胞应答不受MHC限制，主要产生IgM类抗体，没有免疫记忆，也不发生Ig类别转换。TI抗原可分为TI-1和TI-2两种类型。TI-1型抗原如LPS具有可被B细胞表面BCR识别结合的抗原表位和可被B细胞表面丝裂原受体识别结合的丝裂原分子。高浓度TI-1型抗原（LPS）可通过表面丝裂原分子，诱导多克隆B细胞增殖分化，产生多克隆抗体；低浓度TI-1型抗原（LPS）可通过表面抗原表位和丝裂原分子与具有相应抗原受体和丝裂原受体的B细胞结合，使之增殖分化，产生某种泛特异性抗体。TI-2型抗原是由众多相同抗原表位构成的抗原分子，主要包括葡聚糖、聚合鞭毛素和细菌荚膜多糖。该种抗原不能多克隆诱导B细胞增殖分化，他们可通过与B细胞表面相应抗原受体（mIgM）交联结合，而使B细胞活化，进而增殖分化，产生某种泛特异性抗体。

十、抗体产生的一般规律——初次应答和再次应答

抗体产生可分为潜伏期、对数期、平台期和下降期四个阶段。TD抗原初次进入机体引发的体液免疫应答称为初次免疫应答。初次应答后，机体再次接受相同抗原刺激产生的体液免疫应答称为再次应答或回忆应答。

初次应答的特点：①抗体产生所需潜伏期较长；②抗体倍增所需时间较长，抗体含量低；③平台期持续时间较短；④抗体水平下降迅速；⑤血清中抗体以IgM为主，IgG为辅且出现相对较晚；⑥抗体与抗原结合的强度较低，为低亲和性抗体。

再次应答的特点：①诱导抗体产生的潜伏期明显缩短；②抗体倍增所需时间短，抗体含量迅速大幅度上升；③平台期维持时间较长；④抗体水平下降缓慢；⑤血清中抗体以IgG为主；⑥抗体与抗原结合的强度较高，为高亲和性抗体。

十一、T细胞介导的细胞免疫应答

T细胞介导的细胞免疫应答由TD抗原引起，参与细胞免疫应答的细胞主要包括专职和非专职APC、$CD4^+$ Th细胞和$CD8^+$ CTL细胞。细胞免疫应答过程与体液免疫应答过程类似，也可分为识别活化、增殖分化和效应三个阶段。

1. $CD4^+$ Th细胞和$CD8^+$ CTL细胞的活化　外源性或内源性TD抗原经专职或非专职APC加工处理后，以抗原肽-MHC-Ⅱ/Ⅰ类分子复合物的形式，表达于APC或靶细胞表面供$CD4^+$ Th细胞和$CD8^+$ CTL细胞识别结合，并在二者表面粘附分子间相互作用基础上，导致$CD4^+$ Th细胞和$CD8^+$ CTL细胞活化。

2. $CD4^+$效应Th1细胞和$CD8^+$效应CTL细胞的形成　在局部微循环中不同细胞因子诱导下，活化$CD4^+$ Th细胞和$CD8^+$ CTL细胞增殖分化、最终成熟为具有免疫功能的$CD4^+$效应Th1细胞和$CD8^+$效应CTL细胞。

3. $CD4^+$效应Th1细胞和$CD8^+$效应CTL细胞的效应　$CD4^+$效应Th1细胞通过表面TCR-

CD3复合受体分子与APC表面相应抗原肽-MHC-Ⅱ类分子复合物结合相互作用后，可通过分泌IL-2、IFN-γ、TNF-β等细胞因子，产生免疫效应；$CD8^+$效应CTL细胞通过表面TCR-CD3复合受体分子与靶细胞表面相应抗原肽-MHC-Ⅰ类分子密切结合相互作用后，可通过释放穿孔素、颗粒酶，表达FasL和分泌TNF-α等对靶细胞产生细胞毒性作用。$CD8^+$效应CTL细胞杀伤、破坏靶细胞后，可与之分离，继续攻击杀伤表达相应抗原的靶细胞。通常一个$CD8^+$效应CTL细胞在几小时内，可连续杀伤数十个靶细胞。这种由$CD8^+$效应CTL细胞介导的特异性细胞毒作用，在清除病毒感染、抗肿瘤免疫监视和同种移植物排斥过程中具有重要意义。

测试题

一、名词解释

1. 适应性免疫应答
2. 抗原提呈细胞
3. 初次免疫应答
4. 再次免疫应答
5. 外源性抗原
6. 内源性抗原

二、填空题

1. 根据参与免疫应答细胞种类及其效应机制，可将适应性免疫应答分为__________和__________两种类型。
2. 适应性免疫应答的过程可分为__________、__________和__________三个阶段。
3. 专职抗原提呈细胞主要包括__________、__________和__________等。
4. 抗体的产生可分为__________、__________、__________和__________四个阶段。
5. T细胞活化的第二信号，主要通过T细胞表面的__________、__________和__________等粘附分子与APC表面的__________、__________和__________相互作用后产生的。
6. B细胞活化的第二信号，主要通过B细胞表面的__________和__________等协同刺激分子与活化Th细胞表面的__________和__________相互作用后产生的。
7. 穿孔素又称__________或__________，颗粒酶又称__________。
8. TI抗原可分为__________和__________两类，前者具有可被B细胞表面的__________和__________识别结合的表位或结构。
9. APC加工处理的抗原可分为__________和__________两类，其加工处理提呈抗原的途径有__________和__________两种。前者提呈的抗原可供__________识别，后者提呈的抗原可供__________识别。
10. T细胞活化的第一信号，主要通过T细胞表面的__________、__________或__________与APC表面的__________相互作用后产生的。
11. B细胞作为APC，主要通过表面的__________和__________等协同刺激分子与Th细胞表面的__________和__________相互作用，产生T细胞活化第二信号。
12. TI抗原可刺激__________细胞，产生__________类抗体，不需要__________细胞和__________细胞的参与，也不受__________限制。

三、单项选择题

1. 受抗原刺激后发生免疫应答的部位是(　　)

A. 骨髓
B. 胸腺
C. 腔上囊
D. 淋巴结
E. 血液
2. 具有免疫记忆的细胞是（　　）
A. 巨噬细胞
B. 中性粒细胞
C. B1 细胞
D. Th 细胞
E. 树突状细胞
3. 抗原提呈细胞不包括（　　）
A. 树突状细胞
B. 朗格汉斯细胞
C. 巨噬细胞
D. B 细胞
E. 肥大细胞
4. T 细胞活化的第二信号是指（　　）
A. CD4 与 MHC-Ⅱ类分子间的相互作用
B. CD8 与 MHC-Ⅰ类分子间的相互作用
C. 协同刺激分子与相应受体间的相互作用
D. IL-1 与相应受体间的相互作用
E. IL-2 与相应受体间的相互作用
5. 适应性免疫应答不具备（　　）
A. 识别“自己”与“非己”的特性
B. 高度的特异性
C. 稳定的遗传性
D. 免疫记忆性
E. MHC 的限制性
6. 外源性抗原是指（　　）
A. 来自自身体外的所有抗原
B. 被抗原提呈细胞从细胞外摄入胞内的抗原
C. 肿瘤细胞表达的特有抗原
D. 病毒抗原
E. 某些隐蔽的自身结构成分
7. 内源性抗原是指（　　）
A. 细菌体内的抗原成分
B. 病毒体内的抗原成分
C. 来自自身机体内的抗原成分
D. 在 APC 内产生或形成的抗原
E. 某些隐蔽的自身结构成分
8. Ⅱ类相关恒定链短肽（CLP）的作用是（　　）
A. 阻止内质网中的内源性抗原肽与 MHC-Ⅱ类分子的结合
B. 阻止内质网中的外源性抗原肽与 MHC-Ⅱ类分子的结合
C. 阻止晚期内体中的外源性抗原肽与 MHC-Ⅱ类分子的结合
D. 可降解 MHC-Ⅱ类分子
E. 促进 MHC-Ⅱ类分子与外源性抗原肽的结合
9. T 细胞活化第一信号是由双识别后产生的，双识别是指 T 细胞表面的（　　）
A. TCR 识别异物抗原肽，CD4 识别 MHC-Ⅱ类分子
B. TCR-CD3 复合物识别 APC 表面由 MHC-Ⅱ/Ⅰ类分子提呈的抗原肽，CD4/CD8 识别 APC 表面提呈抗原肽的 MHC-Ⅱ/Ⅰ类分子
C. TCR 识别 MHC-Ⅰ类分子，CD8 识别 MHC-Ⅱ类分子
D. TCR 识别 MHC-Ⅰ类分子，CD4 识别 MHC-Ⅱ类分子
E. CD4 识别 MHC-Ⅱ类分子，CD8 识别 MHC-Ⅰ类分子
10. 细胞间相互作用不受 MHC 限制的是（　　）
A. $CD4^+$ Th 细胞与树突状细胞
B. $CD8^+$ CTL 细胞与肿瘤细胞
C. $CD4^+$ Th 细胞与巨噬细胞
D. NK 细胞与肿瘤细胞
E. $CD4^+$ Th 细胞与 B 细胞
11. B 细胞作为 APC 可通过 BCR 直接识别结合（　　）
A. 各种抗原
B. 颗粒性抗原
C. 可溶性抗原
D. 肿瘤细胞表面的抗原
E. 巨噬细胞表面由 MHC 分子提呈的抗原
12. T 细胞表面的协同刺激分子 CD28 的配体是 APC 表面的（　　）

A. CD35
B. B7（CD80）
C. ICAM-1（CD54）
D. LFA-3（CD58）
E. LFA-2（CD2）

13. T 细胞表面的协同刺激分子 LFA-2 的配体是 APC 表面的（　　）
A. CD35
B. B7（CD80）
C. ICAM-1（CD54）
D. LFA-3（CD58）
E. LFA-2（CD2）

14. T 细胞表面的协同刺激分子 LFA-1 的配体是 APC 表面的（　　）
A. CD35
B. B7（CD80）
C. ICAM-1（CD54）
D. LFA-3（CD58）
E. LFA-2（CD2）

15. B 细胞活化辅助受体即 CD19-CD21-CD81 复合受体中能结合抗原-C3d 复合物中 C3d 的分子是（　　）
A. CD19
B. CD21
C. CD81
D. CD19 和 CD21
E. CD21 和 CD81

16. 活化 $CD4^+$ Th 细胞可分泌的细胞因子不包括（　　）
A. IL-1
B. IL-2
C. IL-4
D. IL-5
E. IFN-γ

17. 与 B 细胞活化第二信号产生密切相关的协同刺激分子作用是（　　）
A. BCR-Igα/Igβ 复合受体与抗原间的相互作用
B. MHC-Ⅱ类分子与 CD4 的相互作用
C. MHC-Ⅰ类分子与 CD4 的相互作用
D. CD40 与 CD40L 的相互作用
E. B7 与 CD28 的相互作用

18. B 细胞与 Th 细胞相遇和激活的部位主要是在（　　）
A. 血液循环中
B. 淋巴循环中
C. 外周免疫器官的胸腺依赖区
D. 外周免疫器官的胸腺非依赖区
E. 骨髓中

19. 表达于 B 细胞表面的 CD40 是（　　）
A. BCR 复合物
B. 协同刺激分子
C. C3b/C4b 受体
D. EB 病毒受体
E. 细胞因子受体

20. 表达于 B 细胞表面的 CD35 是（　　）
A. BCR 复合物
B. 协同刺激分子
C. C3b/C4b 受体
D. EB 病毒受体
E. 细胞因子受体

21. CD4 或 CD8 是（　　）
A. B 细胞受体复合物
B. T 细胞受体复合物
C. B 细胞活化辅助受体
D. T 细胞活化辅助受体
E. B 细胞协同刺激分子

22. CD19-CD21-CD81 复合受体是（　　）
A. B 细胞受体复合物
B. T 细胞受体复合物
C. B 细胞活化辅助受体
D. T 细胞活化辅助受体
E. B 细胞协同刺激分子

23. 下列哪种作用可诱导 B 细胞活化第一信号的产生（　　）
A. B7 与 CD28 的相互作用
B. MHC-Ⅱ类分子与 CD4 的相互作用
C. MHC-Ⅰ类分子与 CD4 的相互作用
D. CD40 与 CD40L 的相互作用
E. BCR-Igα/Igβ 复合受体与抗原间的相互作用

24. 属于 TI-1 型抗原的是（　　）
A. 细菌荚膜多糖
B. 细菌脂多糖

C. 白喉毒素
D. 牛血清蛋白
E. 伤寒沙门菌

25. 属于 TI-2 型抗原的是（　　）
A. 细菌荚膜多糖
B. 细菌脂多糖
C. 白喉毒素
D. 牛血清蛋白
E. 伤寒沙门菌

26. 初次应答产生抗体的特点是（　　）
A. 以 IgG 类为主
B. 亲和力较高
C. 达到平台期所需时间较短
D. 倍增所需时间较长
E. 所需潜伏期较短

27. 巨噬细胞摄取抗原的方式不包括（　　）
A. 非特异性吞噬颗粒性抗原
B. 借助表面 FgGFc 受体结合抗原抗体复合物
C. 借助抗原识别受体摄取抗原
D. 被动吸附抗原
E. 非特异性吞饮可溶性抗原

28. 再次应答抗体产生的特点是（　　）
A. IgM 类抗体显著升高
B. 平台期维持时间较长
C. 潜伏期较长
D. 抗体浓度及亲和力较低
E. IgG 和 IgM 类抗体均显著升高

29. 不参与体液免疫应答的细胞是（　　）
A. $CD4^+$ Th 细胞
B. B1 细胞
C. B2 细胞
D. 树突状细胞
E. $CD8^+$ CTL 细胞

30. 能特异性杀伤细胞的是（　　）
A. $CD4^+$ Th1 细胞
B. $CD4^+$ Th2 细胞
C. $CD4^+$ Th0 细胞
D. $CD8^+$ CTL 细胞
E. NK 细胞

31. 在免疫应答过程中，巨噬细胞不具有的作用是（　　）
A. 摄取抗原
B. 加工处理提呈抗原
C. 分泌 IL-1、IFN-α、TNF-α 等参与免疫调节
D. 分泌 IL-2 促进 Th 细胞的增殖分化
E. 诱导产生 T 细胞活化第二信号

32. 与 $CD8^+$ CTL 细胞的活化增殖分化无关的成分是（　　）
A. 协同刺激分子受体
B. MHC-Ⅱ类分子
C. IL-2
D. IFN-γ
E. IL-12

33. $CD4^+$ 效应 Th1 细胞通过下列哪种作用产生免疫效应（　　）
A. 非持异性直接杀伤靶细胞
B. 分泌抗体
C. 释放穿孔素杀伤靶细胞
D. 释放 IL-2、IFN-γ、TNF-β 等细胞因子
E. ADCC 作用

34. $CD8^+$ 效应 CTL 细胞的作用特点是（　　）
A. 无抗原特异性
B. 受 MHC-Ⅱ类分子限制
C. 可释放 IFN-γ 杀伤靶细胞
D. 可经 ADCC 作用杀伤靶细胞
E. 可释放穿孔素、颗粒酶杀伤靶细胞

35. 特异性细胞免疫应答的效应细胞是（　　）
A. $CD4^+$ Th1 细胞与 $CD4^+$ Th2 细胞
B. $CD4^+$ Th2 细胞与 $CD4^+$ Th3 细胞
C. $CD4^+$ Th1 细胞与 $CD4^+$ Th3 细胞
D. $CD4^+$ Th1 细胞与 $CD8^+$ CTL 细胞
E. $CD4^+$ Th2 细胞与 $CD8^+$ CTL 细胞

四、问答题

1. 简述适应性免疫应答的基本过程。
2. 适应性免疫应答具有哪些特征？
3. 简述 APC 对外源性抗原的加工处理和提呈过程。

4. 试比较抗体产生的初次应答与再次应答的特点。
5. $CD8^+$效应 CTL 细胞杀伤靶细胞的方式有那些?

参考答案

二、填空题

1. B 细胞介导的体液免疫应答　T 细胞介导的细胞免疫应答
2. 识别活化　增殖分化　效应
3. 树突状细胞　单核吞噬细胞　B 细胞
4. 潜伏期　对数期　平台期　下降期
5. CD28　LFA-1　CD2（LFA-2）　B7　ICAM-1.2　LFA-3
6. CD40　LFA-1　CD40L　ICAM-1
7. C9 相关蛋白　溶细胞素　丝氨酸蛋白酶
8. TI-1　TI-2　BCR　丝裂原受体
9. 外源性抗原　内源性抗原　外源性途径（溶酶体途径或 MHC-Ⅱ类分子途径）　内源性途径（胞质溶胶途径或 MHC-Ⅰ类分子途径）　$CD4^+$T 细胞　$CD8^+$T 细胞
10. TCR-CD3 复合受体　CD4　CD8　抗原肽-MHC-Ⅱ/Ⅰ类分子复合物
11. B7　ICAM-1　CD28　LFA-1
12. $CD5^+$B1　IgM　Th　抗原提呈　MHC

三、单项选择题

1. D	2. D	3. E	4. C	5. C	6. B	7. D	8. A
9. B	10. D	11. C	12. B	13. D	14. C	15. B	16. A
17. D	18. C	19. B	20. C	21. D	22. C	23. E	24. B
25. A	26. D	27. C	28. B	29. E	30. D	31. D	32. B
33. D	34. E	35. D					

四、问答题

1. 参考重点难点内容二。

2. 参考重点难点内容三。

3. 参考重点难点内容五、2.。

4. 参考重点难点内容十。

5. 参考重点难点内容十一、3.。

（陈育民）

第十一章　固有免疫应答

重点难点内容

一、参与固有免疫的组织、细胞和效应分子

1. 组织屏障及其作用

（1）皮肤粘膜及其附属成分的屏障作用：包括皮肤和粘膜组织的机械性阻挡、纤毛的定向摆动及分泌液的冲洗作用，皮肤和粘膜分泌物中多种抗菌物质如皮脂腺分泌的不饱和脂肪酸、汗腺分泌的乳酸、胃液中的胃酸及唾液、泪液、呼吸道、消化道和泌尿生殖道粘液中的溶菌酶、抗菌肽和乳铁蛋白等的抗菌作用，以及寄居在皮肤和粘膜表面的正常菌群对病原体的拮抗作用。

（2）血—脑屏障：由软脑膜、脉络丛的毛细血管壁和包在壁外的星形胶质细胞形成的胶质膜组成，能阻挡血液中的病原体和其他大分子物质进入脑组织及脑室，保护中枢神经系统。

（3）血—胎屏障：由母体子宫内膜的基蜕膜和胎儿的绒毛膜滋养层细胞共同构成。可防止母体内病原体和有害物质进入胎儿体内。妊娠早期（三个月内）血一胎屏障发育尚未完善，此时孕妇若感染风疹和巨细胞等病毒，可导致胎儿畸形或流产。

2. 固有免疫细胞及其主要作用

（1）吞噬细胞：包括中性粒细胞和单核吞噬细胞，它们可及时清除侵入体内的病原微生物，在机体早期抗感染免疫过程中发挥重要作用。感染发生时，在局部某些细菌或其产物（如LPS)、某些补体裂解片段（如C3a、C5a）和前炎症细胞因子（如IL-1、IL-8、MCP-1、TNF等）作用下，血液中的中性粒细胞可穿越血管内皮细胞、组织中的巨噬细胞可穿越组织间隙，迁移募集至感染炎症部位，可通过表面PRR与病原微生物表面相应PAMP结合，或通过表面调理性受体与IgG抗体和C3b结合的病原微生物结合，而迅速产生吞噬杀菌效应，使病原微生物在胞内氧依赖/氧非依赖杀菌系统和多种蛋白水解酶的作用下，杀伤破坏、消化降解。巨噬细胞活化后具有杀瘤效应，同时还可加工提呈抗原，释放一系列细胞因子和其他炎性介质产生免疫调节作用或介导炎症反应。

（2）自然杀伤细胞：是执行机体免疫监视作用的重要效应细胞，无须抗原预先致敏，就可直接杀伤某些肿瘤、病毒或胞内寄生菌感染的靶细胞；也可通过ADCC效应定向杀伤IgG抗体特异性结合的肿瘤和病毒感染的靶细胞。NK细胞通过释放穿孔素、颗粒酶和表达FasL使靶细胞溶解破坏和发生凋亡。NK细胞可被IFN-γ、IL-12和IL-18等激活，活化的NK细胞细胞毒作用显著增强，还可分泌IFN-γ、IL-2和TNF等细胞因子发挥免疫调节作用。

（3）γδT细胞：主要分布于粘膜和上皮组织。表面的TCR缺乏多样性，主要识别某些病原微生物或感染/突变细胞表达的共同抗原，如感染后产生或表达于感染细胞表面的热休克蛋白、CD1提呈的脂类抗原、某些磷酸化抗原和病毒蛋白等。它们可直接识别结合某些完整的多肽抗原，且不受MHC限制。γδT细胞是皮肤粘膜局部抗病毒感染的重要效应细胞，对肿瘤细胞也有一定的杀伤作用，其杀伤机制与$CD8^+$ CTL基本相同。此外，活化γδT细胞还可通过分泌多种

细胞因子参与免疫调节。

(4) NKT 细胞：主要分布于肝、骨髓和胸腺。其 TCR 缺乏多样性，仅能识别靶细胞表面 CD1 分子提呈的共有脂类和糖脂类抗原，且不受 MHC 限制。NKT 细胞能非特异性杀伤肿瘤、病毒或胞内寄生菌感染的靶细胞，并分泌 IL-4、IFN-γ 和 MCP-1α 和 MIP-1β 等细胞因子参与免疫调节和介导炎症反应。

(5) B1 细胞：主要存在于腹腔、胸腔和肠壁固有层，具有自我更新能力。其 BCR 缺乏多样性，主要识别某些细菌表面共有的多糖类抗原。B1 细胞接受相应多糖抗原刺激后，48 小时内即可产生以 IgM 为主的低亲和性抗体，不发生 Ig 类别转换，也不产生免疫记忆。

3. 固有免疫效应分子及其主要作用

(1) 补体系统：多种病原微生物“克服”屏障结构侵入机体后，可迅速通过旁路途径和 MBL 途径迅速激活补体系统；也可在病原体特异性抗体产生后通过经典途径激活补体，产生溶菌或病毒溶解作用。某些补体活化产物如 C3a、C5a 具有趋化和致炎作用，可吸引吞噬细胞、肥大细胞到达感染部位，发挥吞噬杀菌作用和引起炎症反应；有些补体活化产物如 C3b，C4b 具有调理和免疫粘附作用，可促进吞噬细胞对病原体的吞噬清除。

(2) 细胞因子：病原体感染机体后，可刺激免疫细胞和感染的组织细胞产生多种细胞因子，如具有抗病毒作用的干扰素，具有诱导和促进炎症反应的 IL-1、IL-6、TNF、IL-8、MCP-1 等，具有诱导和增强抗肿瘤作用的 IFN-γ、GM-CSF、IL-1 和 IL-12 等。

(3) 防御素：是一组耐受蛋白酶的一类富含精氨酸的小分子多肽，对细菌、真菌和某些有包膜病毒具有直接杀伤作用。

(4) 溶菌酶：是一种不耐热的碱性蛋白质，广泛存在于各种体液、外分泌液和吞噬细胞溶酶体中。能裂解革兰阳性菌细胞壁肽聚糖中的糖苷键，使肽聚糖破坏，导致菌细胞溶解破坏。

(5) 乙型溶素：是血清中一种对热较稳定的碱性多肽，在血浆凝固时由血小板释放。乙型溶素可作用于革兰阳性菌的细胞膜，产生非酶性破坏效应，但对革兰阴性菌无效。

二、固有免疫应答的作用时相

1. 瞬时固有免疫应答阶段　发生于感染 0～4 小时之内。当少量病原体突破机体屏障结构，进入皮肤或粘膜下组织后，可及时被局部存在的巨噬细胞吞噬清除。有些病原体如革兰阴性菌可通过直接激活补体旁路途径而被溶解破坏；补体活化产物 C3b/C4b 可介导调理作用，显著增强吞噬细胞的吞噬杀菌能力；C3a/C5a 则可直接作用于组织中肥大细胞，使之脱颗粒释放组胺、白三烯和前列腺素 D_2 等血管活性胺类物质和炎性介质，导致局部血管扩张通透性增强。在感染部位组织细胞产生的 IL-8、IL-1 和 TNF 等前炎症细胞因子和其他炎性介质作用下，局部血管内中性粒细胞被活化，并迅速穿过血管内皮细胞进入感染部位，发挥强大吞噬杀菌效应，通常绝大多数病原体感染终止于此时相。

2. 早期固有免疫应答阶段　发生于感染后 4～96 小时之内。在某些细菌成分如 LPS 和感染部位组织细胞产生的 IFN-γ、MIP-1α 和 GM-CSF 等作用下，感染周围组织中的巨噬细胞被募集到炎症反应部位并被活化，以增强局部抗感染免疫应答能力。同时，活化巨噬细胞又可产生大量前炎症细胞因子和其他低分子量炎性介质如白三烯、前列腺素和血小板活化因子等，进一步增强扩大机体固有免疫应答能力和炎症反应。

3. 适应性免疫应答诱导阶段　发生于感染 96 小时之后。活化巨噬细胞和树突状细胞作为专职 APC，可将摄入的病原体等外源性抗原或内源性抗原加工处理，并以抗原肽-MHC 分子复合物表达于细胞表面，同时表面 B7、ICAM 等共刺激分子表达上调，然后经淋巴、血液循环进入外周免疫器官，与抗原特异性淋巴细胞相互作用，诱导产生特异性免疫应答。

三、固有免疫应答的特点

1. 固有免疫细胞的识别特点　固有免疫细胞不表达特异性抗原识别受体，可通过表面非特异性免疫识别分子即 PRR 直接识别结合病原微生物而被激活，迅速产生免疫效应。PRR 是指能够直接识别结合病原微生物或宿主凋亡细胞表面某些共有特定分子结构的受体。表达于固有免疫细胞膜表面的 PRR 称为膜型 PRR，主要包括甘露糖受体、清道夫（清除）受体和 Toll 样受体。存在于血清中的 PRR 称为分泌型 PRR，主要包括某些急性期蛋白如甘露聚糖结合凝集素和 C 反应蛋白。PAMP 是 PRR 识别结合的配体分子，主要是指病原微生物表面某些共有的高度保守的分子结构，也包括宿主凋亡细胞表面某些共有的特定分子结构。

膜型 PRR 识别结合的 PAMP 主要包括革兰阴性菌的脂多糖、革兰阳性菌的肽聚糖和脂磷壁酸、分枝杆菌和螺旋体的脂蛋白和脂肽、细菌和真菌的甘露糖，以及细菌非甲基化 DNA CpG 序列、病毒双股 RNA（dsRNA）和宿主凋亡细胞表面的磷脂酰丝氨酸等。固有免疫细胞可通过表面 PRR 区分“自身”与“非己”成分，并对表达上述配体分子（PAMP）的病原微生物和宿主凋亡细胞，以及作为 PAMP 的某些病原微生物的产物发生应答。分泌型 PRR 分别能与病原微生物表面的甘露糖残基和磷酰胆碱结合，并通过激活补体产生溶菌和调理作用。固有免疫中主要涉及的 PRR 及其配体 PAMP 见表 11-1。

表 11-1　固有免疫中涉及的 PRR 及其配体 PAMP

膜式识别受体（PRR）		病原相关分子模式（PAMP）
膜型 PRR	TLR2 与 TLR6/TLR1	G^+ 菌肽聚糖（PGN）、磷壁酸（LTA），细菌和支原体的脂蛋白、脂肽，酵母菌的酵母多糖
	CD14 与 TLR4（MD-2 辅助）	G^- 菌脂多糖（LPS），热休克蛋白（HSP）
	TLR3	病毒双股 RNA（dsRNA）
	TLR5	鞭毛素
	TLR9	细菌非甲基化 DNA CpG 序列
	甘露糖受体（MR）	细菌甘露糖、岩藻糖
	清道夫受体（SR）	G^+ 菌磷壁酸，G^- 菌脂多糖（LPS）
分泌型 PRR	甘露聚糖结合凝集素（MBL）	病原体表面的甘露糖残基
	C-反应蛋白（CRP）	细菌细胞壁磷酰胆碱
	脂多糖结合蛋白（LBP）	G^- 菌脂多糖（LPS）

2. 固有免疫细胞的应答特点　吞噬细胞等固有免疫细胞表面具有多种趋化性细胞因子或介质的受体，在感染部位趋化性细胞因子或介质作用下，被招募而聚集，并通过表面 PRR 直接与病原微生物或宿主凋亡细胞表面相应配体分子（PAMP）结合而被激活，迅速产生免疫效应。固有免疫细胞寿命较短，不产生免疫记忆，也不会形成免疫耐受。

四、固有免疫应答与适应性免疫应答的关系

1. 固有免疫应答启动适应性免疫应答　巨噬细胞在吞噬和杀伤清除病原微生物等异物的同时，也启动了抗原加工和提呈的过程，将抗原降解为小分子肽段，并以抗原肽-MHC 复合物的形式表达于细胞表面，供 T 细胞识别从而产生 T 细胞活化第一信号。此外，巨噬细胞通过表面 PRR 识别结合病原微生物后，其表面 B7、ICAM 等共刺激分子表达增加，有助于 T 细胞活化第

二信号的产生，并启动特异性免疫应答。

2. 固有免疫应答影响特异性免疫应答的类型　不同的固有免疫细胞通过表面PRR接受不同的配体分子（PAMP）刺激后，可产生不同的细胞因子，决定了特异性免疫细胞的分化方向，从而决定了适应性免疫应答的类型。如巨噬细胞接受胞内寄生菌刺激后，可产生以IL-12和IFN-γ为主的细胞因子，可诱导Th0细胞分化为Th1细胞；效应Th1细胞可分泌IL-2、IFN-γ和TNF-β为主的Ⅰ型细胞因子，发挥免疫调节作用，促使$CD8^+$效应CTL细胞形成，产生细胞介导的免疫应答。NK T细胞和肥大细胞接受某些寄生虫刺激后，产生以IL-4为主的细胞因子，可诱导Th0细胞分化为Th2细胞；Th2细胞分泌IL-4、5、6、10为主的Ⅱ型细胞因子，可诱导活化B细胞增殖分化，产生抗体介导的体液免疫应答。

3. 固有免疫应答协助适应性免疫应答完成免疫效应　抗体本身不具杀菌和清除病原体的作用，只有在吞噬细胞、NK细胞和补体等参与下，才能有效杀伤清除病原体等异物。$CD4^+$效应Th1细胞通过分泌IL-2、IFN-γ、TNF-β等细胞因子活化吞噬细胞和NK细胞，使其吞噬杀伤功能增强，产生细胞免疫效应。

4. 固有免疫应答和适应性免疫应答的主要特点比较见表11-2。

表11-2　固有免疫应答和适应性免疫应答的主要特点比较

特　点	固有免疫应答	适应性免疫应答
主要参加的细胞	粘膜上皮细胞、吞噬细胞、树突状细胞、NK细胞、NKT细胞、γδT细胞、B1细胞	αβT细胞、B2细胞、抗原提呈细胞
主要参加的分子	补体、细胞因子、抗菌蛋白、酶类	特异性抗体
作用时相	即刻～96小时	96小时后启动
识别受体	膜式识别受体，胚系基因直接编码，较少多样性	特异性抗原识别受体，胚系基因重排编码，具有高度多样性
识别特点	直接识别病原体某些共有高度保守的分子结构，具有泛特异性	识别APC提呈的抗原肽-MHC分子复合物，具有高度特异性
作用特点	未经克隆扩增和分化，迅速产生免疫作用，没有免疫记忆功能	经克隆扩增和分化，成为效应细胞后发挥免疫作用，具有免疫记忆功能
维持时间	维持时间较短	维持时间较长

测试题

一、名词解释

1. 微生物屏障
2. 血—脑屏障
3. 血—胎屏障
4. γδT细胞
5. B1细胞
6. α-防御素
7. 溶菌酶
8. 模式识别受体（PRR）
9. 病原相关分子模式（PAMP）

二、填空题

1. 皮肤粘膜及其附属成分的屏障作用主要为__________、__________和__________。
2. 溶菌酶和乙型溶素均可破坏__________菌，而对__________菌无效。

3. 瞬时固有免疫应答发生于感染________小时之内，早期固有免疫应答发生于感染________小时之内，适应性免疫应答诱导阶段发生于感染________小时之后。
4. 急性期蛋白主要为________、________和________等。
5. 执行非特异性免疫作用的细胞主要是________、________、________、________和________。

三、单项选择题

1. 婴幼儿易发生中枢神经系统感染，是由于（　　）
A. 物理屏障发育尚未完善所致
B. 化学屏障发育尚未完善所致
C. 微生物屏障尚未发育完善所致
D. 血—脑屏障尚未发育完善所致
E. 血—胎屏障尚未发育完善所致
2. 组成化学屏障的杀、抑菌物质不包括（　　）
A. α-防御素
B. 脂肪酸
C. 乳酸
D. 溶菌酶
E. 抗菌肽
3. 下列促炎细胞因子和炎性介质中，不具趋化作用的是（　　）
A. IL-8
B. IL-1
C. MCP-1
D. MIP-α/β
E. C5a
4. 不具吞噬功能，可通过 ADCC 效应杀伤肿瘤细胞的固有免疫细胞是（　　）
A. 巨噬细胞
B. γδT 细胞
C. NK 细胞
D. NKT 细胞
E. αβT 细胞
5. γδT 细胞主要分布于（　　）
A. 淋巴结深皮质区
B. 脾脏白髓中央动脉周围淋巴鞘内
C. 粘膜和上皮组织中
D. 外周血中
E. 淋巴液中
6. γδT 细胞可直接识别的抗原是（　　）
A. 表达于细胞表面的 MHC-Ⅰ类分子
B. 表达于感染细胞表面的热休克蛋白
C. 表达于巨噬细胞表面的抗原肽-MHC 分子复合物
D. 革兰阴性菌表面共有的 TI-1 型多糖抗原
E. 某些变性的自身抗原
7. γδT 细胞所不能识别的抗原是（　　）
A. 表达于感染细胞表面的热休克蛋白
B. 表达于感染细胞表面的 CD1 分子提呈的脂类抗原
C. 表达于感染细胞表面的某些病毒蛋白
D. 表达于 APC 表面的抗原肽-MHC 分子复合物
E. 表达于感染细胞表面的磷酸化抗原
8. γδT 细胞所不具备的生物学作用是（　　）
A. 非特异杀伤某些病毒感染的靶细胞
B. 非特异杀伤某些肿瘤细胞
C. 分泌细胞因子介导炎症反应
D. 分泌细胞因子参与免疫调节
E. 非特异性杀伤损伤衰老的自身细胞
9. 具有自我更新能力的淋巴细胞是（　　）
A. NK 细胞
B. B1 细胞
C. B2 细胞
D. αβT 细胞
E. γδT 细胞
10. B1 细胞主要分布于（　　）
A. 血液
B. 淋巴液
C. 胸腺

D. 淋巴结浅皮质区淋巴滤泡

E. 腹腔和肠壁固有层

11. B1 细胞表面具有鉴别意义的标志是（　　）

A. $CD5^+$、$mIgM^+$

B. $CD5^-$、$mIgM^+$

C. $CD5^-$、$mIgM/mIgD^+$

D. $CD3^-$、$CD56^+$、$CD16^+$

E. $CD3^-$、$CD34^+$、$CD117^+$

12. B1 细胞接受多糖抗原刺激后，相应抗体产生的时间（　　）

A. 24 小时内

B. 48 小时内

C. 72 小时内

D. 96 小时内

E. 一周内

13. B1 细胞所不具备的抗体应答特点是（　　）

A. 直接识别结合相应多糖抗原而被激活

B. 不产生免疫记忆

C. 产生的抗体以 IgM 为主

D. 可发生 Ig 类别转换

E. 接受抗原刺激后，相应抗体可在 48 小时之内产生

14. 下列细胞因子中，不属促炎细胞因子的是（　　）

A. IL-1

B. IL-6

C. IL-8

D. IL-12

E. MCP-1

15. 下列细胞因子中，具有抗病毒作用的细胞因子是（　　）

A. IL-1

B. IL-4

C. GM-CSF

D. MCP-1

E. IFN

16. 下列物质中，属分泌型模式识别受体的是（　　）

A. α-防御素

B. C-反应蛋白

C. 乳铁蛋白

D. 甘露糖受体

E. Toll 样受体

17. 可直接作用于革兰阳性菌细胞壁，使之溶解破坏的物质是（　　）

A. C-反应蛋白

B. 穿孔素

C. 溶菌酶

D. 甘露聚糖结合凝集素

E. TNF-α

18. 早期固有免疫应答发生于感染后（　　）

A. 0～4 小时内

B. 4～24 小时内

C. 4～48 小时内

D. 4～96 小时内

E. 96 小时内

19. 以游离形式存在的病原相关分子模式是（　　）

A. 革兰阳性菌的肽聚糖

B. 革兰阴性菌的脂多糖

C. 真菌的酵母多糖

D. 细菌非甲基化 DNA CpG 序列

E. 分枝杆菌的脂蛋白

20. 固有免疫细胞所不具备的应答特点是（　　）

A. 直接识别病原体某些共有高度保守的配体分子

B. 免疫应答维持时间较短

C. 经克隆扩增和分化后，迅速产生免疫效应

D. 没有免疫记忆功能，不能引起再次应答

E. 识别结合相应配体后，立即产生免疫应答

21. 接受寄生虫刺激后，产生以 IL-4 为主的细胞因子的免疫细胞是（　　）

A. 巨噬细胞

B. NK 细胞

C. γδT 细胞
D. 肥大细胞
E. 树突状细胞

22. 巨噬细胞在组织中存活的时间约为（　　）
A. 4～96 小时之内
B. 48 小时
C. 96 小时之后
D. 数小时
E. 数周

23. B1 细胞接受抗原刺激后产生抗体的时间约为（　　）
A. 4～96 小时之内
B. 48 小时
C. 96 小时之后
D. 数小时
E. 数周

24. 早期固有免疫应答发生于感染后（　　）
A. 4～96 小时之内
B. 48 小时
C. 96 小时之后
D. 数小时
E. 数周

25. 中性粒细胞在血液循环中存活的时间约为（　　）
A. 4～96 小时之内
B. 48 小时
C. 96 小时之后
D. 数小时
E. 数周

26. 适应性免疫应答诱导阶段发生于感染（　　）
A. 4～96 小时之内
B. 48 小时
C. 96 小时之后
D. 数小时
E. 数周

27. 感染后 0～4 小时内，发挥强大吞噬杀菌作用的细胞是（　　）
A. NK 细胞
B. γδT 细胞
C. 中性粒细胞
D. 巨噬细胞
E. B1 细胞

28. 在固有和适应性免疫应答各阶段均起重要作用的细胞是（　　）
A. NK 细胞
B. γδT 细胞
C. 中性粒细胞
D. 巨噬细胞
E. B1 细胞

29. 具有自我更新能力，表面标志为 $CD5^{+}$、$mIgM^{+}$ 的淋巴细胞是（　　）
A. NK 细胞
B. γδT 细胞
C. 中性粒细胞
D. 巨噬细胞
E. B1 细胞

30. 表面标志为 $CD3^{-}$、$CD56^{+}$、$CD16^{+}$ 的淋巴细胞是（　　）
A. NK 细胞
B. γδT 细胞
C. 中性粒细胞
D. 巨噬细胞
E. B1 细胞

31. 分布于粘膜和上皮组织中，表面标志为 $CD3^{+}$、$CD4^{-}$、$CD8^{-}$ 的淋巴细胞是（　　）
A. NK 细胞
B. γδT 细胞
C. 中性粒细胞
D. 巨噬细胞
E. B1 细胞

32. B1 细胞通过表面 mIgM 可直接识别（　　）
A. 感染细胞表面的热休克蛋白
B. 自身组织细胞表面的 MHC-Ⅰ类分子
C. C-反应蛋白
D. 细菌多糖类抗原
E. 细菌表面的岩藻糖

33. γδT 细胞通过表面 TCR 可直接识别（　　）

A. NK 细胞
B. γδT 细胞
C. 中性粒细胞
D. 巨噬细胞
E. B1 细胞

34. NK 细胞通过表面 KIR 可识别（　　）
A. NK 细胞
B. γδT 细胞
C. 中性粒细胞
D. 巨噬细胞
E. B1 细胞

35. 巨噬细胞通过表面甘露糖受体可识别（　　）
A. NK 细胞
B. γδT 细胞
C. 中性粒细胞
D. 巨噬细胞
E. B1 细胞

36. 能与某些细菌表面磷酰胆碱结合的是（　　）
A. NK 细胞
B. γδT 细胞
C. 中性粒细胞
D. 巨噬细胞
E. B1 细胞

37. 可诱导 B1 细胞产生活化第二信号的细胞因子是（　　）
A. IL-1
B. IL-4
C. IL-5
D. IL-8
E. IL-12

38. 可诱导活化 Th0 细胞向 Th2 细胞分化的细胞因子是（　　）
A. IL-1
B. IL-4
C. IL-5
D. IL-8
E. IL-12

39. 可介导炎症反应，引起发热的细胞因子是（　　）
A. IL-1
B. IL-4
C. IL-5
D. IL-8
E. IL-12

40. 能促进 T 细胞增殖分化和使 NK 细胞活化的细胞因子是（　　）
A. IL-1
B. IL-4
C. IL-5
D. IL-8
E. IL-12

41. 对吞噬细胞具有趋化和激活作用的细胞因子是（　　）
A. IL-1
B. IL-4
C. IL-5
D. IL-8
E. IL-12

四、问答题

1. 简述巨噬细胞在固有免疫应答各阶段中的主要作用。
2. 试述巨噬细胞在早期固有免疫应答阶段的主要生物学作用。
3. 何为模式识别受体，简述其特征和识别的配体分子。
4. 列表比较固有免疫应答和适应性免疫应答的主要特点。

参考答案

二、填空题

1. 物理屏障　化学屏障　微生物屏障
2. 革兰阳性　革兰阴性
3. 0～4　4～96　96
4. C-反应蛋白（CRP）　甘露聚糖结合凝集素（MBL）　脂多糖结合蛋白（LBP）
5. 吞噬细胞　自然杀伤细胞　γδT 细胞　NKT 细胞　B1 细胞

三、单项选择题

1. D	2. A	3. B	4. C	5. C	6. B	7. D	8. E
9. B	10. E	11. A	12. B	13. D	14. D	15. E	16. B
17. C	18. C	19. D	20. C	21. D	22. E	23. B	24. A
25. D	26. C	27. C	28. D	29. E	30. A	31. B	32. D
33. A	34. B	35. E	36. C	37. C	38. B	39. A	40. E
41. D							

四、问答题

1. ①瞬时固有免疫应答阶段（感染 0～4 小时），突破屏障结构进入体内的病原体，可被局部存在的巨噬细胞迅速吞噬清除。②早期固有免疫应答阶段（感染后 4～96 小时），在感染部位病原体及其产物或组织细胞产生的 MIP-1α、GM-CSF、IFN-γ 等细胞因子作用下，感染周围组织中的巨噬细胞被募集到炎症反应部位，并被活化使其吞噬杀菌能力显著增强，同时合成分泌多种细胞因子扩大炎症反应和产生免疫调节作用，增强机体非特异抗感染免疫作用。③适应性免疫应答诱导阶段（感染后 96 小时），活化巨噬细胞作为专职抗原提呈细胞，可将摄入的病原体等外源性抗原或内源性抗原加工处理为具有免疫原性的小分子多肽，并以抗原肽-MHC 分子复合物的形式表达于细胞表面，供抗原特异性淋巴细胞识别，启动适应性免疫应答，并在适应性免疫应答各阶段发挥重要免疫效应。

2. 在早期固有免疫应答阶段，募集到感染部位的巨噬细胞活化后，可通过释放一系列细胞因子和其他低分子量炎性介质如白三烯、前列腺素和血小板活化因子等，产生如下主要生物学效应：①在低分子量炎性介质作用下，使局部血管扩张通透性增强，有助于血管内补体、抗体等免疫效应分子和吞噬细胞进入感染部位发挥抗感染免疫作用；②在 MIP-1α/β 和 MCP-1 等趋化性细胞因子作用下，使血管内单核细胞和周围组织中的巨噬细胞聚集在感染部位，使局部抗感染免疫作用显著增强；③TNF 和血小板活化因子可使局部血管内皮细胞和血小板活化，引起血凝、形成血栓封闭血管，从而有效阻止局部病原体进入血流向全身扩散；④促炎细胞因子 TNF-α、IL-1 和 IL-6 作为内热源，可作用于下丘脑体温调节中枢引起发热，对体内病原体的生长产生抑制作用；⑤促炎细胞因子也是引发急性期反应的主要物质，可促进骨髓细胞生成并释放大量中性粒细胞入血，以提高机体抗感染免疫应答能力；还可刺激肝细胞合成分泌一系列急性期蛋白，如 C-反应蛋白（CPR）、甘露聚糖结合凝集素（MBL）和脂多糖结合蛋白（LBP）等。其中 CPR 和 MBL 可激活补体，进一步增强调理作用和产生溶菌效应。

3. 答案参考重点难点内容三、1.。

4. 答案参考重点难点内容四、4.。

（安云庆　陈育民）

第十二章　免疫耐受和免疫调节

重点难点内容

一、免疫耐受的概念

免疫耐受是指机体免疫系统接受某种抗原作用后产生的特异性免疫无应答状态，也称负免疫应答。免疫抑制是指机体对任何抗原均不反应或反应减弱的非特异性免疫无应答或应答减弱状态。自身抗原或外来抗原均可诱导产生免疫耐受。能诱导免疫耐受的抗原称为耐受原。自身抗原诱导产生的免疫耐受称为天然耐受或自身耐受；外来抗原诱导产生的免疫耐受称为获得性耐受或人工诱导的免疫耐受。免疫耐受是一种特殊形式的免疫应答，具有一般免疫应答的某些共性，即耐受需经抗原诱导产生，具有特异性和记忆性。

二、免疫耐受的发现和人工诱导的免疫耐受

1. 天然免疫耐受现象　1945 年，Owen 发现一对异卵双生血型嵌合体小牛不仅允许对方不同血型的红细胞在体内长期存在，而且还能接受对方的皮肤移植物而不发生排斥反应，但不能接受其他无关小牛的皮肤移植。

2. 人工诱导的免疫耐受　将 CBA 系小鼠的脾细胞（内含大量淋巴细胞）注入 A 系孕鼠的胚胎内，待 A 系胎鼠出生后 8 周，再将 CBA 系小鼠的皮肤移植给该 A 系小鼠。结果发现，受体小鼠的皮肤移植物可长期存活，不被排斥，而将其他品系小鼠的皮肤移植给该 A 系小鼠，则发生移植排斥反应。

三、免疫耐受的细胞学基础和特点

1. 免疫耐受的细胞学基础　T、B 细胞经去凝聚 HGG（TD 抗原）诱导后均可处于耐受状态，且只要其中一方形成耐受，小鼠便不能产生相应的抗体应答。对 HGG 耐受的小鼠接受 TGG 攻击后仍可产生正常的抗体应答。免疫耐受与正常免疫应答一样，也具有特异性。

2. T、B 细胞免疫耐受的特点　①T 细胞免疫耐受易于建立，所需时间短，1 天内即可形成，持续时间较长，可达 150 天左右；B 细胞形成耐受所需时间较长，约 1～2 周，持续时间较短，在 50 天内即可消失。②高剂量 TD 抗原能使 T、B 两种细胞均产生免疫耐受；低剂量 TD 抗原只能使 T 细胞产生耐受，不能使 B 细胞产生耐受；高剂量 TI 抗原只能使 B 细胞产生耐受，不能使 T 细胞产生耐受；低剂量 TI 抗原既不能使 T 细胞也不能使 B 细胞产生耐受。

四、影响免疫耐受形成的因素

1. 抗原因素　小分子可溶性、非聚合状态的抗原，如血清蛋白、多糖和脂多糖等多为耐受原。TD 抗原无论剂量高低均可诱导 T 细胞产生耐受；低剂量 TD 抗原不能诱导 B 细胞产生耐受，只有高剂量 TI 抗原才能诱导 B 细胞产生耐受。其中小剂量抗原引起的耐受称低带耐受，大

剂量抗原引起的耐受称高带耐受。一般而言，抗原经静脉注射最易诱导产生免疫耐受，腹腔注射次之，皮下和肌肉注射最难。某些抗原经口服，可诱导粘膜相关淋巴组织产生分泌型 IgA，形成局部粘膜免疫，但却可引起全身性免疫耐受。这种现象称为“耐受分离”。

2. 机体因素　诱导免疫耐受形成的难易与机体免疫系统的发育成熟程度有关，在胚胎期最易，新生期次之，成年期最难。免疫耐受诱导和维持的难易程度随动物种属、品系不同而异。如大鼠和小鼠对免疫耐受的诱导敏感，在胚胎期或新生期均易诱导成功；兔、有蹄类和灵长类在胚胎期较易诱导产生耐受，出生后较难。

3. 免疫抑制措施的联合应用　成年动物免疫细胞业已成熟，单独使用抗原一般不易建立免疫耐受，但与免疫抑制措施配合则可诱导机体产生免疫耐受。

五、抗原和抗体对免疫应答的调节作用

1. 抗原对免疫应答的调节作用　抗原的性质可影响免疫反应的类型。抗原的剂量和免疫途径也可影响免疫应答的类型，如抗原剂量适当，经皮下或皮内免疫，可获得正免疫应答，即产生特异性细胞和/或体液免疫应答；如抗原量过高/低，或经口进入体内，常常可诱导产生负免疫应答，即对该抗原形成免疫耐受。

2. 抗体的负反馈调节　高浓度抗体能有效封闭抗原，降低或抑制抗原对免疫细胞的刺激作用。高浓度抗体能诱导机体产生抗独特型抗体，IgG 类抗独特型抗体通过其抗原结合部位能与 BCR 可变区相应独特型表位结合；通过其 Fc 段能与存在于同一 B 细胞表面的 FcγR-Ⅱ结合，而使 B 细胞表面 BCR 与 FcγR-Ⅱ交联，产生抑制信号。

3. 抗原抗体复合物的负反馈调节　低浓度 IgG 类抗体与相应抗原结合形成的免疫复合物，可经抗原分子表面多价抗原表位与 B 细胞表面 BCR 特异性结合，同时又可经 Fc 段与同一 B 细胞表面的 FcγR-Ⅱ结合，使 BCR 与 FcγR-ⅡB 发生交联，产生抑制信号。

4. 独特型-抗独特型网络调节　当抗原 A 进入体内后，可选择性刺激具有相应抗原受体的 B 细胞克隆扩增，产生大量 Ab1；Ab1 的 V 区独特型表位刺激相应 B2 细胞增殖分化，产生抗独特型抗体（Ab2）。针对 CDR 独特型表位的 Ab2β，其 V 区结构与抗原 A 相似，能与抗原 A 竞争结合 Ab1；也可模拟抗原 A 与相应 T、B 细胞表面抗原受体结合，增强抗原 A 特异性免疫应答。Ab2β 又被称为抗原 A 的内部影像。针对 FR 独特型表位的 Ab2α，则可封闭抗原 A 与 T、B 细胞表面抗原受体或 Ab1 可变区的结合，对抗原 A 特异性免疫应答产生抑制作用。

六、免疫细胞对免疫应答的调节作用

1. $CD4^+$ Th 细胞对免疫应答的调节　①$CD4^+$ Th1 细胞分泌 Th1 型细胞因子，介导产生细胞免疫效应；同时可抑制体液免疫功能。②$CD4^+$ Th2 细胞分泌 Th2 型细胞因子，诱导体液免疫效应；同时抑制细胞免疫功能。③$CD4^+$ Th3 细胞分泌 TGF-β，使特异性体液和细胞免疫应答及吞噬细胞和 NK 细胞的吞噬杀伤功能显著下降。

2. $CD8^+$CTL 细胞对免疫应答的调节　CTL-1 主要分泌 Th1 型细胞因子，增强细胞免疫功能，而使体液免疫应答能力下降。CTL-2 主要分泌 Th2 型细胞因子，增强体液免疫功能，而使细胞免疫应答能力下降。

3. NKT 细胞和 γδT 细胞对免疫应答的调节作用　NKT 细胞活化后，可通过分泌穿孔素等细胞毒性介质使肿瘤和病毒感染的细胞溶解破坏，也可通过分泌细胞因子发挥免疫调节作用。γδT 细胞对免疫应答的调节作用与 NKT 细胞类似。

4. 免疫细胞表面抑制性受体介导的负反馈调节作用　如 CTLA-4、FcγR-Ⅱ、NK 细胞表面 KIR2D/3DL 和 CD94/NKG2A 介导的免疫抑制作用。

测试题

一、名词解释

1. 免疫耐受
2. 免疫抑制
3. 天然耐受
4. 获得性耐受
5. 低带耐受
6. 高带耐受
7. 耐受分离
8. 免疫调节

二、填空题

1. 免疫耐受是机体对抗原刺激表现为＿＿＿＿＿的现象，具有免疫应答的某些共性，它们均需＿＿＿＿＿产生，并具有＿＿＿＿＿和＿＿＿＿＿。
2. 一般情况下，诱导 T 细胞耐受所需时间＿＿＿＿＿，持续时间＿＿＿＿＿；而诱导 B 细胞耐受所需时间＿＿＿＿＿，持续时间＿＿＿＿＿。
3. 高剂量 TD 抗原可诱导＿＿＿＿＿细胞和＿＿＿＿＿细胞产生耐受，而低剂量 TD 抗原仅可诱导＿＿＿＿＿细胞产生耐受，高剂量 TI 抗原仅可诱导＿＿＿＿＿细胞产生耐受。
4. 影响免疫耐受形成的抗原因素包括抗原的＿＿＿＿＿、＿＿＿＿＿、＿＿＿＿＿、＿＿＿＿＿和＿＿＿＿＿。
5. 诱导免疫耐受，通常在＿＿＿＿＿期最易，＿＿＿＿＿期次之，＿＿＿＿＿期最难。
6. $CD4^+$ Th1 细胞可通过分泌＿＿＿＿＿细胞因子，介导产生＿＿＿＿＿免疫效应，并可导致＿＿＿＿＿免疫功能下降，而 $CD4^+$ Th2 细胞可通过分泌＿＿＿＿＿细胞因子，介导产生＿＿＿＿＿免疫效应，并可导致＿＿＿＿＿免疫功能下降。

三、单项选择题

1. 天然免疫耐受性通常是指（　　）
   A. 机体对任何抗原都不发生反应的免疫应答
   B. 机体对改变的自身组织成分不发生反应的免疫应答
   C. 机体对自身组织成分不发生反应的免疫应答
   D. 机体对非己抗原都不发生反应的免疫应答
   E. 机体对肿瘤细胞不发生反应的免疫应答
2. 高剂量 TD 抗原（　　）
   A. 仅使 T 细胞产生免疫耐受
   B. 仅使 B 细胞产生免疫耐受
   C. 不能使 T 细胞产生免疫耐受
   D. 不能使 B 细胞产生免疫耐受
   E. 能使 T 细胞和 B 细胞均产生免疫耐受
3. B 细胞形成免疫耐受性（　　）
   A. 所需时间短
   B. 维持时间短
   C. 需低剂量 TD 抗原诱导
   D. 需低剂量 TI 抗原诱导
   E. 与抗原剂量大小无关
4. T 细胞形成免疫耐受性（　　）
   A. 所需时间长
   B. 维持时间长
   C. 需高剂量 TI 抗原诱导

D. 需低剂量 TI 抗原诱导
E. 与抗原剂量大小无关

5. 免疫耐受实验结果表明（　　）
A. T 细胞免疫耐受产生较早，维持时间较短
B. B 细胞免疫耐受产生较早，维持时间较短
C. T 细胞免疫耐受产生较早，维持时间较长
D. B 细胞免疫耐受产生较早，维持时间较长
E. T 细胞与 B 细胞免疫耐受形成情况大致相同

6. 下列哪种情况与免疫耐受的规律不相符（　　）
A. 低剂量 TD 抗原只能使 B 细胞产生免疫耐受
B. 低剂量 TD 抗原只能使 T 细胞产生免疫耐受
C. 高剂量 TD 抗原能使 T 细胞与 B 细胞均产生免疫耐受
D. 高剂量 TI 抗原能使 B 细胞产生免疫耐受
E. 低剂量 TI 抗原既不能使 T 细胞产生免疫耐受，也不能使 B 细胞产生耐受

7. 易引起免疫耐受性的抗原注射途径为（　　）
A. 静脉＞皮下/肌肉＞腹腔
B. 静脉＞腹腔＞皮下/肌肉
C. 腹腔＞静脉＞皮下/肌肉
D. 腹腔＞皮下/肌肉＞静脉
E. 皮下/肌肉＞腹腔＞静脉

8. 诱导免疫耐受可采用的方法是（　　）
A. 切除成年动物脾
B. 切除成年动物淋巴结
C. 切除成年动物胸腺
D. 注射适量的丝裂原和佐剂
E. 注射大量可溶性抗原

9. 下列易引起免疫耐受的抗原物质是（　　）
A. 人 O 型血红细胞
B. 伤寒沙门菌
C. 绵羊红细胞
D. 鸡血清蛋白
E. 鸡红细胞

10. 诱导免疫耐受宜采用的方法是（　　）
A. 皮内注射颗粒性抗原
B. 静脉注射颗粒性抗原
C. 肌肉注射可溶性蛋白质抗原
D. 静脉注射可溶性蛋白单体
E. 皮下注射抗原和丝裂原

11. 对于免疫耐受的错误描述是（　　）
A. 免疫耐受是机体对抗原刺激表现出的特异性免疫无应答现象
B. 是机体对任何抗原都不发生免疫应答的状态
C. 免疫耐受具有特异性
D. T 和 B 细胞都可发生免疫耐受
E. 免疫耐受具有记忆性

12. 经建立免疫耐受进行防治的疾病不包括（　　）
A. 骨髓移植排斥反应
B. Ⅰ型超敏反应
C. 肿瘤
D. 类风湿关节炎
E. 系统性红斑狼疮

13. 口服抗原获得局部粘膜免疫，但可引起全身性免疫耐受的现象称为（　　）
A. 高带耐受
B. 低带耐受
C. 免疫抑制
D. 耐受分离
E. 免疫忽视

14. 可通过解除免疫耐受，激发免疫应答进行治疗的疾病是（　　）
A. 肿瘤
B. Ⅰ型超敏反应
C. 骨髓移植排斥反应
D. 类风湿关节炎
E. 系统性红斑狼疮

15. 低浓度 IgG 类抗体抑制 B 细胞增殖分化的作用机制是（　　）
A. 低浓度 IgG 类抗体能与 BCR 直接结合
B. 低浓度 IgG 类抗体能与 B 细胞表面的 FcPR-ⅡB 结合，产生抑制信号

C. 低浓度 IgG 类抗体可直接抑制 B 细胞产生免疫应答

D. 低浓度 IgG 类抗体可抑制 Th 细胞活化而发生免疫抑制作用

E. 低浓度 IgG 类抗体可与相应抗原结合形成免疫复合物，抗原分子表面的多价抗原表位与 B 细胞表面的 BCR 特异性结合，同时又可经 IgG 抗体的 Fc 段与 FcrRⅡ-B 发生交联，从而产生抑制 B 细胞的作用

16. 抗原抗体复合物的负反馈调节是通过 B 细胞表面的（　　）

A. BCR 与 FcrRI 交联产生的

B. BCR 与 FcrR-ⅡB 交联产生的

C. BCR 与 FcrR-ⅡA 交联产生的

D. BCR 与 FcrR-Ⅲ交联产生的

E. BCR 与 FcrR-ⅢB 交联产生的

17. 能使 B 细胞表面 BCR 与 FcrR-ⅡB 交联的抗体是（　　）

A. 抗 γ 链独特型 IgG 类抗体

B. 抗 α 链独特型 IgG 类抗体

C. 抗 μ 链独特型 IgG 类抗体

D. 抗 μ 链独特型 IgM 类抗体

E. 抗 γ 链独特型 IgM 类抗体

18. 对细胞免疫应答产生抑制作用的细胞因子是（　　）

A. IL-2，IFN-γ

B. IL-2，IL-4，IFN-γ

C. IL-2，IL-10，TGF-β

D. IL-4，IL-10，TGF-β

E. IL-2，IFN-γ，TGF-β

19. 对体液免疫应答产生抑制作用的细胞因子是（　　）

A. IL-2，IFN-γ

B. IL-2，IL-4，IFN-γ

C. IL-2，IL-10，TGF-β

D. IL-4，IL-10，TGF-β

E. IL-2，IFN-γ，TGF-β

20. 可抑制 Th1 细胞生成的细胞因子是（　　）

A. IL-4、IL-10

B. IL-2、IFN-γ

C. IL-2、IL-4

D. IL-4、IFN-γ

E. TGF-β、IFN-γ

21. 可抑制 Th2 细胞生成的细胞因子是（　　）

A. IL-2，IFN-γ

B. IL-2，IL-4，IFN-γ

C. IL-2，IL-10，TGF-β

D. IL-4，IL-10，TGF-β

E. IL-2，IFN-γ，TGF-β

22. 具有抑制吞噬细胞和 NK 细胞的吞噬杀伤功能的细胞因子是（　　）

A. IL-2

B. IL-1

C. TNF-α

D. TGF-β

E. IFN-γ

23. 具有抑制免疫应答作用的激素是（　　）

A. 脑啡肽

B. 生长激素

C. 生乳素

D. 肾上腺皮质激素

E. β-内啡肽

24. 抗体对 B 细胞的反馈抑制作用(　　)

A. 与抗体的浓度无关

B. 与抗体的类别无关

C. 与抗体的特异性无关

D. 与抗体激活补体的能力有关

E. 与抗体的结构完整有关

25. 对细胞免疫应答具有免疫反馈调节作用的细胞是（　　）

A. $CD4^+$ Th1 细胞、$CD4^+$ Th3 细胞

B. $CD4^+$ Th2 细胞、$CD4^+$ Th3 细胞、$CD8^+$ CTL-2 细胞

C. $CD4^+$ Th2 细胞、$CD8^+$ CTL-1 细胞

D. $CD4^+$ Th1 细胞、$CD4^+$ Th3 细胞、$CD8^+$ CTL-1 细胞

E. $CD4^+$ Th1 细胞、$CD4^+$ Th2 细胞、$CD4^+$ Th3 细胞

四、问答题

1. 试比较T细胞和B细胞产生免疫耐受的特点。
2. 试比较IgG类抗独特型抗体与低浓度IgG类抗体产生的负反馈调节机制有何异同。
3. 高浓度抗体对免疫应答的负反馈调节作用是通过哪两种机制产生的?

参考答案

二、填空题

1. 免疫无应答　抗原诱导　特异性　记忆性
2. 短　长　长　短
3. T　B　T　B
4. 性状　剂量　注射途径　持续存在　抗原决定基的特点
5. 胚胎　新生　成年
6. Th1型　细胞　体液　Th2型　体液　细胞

三、单项选择题

1.C	2.E	3.B	4.B	5.C	6.A	7.B	8.E
9.D	10.D	11.B	12.C	13.D	14.A	15.E	16.B
17.C	18.D	19.E	20.A	21.B	22.D	23.D	24.E
25.B							

四、问答题

1. 答案参见重点难点内容三、2.。

2. 答案参见重点难点内容五、2.3.。

3. 答案参见重点难点内容五、2.。

（陈育民）

第十三章　超敏反应

重点难点内容

一、超敏反应的概念及类型

超敏反应是指机体的免疫系统在对抗原发生免疫效应时所发生的一种以机体生理功能紊乱或组织细胞损伤为主的特异性免疫应答。超敏反应是一类异常的病理性应答，其结果可引起机体多种临床疾病，称为超敏反应性疾病。根据发生机理和临床特点可将超敏反应分为四型：Ⅰ型超敏反应，即速发型超敏反应，又称过敏反应；Ⅱ型超敏反应，即细胞毒型或细胞溶解型超敏反应；Ⅲ型超敏反应，即免疫复合物型或血管炎型超敏反应；Ⅳ型超敏反应，即迟发型超敏反应。

二、Ⅰ型超敏反应的特征

Ⅰ型超敏反应又称过敏反应或变态反应，其主要特征是：①主要由特异性 IgE 抗体介导产生，可发生于局部，亦可发生于全身；②肥大细胞和嗜碱性粒细胞是参与超敏反应的主要效应细胞，其释放的生物活性介质是引发各种临床疾病的物质基础；③致敏机体再次接触变应原后反应发生快，消退亦快；④患者通常出现生理功能紊乱，而不发生严重的组织细胞损伤；⑤具有明显个体差异和遗传背景，临床将接受某些抗原刺激后，易产生特异性 IgE 抗体的患者，称为特应性素质个体。

三、参与Ⅰ型超敏反应的主要成分和细胞

1. 变应原及其特征　临床常见的变应原有植物花粉颗粒、真菌或其孢子、尘螨或其排泄物、昆虫或其毒液、异种动物血清、动物皮屑或羽毛，以及牛奶、鸡蛋、鱼虾、蟹贝等食物和青霉素、链霉素、先锋霉素、磺胺、普鲁卡因、有机碘化合物等药物与化学物质。有些变应原为酶类物质如：①尘螨中的半胱氨酸蛋白酶，可引起呼吸道过敏反应；②细菌酶类物质如枯草菌溶素是引起过敏性哮喘的变应原；③蜂毒中的磷脂酶 A2 是引起局部或全身过敏反应的变应原。

2. 抗体　参与Ⅰ型超敏反应的抗体主要是 IgE，其次为 IgG4。引起Ⅰ型超敏反应的特异性 IgE 类抗体又称为变应素。IgE 为亲细胞性抗体，能与肥大细胞和嗜碱性粒细胞表面的 IgEFc 受体（FcεR）结合，使该细胞处于致敏状态。

3. 细胞

（1）肥大细胞和嗜碱性粒细胞：其表面具有高亲和性 IgEFc 受体（FcεRⅠ），胞质内含有大量的嗜碱性颗粒，颗粒内含有丰富的具有生物活性的介质，如组胺等。当 IgE 与这些细胞表面的 FcεRⅠ结合后，再与相应变应原结合，使 FcεRⅠ桥联就可启动细胞活化，导致脱颗粒、释放生物活性介质，产生相应临床效应。

（2）嗜酸性粒细胞：该细胞 IL-3、IL-5、GM-CSF 或血小板活化因子（PAF）等激活后，可表达高亲和性 FcεRⅠ，并使表面 C3bR 及 FcγR 表达增加，导致脱颗粒，释放一系列生物活性介

质，主要包括嗜酸性粒细胞阳离子蛋白、主要碱性蛋白、嗜酸性粒细胞衍生的神经毒素和嗜酸性粒细胞过氧化物酶、嗜酸性粒细胞胶原酶等。这些物质可杀伤，也可引起组织细胞损伤。另一类介质与肥大细胞和嗜碱性粒细胞释放的脂类介质（如 LTs、PAF）类似。

4. FcεR 有高亲和性受体（FcεRⅠ）与低亲和性受体（FcεRⅡ）两种。FcεRⅠ由 α、β 和两条 γ 链组成，表达于肥大细胞。FcεRⅡ与 IgE 的亲和力仅为 FcεRⅠ的 1%，但可广泛分布于 B 细胞、肥大细胞、嗜碱性粒细胞、嗜酸性粒细胞、MΦ、NK 细胞、血小板与树突状细胞等表面。

四、Ⅰ型超敏反应的发生过程和发生机制

1. 致敏阶段 变应原进入机体后，可选择诱导变应原特异性 B 细胞产生 IgE 抗体，IgE 类抗体可在不结合抗原情况下，以其 Fc 段与肥大细胞和嗜碱性粒细胞表面相应受体（FcεRⅠ）结合，而使机体处于对该变应原的致敏状态。表面结合特异性 IgE 的肥大细胞/嗜碱性粒细胞，称为致敏肥大细胞/嗜碱性粒细胞，简称致敏靶细胞。

2. 激发阶段 是指相同变应原再次进入机体后，多价变应原与致敏肥大细胞/嗜碱性粒细胞表面两个或两个以上相邻 IgE 抗体结合，使膜表面 FcεRⅠ交联，启动致敏靶细胞活化脱颗粒，释放组胺、激肽原酶、白三烯、前列腺素 D_2、血小板活化因子等生物活性介质。

3. 效应阶段 是指生物活性介质作用于效应组织和器官，引起局部或全身过敏反应。根据效应发生的快慢和持续时间的长短，可分为早期相反应和晚期相反应两种类型。

（1）早期相反应：也叫即刻相反应，通常在接触变应原后数秒钟内发生，可持续数小时。该种反应主要由组胺引起。临床上可表现为皮肤红斑、丘疹、水肿和瘙痒，支气管哮喘，腹痛腹泻，严重时可发生休克。

（2）晚期相反应：也叫延迟相或迟缓相反应，发生在变应原刺激后 6～13 小时，可持续数天。该种反应主要由新合成的脂类介质如白三烯、血小板活化因子和某些细胞因子等吸引嗜酸性粒细胞和中性粒细胞浸润，这些细胞及其产生的酶类物质和脂类介质进一步加重炎症，表现为受累部位出现红斑、硬结、发热、瘙痒和烧灼感。

4. 参与效应的生物活性介质及其主要作用

（1）颗粒内预先形成储备的介质及其作用：①组胺是引起即刻相反应的主要介质，其主要作用是可使小静脉和毛细血管扩张、通透性增强，血中大分子物质渗出，从而导致局部充血水肿，甚至可致休克；可使支气管、胃肠道、子宫、膀胱等处平滑肌收缩，特别是支气管平滑肌对组胺更为敏感；能引起胃酸大量分泌，也可刺激唾液腺、泪腺及胰、肠、支气管等部位腺体分泌增加；刺激神经末梢可引起皮肤发红和瘙痒。②激肽原酶可使血浆中激肽原（α_2-球蛋白）生成激肽，其中缓激肽（9 肽）的作用最强。激肽的作用可使毛细血管扩张，通透性增强；支气管、子宫以及肠道平滑肌收缩；吸引嗜酸性和中性粒细胞等向局部趋化；刺激神经末梢引起疼痛。

（2）细胞内新合成的介质及其作用：①白三烯（LTs）是引起晚期相反应的主要介质，其主要作用是使支气管平滑肌强烈而持久的收缩；使毛细血管扩张通透性增强；促进粘膜、腺体分泌增强。②前列腺素 D_2（PGD_2）其主要作用是刺激支气管、胃肠和子宫平滑肌收缩，使血管扩张通透性增加，增强腺体分泌。③血小板活化因子（PAF）主要参与晚期相反应，可凝聚和活化血小板使之释放组胺、5-羟色胺等血管活性胺类物质，增强和扩大Ⅰ型超敏反应。④细胞因子如 IL-4 和 IL-13 可扩大 $CD4^+$ Th2 细胞应答和促进 B 细胞发生 IgE 类别转换；IL-3、IL-5 和 GM-CSF 可促进嗜酸性粒细胞生成和活化。

五、临床常见的Ⅰ型超敏反应性疾病

1. 全身性过敏反应

（1）药物过敏性休克：以青霉素引发最为常见，此外头孢菌素、链霉素、普鲁卡因等也可引起。青霉素具有抗原表位，本身无免疫原性，但其降解产物青霉噻唑醛酸或青霉烯酸，与体内组织蛋白共价结合形成青霉噻唑蛋白或青霉烯酸蛋白后，可刺激机体产生特异性 IgE 抗体，使肥大细胞和嗜碱性粒细胞致敏。当再次接触青霉噻唑醛酸或青霉烯酸共价结合的蛋白时，即可与靶细胞表面特异性 IgE 分子交联结合而触发过敏反应，重者可发生过敏性休克甚至死亡。青霉素制剂在弱碱性溶液中易形成青霉烯酸，因此使用青霉素时应临用前配制，放置后不可使用。

（2）血清过敏性休克：临床应用动物免疫血清如破伤风抗毒素、白喉抗毒素进行治疗或紧急预防时，而发生过敏性休克，重者可在短时间内死亡。

2. 呼吸道过敏反应　常因吸入花粉、尘螨、真菌和毛屑等变应原或呼吸道病原微生物感染引起。过敏性鼻炎和过敏性哮喘是临床常见的呼吸道过敏反应。

3. 消化道过敏反应　少数人进食鱼、虾、蟹、蛋、奶等食物后可发生过敏性胃肠炎，出现恶心、呕吐、腹痛和腹泻等症状，严重者也可发生过敏性休克。

4. 皮肤过敏反应　主要包括荨麻疹、特应性皮炎（湿疹）和血管性水肿。

六、Ⅰ型超敏反应的防治原则

1. 变应原皮肤试验　查明变应原，避免与之接触是预防Ⅰ型超敏反应发生最有效的方法。临床检测变应原最常用的方法是皮肤试验。即将易引起过敏反应的药物、生物制品或其他可疑变应原稀释后（青霉素 25U、抗毒素血清 1∶100、尘螨 1∶100 000、花粉 1∶10 000），取 0.1ml 在受试者前臂内测作皮内注射，15～20 分钟后观察结果。若局部皮肤出现红晕、风团直径＞1cm 为皮试阳性。

2. 脱敏治疗

（1）异种免疫血清脱敏疗法：抗毒素皮试阳性但又必须使用者，可采用小剂量（0.1ml→0.2ml→0.3ml）、短间隔（20～30 分钟）多次注射抗毒素的方法（24 小时内，将治疗剂量的抗毒素全部注入体内）进行脱敏治疗。

（2）特异性变应原脱敏疗法：对已查明而难以避免接触的变应原如花粉、尘螨等，可采用小剂量、间隔较长时间、反复多次皮下注射相应变应原的方法进行脱敏治疗。

3. 药物防治

（1）抑制生物活性介质合成和释放的药物：①阿司匹林可抑制前列腺素等介质生成；②色甘酸二钠可稳定细胞膜，阻止致敏靶细胞脱颗粒释放生物活性介质；③肾上腺素、异丙肾上腺素和前列腺素 E 可激活腺苷酸环化酶促进 cAMP 合成，使胞内 cAMP 浓度升高，抑制靶细胞脱颗粒和释放生物活性介质；④甲基黄嘌呤和氨茶碱可抑制磷酸二酯酶阻止 cAMP 分解，使胞内 cAMP 浓度升高，抑制靶细胞脱颗粒和释放生物活性介质。

（2）生物活性介质拮抗药：①苯海拉明、扑尔敏、异丙嗪等为抗组胺药物，可通过与组胺竞争结合效应器官细胞膜上组胺受体而发挥抗组胺作用；②乙酰水杨酸：为缓激肽拮抗剂；③多根皮苷酊磷酸盐对白三烯具有拮抗作用。

（3）改善效应器官反应性的药物：①肾上腺素：既可解除支气管平滑肌痉挛，又可使外周毛细血管收缩升高血压，因此在抢救过敏性休克时具有重要作用；②葡萄糖酸钙、氯化钙、维生素

C 等：既可解除平滑肌痉挛，还能降低毛细血管通透性和减轻皮肤与粘膜的炎症反应。

七、Ⅱ型超敏反应的发生机制及常见病种

1. Ⅱ型超敏反应的发生机制

（1）靶细胞及其表面抗原：主要包括①正常存在于血细胞表面的同种异型抗原，如 ABO 血型抗原、Rh 抗原和 HLA 抗原；②外源性抗原与正常组织细胞之间具有的共同抗原，如链球菌胞壁成分与心脏瓣膜、关节组织糖蛋白之间的共同抗原；③感染和理化因素所致改变的自身抗原；结合在自身组织细胞表面的药物抗原表位或抗原-抗体复合物。

（2）抗体、补体和效应细胞的作用：参与Ⅱ型超敏反应的抗体主要是 IgG 和 IgM 类抗体。①该类抗体具有补体 C1q 结合点，与靶细胞表面相应抗原结合后，可通过激活补体传统途径或通过补体裂解产物 C3b 介导的调理作用，使靶细胞溶解破坏；②IgG 抗体与靶细胞表面相应抗原结合后，可通过其 Fc 段与效应细胞（巨噬细胞、中性粒细胞和 NK 细胞）表面相应受体（FcγR）结合，对靶细胞产生调理吞噬和/或 ADCC 作用，使之溶解破坏；③抗细胞表面受体的自身抗体与细胞表面相应受体结合，可导致靶细胞功能亢进或功能低下。

2. 临床常见的Ⅱ型超敏反应性疾病

（1）输血反应：多发生于 ABO 血型不符的输血。

（2）新生儿溶血症：血型为 Rh^- 的母亲由于输血、流产或分娩等原因接受红细胞表面 Rh^+ 抗原刺激后可产生 Rh^+ 抗体，此类免疫血型抗体为 IgG 类抗体可通过胎盘。当体内产生 Rh^+ 抗体的母亲妊娠或再次妊娠且胎儿血型为 Rh^+ 时，母体内的 Rh^+ 抗体便可通过胎盘进入胎儿体内，与其红细胞表面相应 Rh^+ 抗原结合使之溶解破坏，引起流产或发生新生儿溶血症。产后 72 小时内给母体注射 Rh 抗体及时清除进入母体内的 Rh^+ 红细胞，可有效预防再次妊娠时发生新生儿溶血症。母子间 ABO 血型不符（母亲为 O 型，胎儿为 A 型、B 型或 AB 型）引起的新生儿溶血症也不少见，但症状较轻。

（3）自身免疫性溶血性贫血：服用甲基多巴类药物或某些病毒如流感病毒、EB 病毒感染后，能使红细胞膜表面成分发生改变，从而刺激机体产生抗红细胞自身抗体。这种抗体与自身改变的红细胞特异性结合，可引起自身免疫性溶血性贫血。

（4）药物过敏性血细胞减少症：青霉素、磺胺、安替比林、奎尼丁和非那西叮等药物抗原表位能与血细胞膜蛋白或血浆蛋白结合获得免疫原性，从而刺激机体产生药物抗原表位特异性的抗体。这种抗体可与红细胞、粒细胞或血小板等血细胞表面结合或吸附的药物结合，或先与药物结合形成抗原-抗体复合物后再与具有 IgGFc 受体的红细胞、粒细胞或血小板结合，从而引起药物溶血性贫血、粒细胞减少症和血小板减少性紫癜。

（5）肺出血-肾炎综合征：又称 Goodpasture 综合征，临床以肺出血和进行性肾功能衰竭为特征，严重者可死于肺出血和尿毒症。

（6）甲状腺功能亢进（Graves 病）：是一种特殊的Ⅱ型超敏反应，即抗体刺激型超敏反应。该病患者体内可产生针对甲状腺细胞表面甲状腺刺激素（TSH）受体的自身抗体。该种抗体与甲状腺细胞表面 TSH 受体结合可刺激甲状腺细胞合成分泌甲状腺素，引起甲状腺功能亢进，而不是使甲状腺细胞破坏。因此将此类超敏反应归属为特殊的Ⅱ型超敏反应。

八、Ⅲ型超敏反应的发生机制及常见病种

1. Ⅲ型超敏反应的发生机制

（1）中分子可溶性免疫复合物的形成：循环中可溶性抗原与相应 IgG 类抗体结合，可形成抗原-抗体复合物-免疫复合物。当抗原（或抗体）量略多于抗体（或抗原）时，形成中分子可溶性免疫复合物才能随血液循环播散，并可能沉积在不同组织部位，引起Ⅲ型超敏反应。

（2）中分子可溶性免疫复合物的沉积：中分子循环免疫复合物不易被单核吞噬细胞吞噬清除，随血流进入肾小球毛细血管后也不能通过肾小球基底膜随尿液排出体外，因此有可能沉积于血管基底膜上，造成组织损伤。免疫复合物可直接与血小板表面 IgGFc 受体（FCR）结合，使之活化释放组胺等炎性介质；激活补体产生的过敏毒素（C3a/C5a）和 C3b，能使肥大细胞、嗜碱性粒细胞和血小板活化，释放组胺等炎性介质。血管活性胺类物质可使血管内皮细胞间隙增大，这不仅可增加血管通透性，而且有助于免疫复合物对血管内皮细胞间隙的沉积。循环免疫复合物容易沉积于肾小球基底膜和关节滑膜等处的毛细血管内皮细胞间隙之中。

（3）免疫复合物沉积后引起的组织损伤：免疫复合物可经传统途径激活补体系统产生过敏毒素，使嗜碱性粒细胞和肥大细胞脱颗粒，释放组胺等炎性介质引起局部水肿，同时吸引中性粒细胞聚集在免疫复合物沉积的部位，中性粒细胞在吞噬免疫复合物过程中，可通过释放蛋白水解酶、胶原酶、弹性纤维酶和碱性蛋白等，使血管基底膜和周围组织细胞发生损伤。免疫复合物和 C3b 可使血小板活化产生 5-羟色胺等血管活性胺类物质，导致血管扩张通透性增强引起充血和水肿。同时可使血小板聚集并通过激活凝血机制形成微血栓，造成局部组织缺血、出血和组织坏死。

2. 常见的Ⅲ型超敏反应性疾病

（1）局部免疫复合物病：①Arthus 反应；②类似 Arthus 反应：可见于胰岛素依赖型糖尿病患者。局部反复注射胰岛素后可刺激机体产生相应 IgG 类抗体，若此时再次注射胰岛素，即可在注射局部出现红肿、出血和坏死等与 Arthus 反应类似的局部炎症反应；或长期吸入某种真菌孢子或含有动植物蛋白的粉尘，可刺激机体产生相应 IgG 类抗体。当上述抗原物质与相应抗体在肺泡和肺泡间质内结合形成免疫复合物时，可引起肺部的急性炎症反应，临床称之为超敏反应性肺炎。

（2）全身性免疫复合物病：血清病、链球菌感染后肾小球肾炎和类风湿性关节炎等。

九、Ⅳ型超敏反应的发生机制及常见病种

1. Ⅳ型超敏反应的发生机制

（1）效应 T 细胞的形成：引起Ⅳ型超敏反应的抗原主要有胞内寄生菌、某些病毒、寄生虫和化学物质。这些抗原性物质经 APC 加工处理后，能以抗原肽-MHC-Ⅱ/Ⅰ类分子复合物的形式表达于 APC 表面，使具有相应抗原受体的 $CD4^+$ 初始 T 细胞和 $CD8^+$ CTL 细胞活化。这些活化 T 细胞在 IL-13 和 IFN-γ 等细胞因子作用下，有些增殖分化为效应 T 细胞。

（2）效应 T 细胞介导的炎症反应和细胞毒作用：①$CD4^+$ Th1 效应细胞与抗原提呈细胞表面相应抗原作用后，可通过释放 INF-γ、TNF-β、IL-2、IL-3 和 GM-CSF 等细胞因子，产生以单核细胞和淋巴细胞浸润为主的炎症反应。②$CD8^+$ CTL 细胞与靶细胞表面相应抗原结合作用后，可通过释放穿孔素和颗粒酶等介质，使靶细胞溶解破坏或发生凋亡；也可通过其表面 FasL 与靶细胞表面 Fas 结合或通过分泌大量 TNF-α，使靶细胞发生凋亡。抗原特异性记忆 T 细胞接受相应抗原刺激后，可迅速增殖分化为效应 T 细胞，增强扩大炎症效应或迟发型超敏反应。

2. 临床常见的Ⅳ型超敏反应性疾病

（1）传染性迟发型超敏反应：胞内寄生菌、病毒和某些真菌感染可导致Ⅳ型超敏反应。

(2) 接触性皮炎：是机体皮肤接触油漆、染料、农药、化妆品、药物如磺胺、青霉素和某些化学物质如二硝基氯/氟苯等抗原刺激后，这些小分子抗原表位能与表皮细胞内角蛋白结合形成完全抗原，从而刺激机体产生小分子抗原表位特异性的效应T细胞。当再次接触相同抗原时发生的以皮肤损伤为主要特征的Ⅳ型超敏反应，患者局部皮肤出现红肿、皮疹、水泡，严重者可出现剥脱性皮炎。

此外，同种异体移植排斥反应和某些自身免疫性疾病的发生机制，均与Ⅳ型超敏反应有关。

测试题

一、名词解释

1. 超敏反应
2. 过敏反应
3. 特应性素质个体
4. 变应原
5. 变应素
6. 血清病
7. 类风湿因子
8. 迟发型超敏反应
9. 致敏靶细胞

二、填空题

1. Ⅰ型超敏反应为__________型超敏反应，又称为__________；Ⅱ型超敏反应为__________型或__________型超敏反应；Ⅲ型超敏反应为__________型或__________型超敏反应；Ⅳ型超敏反应为__________型超敏反应。
2. 变应原常通过__________、__________及__________等途径进入体内，诱导__________或__________产生，使机体处于致敏状态。
3. IgEFc受体可分为__________和__________两种，前者为高亲和性受体，主要分布于__________细胞和__________细胞表面。
4. Ⅰ型超敏反应的早期相反应，通常在接触变应原后的__________发生，可持续__________，主要由__________引起；而晚期相反应，发生在变应原刺激后__________，可持续__________，主要由__________、__________、__________引起。
5. 在肥大细胞与嗜碱性粒细胞的胞质颗粒内预先形成储备的生物活性介质为__________和__________，而__________、__________、__________等则是细胞活化过程中新合成的生物活性介质。
6. 临床上常见的Ⅰ型超敏反应性疾病有__________、__________、__________、__________、__________、__________等。
7. 药物引起的血细胞减少症包括__________、__________和__________。
8. 严重的新生儿溶血症常常发生在母亲为__________血型，再次妊娠且胎儿为__________血型时。因此，为预防新生儿溶血症的发生，可给母亲在首次妊娠分娩后__________小时内注射__________。
9. Ⅱ型超敏反应导致靶细胞溶解破坏的方式包括__________、__________、__________。
10. 参与Ⅱ型超敏反应的抗体为__________和__________类抗体。
11. 血清病属于__________型超敏反应，血管性水肿属于__________型超敏反应。接触性皮炎属于__________型超敏反应，特应性皮炎属于__________型超敏反应。

12. 胰岛素依赖型糖尿病患者反复注射胰岛素后，注射局部可发生__________反应，大剂量应用青霉素和磺胺类药物的患者也可引起__________的反应。

13. Ⅲ型超敏反应的发生是由于体内形成的抗原抗体复合物为__________，该复合物沉积于__________所致。

14. 链球菌感染后肾小球肾炎的发病机制属于__________型或__________型超敏反应。

15. 青霉素所致的超敏反应，以__________型为主，也可引起__________型超敏反应，长期大剂量注射时还可引起__________型超敏反应，局部反复涂抹则可引起__________型超敏反应。

16. Ⅳ型超敏反应时，$CD4^+$ Th1 细胞介导的炎症反应和组织损伤，主要是通过其释放__________、__________、__________、__________和__________等细胞因子引起。

17. 结核病、病毒性肝炎的发病机理均属于__________型超敏反应，而类风湿性关节炎的发病机理属于__________型超敏反应。

18. 结核菌素皮肤试验的原理属于__________型超敏反应，常用于检测机体的__________免疫功能。

三、单项选择题

1. 与Ⅰ型超敏反应无关的细胞是（　　）
A. 嗜酸性粒细胞
B. 嗜碱性粒细胞
C. $CD4^+$ Th2 细胞
D. B 细胞
E. 中性粒细胞

2. 诱导 B 细胞产生 IgE 抗体的细胞因子是（　　）
A. IL-1
B. IL-2
C. IL-3
D. IL-4
E. IL-5

3. 能抑制 B 细胞产生 IgE 抗体的细胞因子是（　　）
A. IL-2
B. IL-3
C. IL-4
D. TNF-β
E. IFN-γ

4. 表面具有 FcεRⅠ的细胞是（　　）
A. $CD4^+$ Th1 的细胞
B. 肥大细胞
C. 中性粒细胞
D. B 细胞
E. 血小板

5. 游离状态的 IgE 抗体半衰期（　　）
A. 数小时
B. 1 天
C. 2～3 天
D. 5～10 天
E. 数月

6. 引起Ⅰ型超敏反应早期相反应的生物活性介质是（　　）
A. 组胺
B. 白三烯
C. 前列腺素 D_2
D. 血小板活化因子
E. 花生四烯酸

7. 花生四烯酸经脂氧合酶途径形成的生物活性介质是（　　）
A. 组胺
B. 白三烯
C. 前列腺素 D_2
D. 血小板活化因子
E. 花生四烯酸

8. 特异性变应原脱敏治疗中，诱导机体产生的封闭抗体是（　　）

A. IgM
B. IgA
C. IgG
D. IgE
E. IgD

9. 能使支气管平滑肌强烈而持久收缩的生物活性介质是（　　）
A. 组胺
B. 白三烯
C. 前列腺素 D_2
D. 血小板活化因子
E. 花生四烯酸

10. 不能使支气管平滑肌收缩的生物活性介质是（　　）
A. 组胺
B. 白三烯
C. 激肽
D. 前列腺素 D_2
E. IL-4

11. 脱敏治疗可用于（　　）
A. 青霉素过敏
B. 食物过敏
C. 血清病
D. 血清过敏症
E. 接触性皮炎

12. 能激活腺苷酸环化酶，促进 cAMP 合成的药物是（　　）
A. 前列腺素 E
B. 色苷酸二钠
C. 氨茶碱
D. 异丙嗪
E. 阿司匹林

13. 具有稳定细胞膜，阻止致敏靶细胞脱颗粒释放生物活性介质的药物是（　　）
A. 前列腺素 E
B. 色苷酸二钠
C. 氨茶碱
D. 异丙嗪
E. 阿司匹林

14. 能抑制磷酸二酯酶，阻止 cAMP 分解的药物是（　　）
A. 前列腺素 E
B. 色苷酸二钠
C. 氨茶碱
D. 异丙嗪
E. 阿司匹林

15. 与Ⅰ型超敏反应无关的成分是（　　）
A. IgE 或 IgG4 类抗体
B. $CD4^+$ Th2 细胞
C. IgM 类抗体
D. IL-4
E. 血小板

16. 与Ⅱ型超敏反应无关的成分是（　　）
A. IgG 或 IgM 类抗体
B. 补体系统
C. 巨噬细胞
D. NK 细胞
E. $CD4^+$ 效应 Th1 细胞

17. 天然的 ABO 血型抗体为（　　）
A. IgM
B. IgA
C. IgG
D. IgE
E. IgD

18. 母亲体内能使胎儿红细胞发生溶解破坏的抗体是（　　）
A. 免疫抗体 IgM
B. 天然抗体 IgM
C. 单价免疫抗体 IgG
D. 双价免疫抗体 IgG
E. 亲细胞性抗体 IgE

19. 新生儿溶血症可能发生于（　　）
A. Rh^- 母亲再次妊娠血型为 Rh^- 的胎儿
B. Rh^- 母亲首次妊娠血型为 Rh^+ 的胎儿
C. Rh^- 母亲再次妊娠血型为 Rh^+ 的胎儿
D. Rh^+ 母亲再次妊娠血型为 Rh^- 的胎儿
E. Rh^+ 母亲再次妊娠血型为 Rh^+ 的胎儿

20. 无补体参与的超敏反应性疾病是（　　）
A. 新生儿溶血症
B. 药物溶血性贫血

C. 类 Arthus 反应
D. 甲状腺功能亢进
E. 血清病

21. 属于Ⅲ型超敏反应的疾病是（　　）
A. 血清过敏性休克
B. 接触性皮炎
C. 类风湿性关节炎
D. 新生儿溶血症
E. 血管性水肿

22. 属于Ⅱ型超敏反应的疾病是（　　）
A. 血清过敏性休克
B. 接触性皮炎
C. 类风湿性关节炎
D. 新生儿溶血症
E. 血管性水肿

23. 属于Ⅳ型超敏反应的疾病是（　　）
A. 血清过敏性休克
B. 接触性皮炎
C. 类风湿性关节炎
D. 新生儿溶血症
E. 血管性水肿

24. 类风湿因子是一类自身抗体，特异性结合的成分是（　　）
A. 自身 IgG
B. 自身 IgM
C. 自身变性的 IgM
D. 自身变性的 IgG
E. 自身变性的 IgA

25. 与Ⅳ型超敏反应无关的成分是（　　）
A. $CD4^+$ Th1 细胞
B. B细胞
C. 细胞因子
D. $CD8^+$ CTL 细胞
E. 巨噬细胞

26. 发生机制不属于Ⅳ型超敏反应的是（　　）
A. 接触性皮炎
B. 结核菌素试验
C. 移植排斥反应
D. 结核病
E. 特应性皮炎

27. 蜂毒中的磷脂酶 A2 可引起（　　）
A. 全身过敏反应
B. 消化道过敏反应
C. Ⅱ型超敏反应
D. Ⅲ型超敏反应
E. Ⅳ型超敏反应

28. 青霉素不引起（　　）
A. 过敏性休克
B. 药物溶血性贫血
C. 类似血清病样反应
D. 新生儿溶血症
E. 接触性皮炎

29. 化工产品引起的疾病最常见的是（　　）
A. 过敏性休克
B. 药物溶血性贫血
C. 类似血清病样反应
D. 新生儿溶血症
E. 接触性皮炎

30. Ⅲ型超敏反应的重要病理学特征是（　　）
A. 嗜酸性粒细胞浸润
B. 嗜碱性粒细胞浸润
C. 淋巴细胞浸润
D. 单个核细胞浸润
E. 充血水肿、局部坏死和中性粒细胞浸润

四、问答题

1. Ⅰ型超敏反应具有哪些特性？
2. 简述参与Ⅰ型超敏反应的生物活性介质及其主要作用。
3. 以青霉素为例简述Ⅰ型超敏反应的发生机制及过程。
4. 简述新生儿溶血症的发病机理及预防措施。
5. 简述Ⅲ型超敏反应的发生机制。
6. 简述接触性皮炎的发生机制。

参考答案

二、填空题

1. 速发　过敏反应　细胞毒　细胞溶解　免疫复合物　血管炎　迟发
2. 呼吸道　消化道　皮肤粘膜　IgE　IgG4
3. FcεRⅠ　FcεRⅡ　肥大　嗜碱性粒
4. 数秒钟内　数小时　组胺　6～13小时　数天　新合成的白三烯　血小板活化因子　某些细胞因子
5. 组胺　激肽原酶　白三烯　前列腺素D_2　血小板活化因子
6. 过敏性休克　过敏性鼻炎　过敏性哮喘　过敏性胃肠炎　荨麻疹　湿疹
7. 药物溶血性贫血　粒细胞减少症　血小板减少性紫癜
8. Rh^-　Rh^+　72　Rh抗体
9. 激活补体　激活吞噬细胞　激活NK细胞（ADCC）
10. IgG　IgM
11. Ⅲ　Ⅰ　Ⅳ　Ⅰ
12. 类Arthus　类似血清病样
13. 中分子可溶性　血管基底膜
14. Ⅲ　Ⅱ
15. Ⅰ　Ⅲ　Ⅱ　Ⅳ
16. IFN-γ　TNF-β　IL-2　IL-3　GM-CSF
17. Ⅳ　Ⅲ
18. Ⅳ　细胞

三、单项选择题

1. E	2. D	3. E	4. B	5. C	6. A	7. B	8. C
9. B	10. E	11. D	12. A	13. B	14. C	15. C	16. E
17. A	18. D	19. C	20. D	21. C	22. D	23. B	24. D
25. B	26. E	27. A	28. D	29. E	30. E		

四、问答题

1. 答案参考重点难点内容二。

2. 答案参考重点难点内容四、4.。

3. 答案参考重点难点内容五、1.（1）和四、2.3.。

4. 答案参考重点难点内容七、2.（2）和七、1.（2）。

5. 答案参考重点难点内容八、1.。

6. 答案参考重点难点内容九、1.2.（2）。

（陈育民　白惠卿）

第十四章　免疫学防治

重点难点内容

一、人工免疫的概念和种类

人工免疫就是有计划、有目的的给人体接种抗原、或输注抗体或免疫细胞，使机体获得某种特异性抵抗力，从而达到预防或治疗某种疾病的方法。分为人工主动和被动免疫两种。

1. 人工主动免疫　是用疫苗或类毒素等抗原性物质免疫机体，使之产生特异性免疫应答，从而对相应病原体感染产生抵抗作用的措施，也称为预防接种。用于传染性疾病的特异性预防。

2. 人工被动免疫　是给机体注射含特异性抗体的免疫血清（如抗毒素）或细胞因子等免疫效应分子，以治疗或紧急预防传染性疾病的措施。多用于临床治疗或紧急预防。

3. 两种人工免疫的主要区别见表 14-1。

表 14-1　两种人工免疫的主要区别

区别点	主动免疫	被动免疫
注入物质	抗原制剂	抗体制剂或细胞因子
免疫力出现时间	慢，1～4 周	快，立即产生
免疫力维持时间	长（数月至数年）	较短（2 周至数周）
用途	主要用于预防	主要用于紧急预防或治疗

二、用于人工主动免疫的生物制品

人工免疫所用的各种抗原制剂、免疫血清、免疫细胞制剂、细胞因子以及免疫诊断所用的菌液与抗血清等，因来源于生物体，故统称为生物制品。

1. 常规疫苗　疫苗是用各种病原微生物制备的用于人工主动免疫的抗原性制剂。通常将用细菌制备的生物制品称为菌苗，用病毒、螺旋体、立克次体和衣原体等制成的生物制品称为疫苗；而国际上把以上两类制剂以及类毒素统称为疫苗。习惯上将用灭活或减毒的完整病原体与类毒素制备的疫苗又称为常规疫苗。

（1）死疫苗：选用免疫原性强的病原微生物标准株，经人工大量培养后，用物理或化学方法将其杀死或灭活而制成的生物制品称死疫苗，又称灭活疫苗。常用的有伤寒、副伤寒、百日咳、霍乱、钩端螺旋体、鼠疫、脊髓灰质炎、狂犬病、乙型脑炎、流感、甲肝、斑疹伤寒疫苗等。

（2）活疫苗：是用人工诱导变异或从自然界筛选出来的毒力高度减弱或基本无毒的活的病原微生物制成的生物制品称活疫苗，又称减毒活疫苗。主要有卡介苗（BCG）、脊髓灰质炎、麻疹、腮腺炎、风疹、水痘-带状疱疹、黄热病、腺病毒、轮状病毒疫苗等。

（3）死疫苗与活疫苗的比较见表 14-2。

表 14-2　死疫苗与活疫苗的主要区别

区别点	死疫苗	活疫苗
制剂性状	完整的、无生命的病原微生物	弱或无毒株、有生命的微生物
接种量及次数	量大，2～3 次	量小，1 次
保存及有效期	易保存，较稳定，有效期 1 年	不易保存，4℃数周失效
免疫效果	较差，维持数月至 1 年	较好，维持 1～5 年或更长

（4）类毒素：是将细菌外毒素经 0.3%～0.4%甲醛处理，使其毒性丧失而仍保留其原有免疫原性而制成的生物制品。常用的有白喉类毒素、破伤风类毒素等。

2. 新型疫苗　是用能诱导产生有效保护性反应的病原体抗原成分或 DNA 等制备的疫苗。

（1）亚单位疫苗：是去除病原体中与诱发保护性免疫无关或有害成分，选用有效抗感染免疫成分制成的疫苗。如肺炎球菌和脑膜炎球菌荚膜多糖疫苗、流感病毒血凝素和神经氨酸酶亚单位疫苗、百日咳杆菌丝状血凝素亚单位疫苗等。

（2）结合疫苗：是由细菌荚膜多糖水解物与白喉类毒素化学偶联组成。白喉类毒素为蛋白质载体，他们与荚膜多糖偶联形成的结合疫苗为 T 细胞依赖性抗原。该种疫苗具有良好的免疫作用，可诱导机体产生具有免疫保护作用的 IgG 类抗体。目前已批准使用的有 b 型流感杆菌多糖/肺炎球菌荚膜多糖/脑膜炎球菌 A 群多糖-破伤风类毒素疫苗。

（3）合成肽疫苗：是将具有保护性免疫作用的人工合成的多肽抗原与适当载体结合后组成的疫苗。

（4）基因工程疫苗：包括①重组抗原疫苗，是采用 DNA 重组技术制备的只含保护性抗原组分的基因工程疫苗；目前获准使用的有乙型肝炎重组抗原疫苗、口蹄疫疫苗和莱姆病疫苗等。②重组载体疫苗，又称重组减毒活疫苗；该种疫苗是将编码病原体有效免疫原的基因插入活载体（无/弱毒的病毒或细菌疫苗株）基因组中，接种后目的基因产物可随疫苗株在宿主体内的增殖而大量表达，并由此诱导机体产生相应免疫保护作用。以痘苗病毒作为载体，用来研制和使用的重组载体疫苗有乙型肝炎病毒疫苗、狂犬病毒疫苗、麻疹和单纯疱疹等病毒疫苗；利用伤寒 Ty21a 疫苗株为载体研制的重组载体疫苗有痢疾疫苗。③DNA 疫苗，是将编码病原体有效免疫原的基因插入细菌表达质粒所构建的疫苗，又称基因疫苗或核酸疫苗。目前进入临床试验的 DNA 疫苗有疟疾 DNA 疫苗和 HIVDNA 疫苗。

（5）抗独特型疫苗：用抗独特型抗体（和天然抗原结构相同）作为抗原而制备的疫苗。

三、计划免疫

计划免疫是根据某些特定传染病的疫情监测和人群免疫状况分析，按照规定的免疫程序有计划地进行人群预防接种，提高人群免疫水平，达到控制以至最终消灭相应传染病的目的而采取的重要措施。按规定所有适龄儿童必须接种的项目，主要包括麻疹疫苗、脊髓灰质炎疫苗、百白破三联疫苗和卡介苗（BCG）四种疫苗。

四、预防接种的禁忌证

①免疫功能缺陷，特别是细胞免疫功能低下者。②高热、严重心血管疾病、肝肾病、活动性结核、活动性风湿热、急性传染病、甲亢、严重高血压、糖尿病及正在应用免疫抑制剂者。③妊娠期及月经期。④湿疹及其他严重皮肤病者不宜作皮肤划痕法接种。

五、免疫治疗的概念

免疫治疗是利用免疫学原理，针对疾病的发生机制，用各类生物制品或药物来增强或抑制免疫应答，以调整免疫功能，维护机体免疫功能的相对稳定性，达到治疗疾病的目的所采取的措施。

六、以抗体为基础的免疫治疗

1. 抗毒素　是用类毒素对马进行免疫接种后获得的免疫血清，内含针对外毒素的抗体，对相应外毒素具有中和作用，故称抗毒素。主要用于治疗和紧急预防外毒素所致的疾病。常用的有白喉抗毒素、破伤风抗毒素、肉毒抗毒素和气性坏疽多价抗毒素等。

2. 人丙种球蛋白　人丙种球蛋白分为血浆丙种球蛋白和胎盘丙种球蛋白，它们分别从正常人血浆和孕妇胎盘组织中提取获得。人丙种球蛋白可用于麻疹、脊髓灰质炎和甲型肝炎等病毒感染性疾病的紧急预防，也可用于丙种球蛋白缺乏症的治疗。

3. 抗淋巴细胞抗体　是用人外周血淋巴细胞作为抗原，免疫动物后获得的针对人淋巴细胞表面抗原的抗体。可用来延长移植物存活时间，也可用来治疗某些自身免疫性疾病。

4. 抗细胞表面标志性 CD 分子单克隆抗体　如抗 CD3 和 CD4 单克隆抗体可分别与成熟 T 细胞表面的 CD3 分子和 Th 细胞表面的 CD4 分子结合，并在补体作用下使上述单克隆抗体结合的 T 细胞溶解破坏，从而有效控制急性排斥反应的发生。

5. 抗体导向药物治疗　是将化疗药物、毒素、同位素等细胞毒性物质与肿瘤细胞特异性抗体相连接，利用抗体的导向作用，将细胞毒性物质携带至肿瘤病灶局部，特异性杀伤肿瘤细胞的治疗方法。

6. 基因工程抗体　①嵌合抗体，是将鼠源性抗体的可变区与人抗体恒定区嵌合组成的基因工程抗体，这种鼠-人嵌合抗体可减轻鼠源性抗体诱发的免疫反应，减少由此产生的副作用。②人源化抗体，将小鼠抗体分子的 CDR 序列移植到人类抗体可变区框架中形成的抗体，又称 CDR 移植抗体。该种抗体可进一步消除鼠源性序列引起的免疫反应。

七、以细胞为基础的免疫治疗

1. 造血干细胞移植　移植所用的造血干细胞可来自骨髓、外周血和脐血细胞。

2. 免疫效应细胞过继免疫治疗　取自体淋巴细胞经体外激活、增殖后回输患者，直接杀伤肿瘤细胞或激发机体抗肿瘤免疫效应的治疗方法称为过继免疫治疗。

八、以药物为基础的免疫治疗

1. 生物应答调节剂（BRM）　是具有促进和调节免疫功能的生物制剂，通常对免疫功能正常者无影响，而对免疫功能异常，特别是免疫功能低下者有促进或调节作用。生物应答调节剂又称免疫增强剂，已广泛用于肿瘤、感染、自身免疫病和免疫缺陷病的治疗。常用的生物应答调节剂包括微生物及其产物（如卡介苗、胞壁酰二肽、短小棒状杆菌、溶血性链球菌 Su 等）、细胞因子（如 IFN、GM-CSF、TNF、IL-3、IL-2、IL-12 等）、中草药（如人参、黄芪、枸杞等）、植物多糖（如香菇多糖、灵芝多糖）和某些化学合成药物（如左旋咪唑、西咪替丁、异丙肌苷等）。

2. 免疫抑制剂　是一类能够抑制机体免疫功能的生物或非生物制剂，主要用于治疗自身免疫性疾病和抑制移植排斥反应的发生。

（1）化学合成药物：糖皮质激素（如泼尼松、地塞米松等）、环磷酰胺、硫唑嘌呤等。

（2）微生物制剂：环孢素 A（CsA）、FK-506。

（3）中草药：雷公藤多苷。

测试题

一、名词解释

1. 人工主动免疫
2. 人工被动免疫
3. 生物制品
4. 常规疫苗
5. 疫苗
6. 死疫苗
7. 活疫苗
8. 类毒素
9. 新型疫苗
10. 亚单位疫苗
11. 结合疫苗
12. 合成肽疫苗
13. 重组抗原疫苗
14. 重组载体疫苗
15. DNA 疫苗
16. 抗独特型疫苗
17. 抗毒素
18. 计划免疫
19. 免疫治疗
20. 免疫增强剂
21. 嵌合抗体
22. 人源化抗体

二、填空题

1. 用于人工主动免疫的生物制品主要有__________、__________等。
2. 能用于人工被动免疫的生物制品有__________、__________、__________等。
3. 常用的生物制品有__________、__________、__________、__________、__________、__________等。
4. 计划免疫项目包括__________、__________、__________、__________等。
5. 新型疫苗主要有__________、__________、__________、__________等。
6. 人工免疫包括__________和__________。

三、单项选择题

1. 下列属于自然被动免疫的是（　　）
   A. 通过隐性感染获得的免疫
   B. 通过注射抗体获得的免疫
   C. 通过注射类毒素获得的免疫
   D. 通过初乳、胎盘获得的免疫
   E. 天然血型抗体的产生
2. 患传染病后获得的免疫称为（　　）
   A. 主动免疫
   B. 自然主动免疫
   C. 被动免疫
   D. 人工主动免疫
   E. 天然被动免疫
3. 下列可用于免疫功能低下宿主的疫苗是（　　）
   A. 麻疹疫苗
   B. 脊髓灰质炎疫苗
   C. 卡介苗
   D. 乙肝疫苗

E. 腮腺炎减毒活疫苗

4. 下列不是常用的免疫增强剂的物质是（　　）
A. 卡介苗
B. 灵芝多糖
C. 左旋咪唑
D. CD4 单克隆抗体
E. 白细胞介素 2

5. 下列几种结论中正确的是（　　）
A. 隐性感染后获得的免疫称为自然被动免疫
B. IgG 或 SIgA 抗体能使机体产生自然被动免疫
C. 注入抗毒素后产生的免疫为人工主动免疫
D. 接种疫苗后产生的免疫称为人工被动免疫
E. 通过胎盘获得的免疫称为自然主动免疫

6. 关于抗毒素使用，不正确的描述是（　　）
A. 可能发生过敏反应，故用药前应做过敏试验
B. 治疗时要早期足量使用
C. 因抗毒素可以中和外毒素，从而提高机体特异性抗病能力，故可作为免疫增强剂，多次给儿童注射
D. 可采取脱敏疗法
E. 只能用于紧急预防或治疗

7. 具有免疫增强作用的细菌有（　　）
A. 结核杆菌
B. 短小棒状杆菌
C. 大肠杆菌
D. 白喉杆菌
E. 绿脓杆菌

8. 下列疾病不能用抗毒素进行紧急预防或特异性治疗的是（　　）
A. 破伤风
B. 气性坏疽
C. 白喉
D. 肉毒中毒
E. 脑膜炎

9. 下列生物制品中为活疫苗的是（　　）
A. 乙脑疫苗
B. 百日咳疫苗
C. 麻疹疫苗
D. 伤寒疫苗
E. 流脑疫苗

10. 下列生物制品中为死疫苗的是（　　）
A. 脊髓灰质炎疫苗
B. 卡介苗
C. 麻疹疫苗
D. 狂犬病疫苗
E. 腮腺炎疫苗

11. 具有免疫增强作用的药物是（　　）
A. 泼尼松
B. 环磷酰胺
C. 环胞素 A
D. 左旋咪唑
E. 地塞米松

12. 具有免疫抑制作用的制剂是（　　）
A. 雷公藤多苷
B. 卡介苗
C. 短小棒状杆菌
D. 胞壁酰二肽
E. 香菇多糖

13. 我国实施的儿童计划免疫程序规定新生儿期仅可接种（　　）
A. 脊髓灰质炎疫苗
B. 卡介苗
C. 百白破三联疫苗
D. 麻疹疫苗
E. 乙脑疫苗

14. 百白破三联疫苗属于（　　）
A. 活疫苗
B. 亚单位疫苗
C. 合成肽疫苗
D. 基因工程疫苗
E. 常规疫苗

四、问答题

1. 比较人工主动免疫与人工被动免疫的异同点。

2. 比较死疫苗与活疫苗的特点有何不同?
3. 预防接种时有哪些禁忌证?

参考答案

二、填空题

1. 疫苗　类毒素
2. 抗毒素　胎盘球蛋白　丙种球蛋白
3. 疫苗　类毒素　免疫血清　免疫细胞制剂　细胞因子　免疫诊断用品
4. 麻疹疫苗　脊髓灰质炎疫苗　百白破三联疫苗　卡介苗
5. 亚单位疫苗　合成肽疫苗　基因工程疫苗　抗独特型疫苗
6. 人工主动免疫　人工被动免疫

三、单项选择题

1. D	2. B	3. C	4. D	5. B	6. C	7. B	8. E
9. C	10. D	11. D	12. A	13. B	14. B		

四、问答题

1. 答案参见重点难点内容一、3.。

2. 答案参见重点难点内容二、1.(3)。

3. 答案参见重点难点内容四。

(宋鸿儒　陈育民)

第十五章　免疫学检测

重点难点内容

一、免疫学检测的概念及特点

免疫学检测是应用免疫学原理及检测技术，对抗原、抗体、细胞因子、免疫细胞及其功能等的测定。免疫学检测技术具有特异性高、敏感性强、操作简便、反应快速、可以自动化等特点。

二、免疫细胞的分离与纯化

1. 外周血单个核细胞（PBMC）　包括淋巴细胞和单核细胞，是免疫学实验中最常用的细胞。常用的分离方法是葡聚糖-泛影葡胺（又称淋巴细胞分离液）密度梯度离心法。经离心后红细胞沉于管底；多形核白细胞分布于红细胞层与分离液之间；单个核细胞则分布于血浆层与分离液界面。此种分离方法获得的PBMC，其纯度可达95％。

2. 淋巴细胞的分离与纯化方法　①玻璃粘附法，收获未粘附细胞即为相对较纯的淋巴细胞；②E花环分离法，用低渗法裂解花环中SRBC，获得纯化T细胞，B细胞则可直接取自分层液的界面；③尼龙毛柱分离法，T细胞不易粘附，故先冲下的细胞群中，80％～90％为T细胞；④免疫吸附分离法（洗淘法），如用抗CD4抗体包被聚苯乙烯培养板，可将$CD4^+$ T细胞与$CD8^+$ T细胞相分离；⑤补体细胞毒分离法，如用抗CD3单抗和补体可破坏人T细胞，从而有效地分离出B细胞群；⑥免疫磁珠（IMB）分离法，弃去悬液中游离的细胞，将免疫磁珠结合的细胞解离，即可获得具有某种表面标志的淋巴细胞；⑦流式细胞术分离法，具有分选功能，借助光电效应，微滴通过电场时出现不同偏向，可分类收集所需的细胞和其亚群。分选纯度高达95％以上，且可保持细胞活性，可供进一步研究使用。从而可分选出用特异性荧光抗体标记的阳性细胞。

三、免疫细胞功能检测

1. T细胞功能检测　①常用丝裂原（如PHA、ConA）或抗CD3单克隆抗体等做T细胞增殖试验，其方法有形态观察法（正常人群外周血的PHA淋巴细胞转化率为60％～80％）、^{3}H-TdR掺入法和MTT法；②细胞毒试验，常用^{51}Cr释放法；③常用结核菌素、结核菌素纯蛋白衍生物、麻风菌素、链激酶-链道酶、念珠菌素、植物血凝素等做皮肤试验。

2. B细胞功能检测　①常用富含SPA的金黄色葡萄球菌菌体及抗人IgM抗体做人B细胞增殖试验或用细菌脂多糖（LPS）做小鼠B细胞增殖试验；②常用溶血空斑试验测定抗体形成细胞数；③测定血清中免疫球蛋白的含量。

3. NK细胞活性测定　常用^{51}Cr释放法和乳酸脱氢酶释放法。

4. 吞噬细胞功能测定　常用琼脂糖凝胶法和过氧化物酶测定法测定中性粒细胞的趋化功能。常用细菌吞噬试验测定中性粒细胞的吞噬功能。常用硝基四氮唑蓝（NBT）还原试验测定中性粒细胞的胞内杀菌功能。常用炭粒廓清试验和鸡红细胞吞噬试验测定巨噬细胞的吞噬功能。

四、血清学反应及其特点

在一定条件下，抗原抗体特异性结合后可出现肉眼可见或仪器可检测到的反应，称为抗原抗体反应。在体外可用已知的抗原（或抗体）来检测相应未知的抗体（或抗原）。因抗体主要存在于血清中，体外的抗原抗体反应又称为血清学反应。抗原抗体反应具有：①高度的特异性；②表面结合为可逆性反应；③二者的浓度和比例要合适；④其反应分为特异性结合和肉眼可见两个阶段等特点。

抗原表位与抗体分子超变区二者是互补性的特异性结合，但并不形成牢固的共价键。抗原抗体的结合依靠二者的疏水键、离子键、氢键和范德华引力等。其中最主要的是疏水键。抗原与抗体的结合力通常用亲和力和亲合力来表示，亲和力是指抗体分子一个抗原结合部位与一个相应抗原表位之间的结合强度；亲合力是指反应系统中复杂抗原与相应抗体之间的结合强度。亲合力与亲和力有关，也与抗体的结合价和抗原的有效决定簇数目相关。

五、影响抗原抗体反应的因素

1. 反应物自身因素　抗原的理化性状、抗原决定簇的数目和种类均可影响抗原抗体反应结果。如颗粒性抗原与相应抗体结合后可出现凝集，而可溶性抗原与相应抗体结合后则出现沉淀。不同动物来源的抗体，其反应性不同：如家兔及大多数动物的免疫血清等价带较宽，马等大动物和人的免疫血清等价带较窄，家禽免疫血清不能结合哺乳动物的补体，单克隆抗体不适用于凝集反应和沉淀反应。免疫动物 3 周后获得的抗体，其特异性较好，亲和力也较高。合适的浓度才出现明显的可见反应。

2. 环境条件（反应条件）因素　包括电解质（因在电解质作用下，抗原抗体复合物失去较多负电荷，从而使之彼此连接出现肉眼可见的凝集或沉淀现象）、温度（最适温度是 37℃）和酸碱度。

六、抗原抗体体外检测常用的方法

1. 凝集反应　在一定条件下，细菌、细胞等颗粒性抗原与相应抗体结合后，形成肉眼可见凝集团块的现象，称为凝集反应。其方法有：①直接凝集反应包括玻片凝集（定性）和试管凝集（定量）；②间接凝集反应包括间接血球凝集、间接乳胶凝集和反向间接凝集以及 Coombs 试验等；③间接凝集抑制试验；④协同凝集试验等。

2. 沉淀反应　在一定条件下，血清蛋白、细菌滤液及组织浸出液等可溶性抗原与相应抗体结合后，形成肉眼可见的沉淀物或仪器可检出的沉淀现象，称为沉淀反应。在半固体琼脂凝胶中进行的沉淀反应，是使可溶性抗原和抗体在凝胶中扩散，在比例合适处相遇形成肉眼可见的白色沉淀现象，故称为琼脂扩散或免疫扩散。根据试验时是抗原与抗体二者，还是其中一者发生扩散而分为单免疫扩散与双免疫扩散，前者是一种定量试验，敏感性较高，可用来测定血清中 IgG、IgM、IgA 和补体如 C3 等含量；后者为定性试验，常用于检测抗原或抗体的浓度、组成和两种抗原的相关性。将琼脂扩散与电泳技术结合，又衍生出了对流电泳、火箭电泳和免疫电泳等多种检测方法。免疫比浊是根据可溶性抗原与抗体在液相中特异性结合，可形成一定大小的抗原抗体复合物，使反应液出现一定的浊度，用浊度仪测定各反应体系的浊度，绘制出标准曲线，便可根据检测的浊度，从标准曲线中获知样品中抗原的含量。本法快速、简便，可替代单免疫扩散测定 Ig 等可溶性抗原的含量。

3. 免疫标记反应　又称免疫标记技术，是将抗原抗体反应与标记技术结合在一起，用以测定抗原或抗体的一种试验方法。为提高抗原和抗体检测的灵敏性，可用易显示的物质标记已知的抗原或抗体，通过检测标记物，间接测定待检抗体或抗原。常用的标记物有酶、荧光素、放射性同位素、生物素-亲和素、胶体金及铁蛋白等，标记后的标记物质与抗体或抗原仍保留原有的特性和免疫学活性。

（1）荧光免疫技术：是用荧光素标记特异性抗体（简称荧光抗体）或抗原作为标准试剂，用于相应抗原或抗体的分析鉴定和定量测定。荧光免疫技术包括荧光抗体染色技术和荧光免疫测定。前者是用荧光抗体对细胞、组织切片或其他标本中的抗原进行鉴定和定位检测，可用荧光显微镜直接观察（荧光免疫显微技术）或用流式细胞仪进行自动分析检测（流式荧光免疫技术）；后者是应用荧光标记的抗体或抗原测定体液标本中相应抗原或抗体的荧光免疫测定。荧光抗体染色技术有直接法、间接法和补体法。

（2）放射免疫技术：是用放射性核素标记抗原或抗体进行免疫学检测的技术。标记所用的放射性核素主要包括：^{125}I、^{131}I、^{3}H、^{15}C、^{32}P 等。本法主要用于微量物质如胰岛素、生长激素、甲状腺素、孕酮等激素及吗啡、地高辛等药物和 IgE 的测定。方法有放射免疫测定（RIA）和免疫放射测定或免疫放射量度分析（IRMA）。

（3）酶免疫技术：是以酶标记的抗体或抗原作为主要试剂，将酶对底物的高效专一催化作用与抗原抗体反应的高度特异性相结合的一种测定技术。根据酶作用于底物后的显色反应，对抗原或抗体进行定位、定性或定量的测定分析。常用的酶有辣根过氧化物酶（HRP）和碱性磷酸酶（AP)。酶免疫技术可分为酶免疫组化技术和酶免疫测定（EIA）两大类。前者主要用于细胞、组织切片或其他标本中抗原（抗体）的定位和定性检测；后者主要用于体液标本中抗原或抗体的定性和定量分析。EIA 又可根据抗原抗体反应后，是否需要分离结合的与游离的酶标记物，而分为均相酶免疫测定和非均相酶免疫测定两种类型。非均相酶免疫测定根据是否使用固相支持物作为抗体（抗原）的载体，又可分为液相和固相酶免疫测定两种类型。固相酶免疫测定是将抗原（抗体）吸附在固相支持物（载体）上，使免疫反应在固相载体上进行，然后借助与固相抗原抗体复合物或固相抗体（抗原）特异结合的酶标记物催化底物的显色反应，测定标本中抗原（抗体）的含量；其特点是只需经过固相的洗涤，就可达到抗原抗体复合物与其他物质的分离，大大简化了操作步骤。

常用的有：①ELISA，是利用抗原或抗体蛋白能非特异性的吸附于聚苯乙烯等固相载体表面的特性，使抗原抗体反应在固相载体表面进行的一种酶免疫技术，可用于多种可溶性抗原与抗体的检测，其方法有测抗原的双抗体夹心法或双位点一步法、竞争法和测抗体的间接法、捕获法（MAC-ELISA）等；②均相酶免疫测定，最常用的是酶扩大免疫测定技术（EMIT），常用于半抗原或小分子抗原如药物、激素、毒品、兴奋剂等的测定；③斑点-ELISA（dot-ELISA）；④斑点酶免疫渗滤试验（DIEFA）；⑤BAS-ELISA，是生物素-亲和素系统（BAS）与 ELISA 的组合应用技术；⑥免疫印迹法，又称 Western 印迹法或酶联免疫电转移印斑法。

测试题

一、名词解释

1. 血清学反应　　　　2. 凝集反应

3. 沉淀反应
4. 免疫标记技术
5. 免疫学检测
6. 直接凝集反应
7. 间接凝集反应
8. 亲和力
9. 亲合力

二、填空题

1. 外周血单个核细胞包括__________和__________。
2. 用于分离与纯化淋巴细胞的方法有__________、__________、__________、__________、__________、__________和__________。
3. 检测T细胞功能的试验有__________、__________和__________等。
4. T细胞增殖试验常用的方法有__________、__________和__________等。
5. 细胞毒试验是检测__________和__________细胞功能的试验。
6. 检测B细胞功能的试验有__________、__________和__________等。
7. 表示吞噬细胞吞噬功能的指标是__________和__________。
8. 影响抗原抗体反应的抗原因素包括__________、__________和__________。
9. 影响抗原抗体反应的环境条件因素包括__________、__________和__________。
10. 直接凝集反应是__________抗原__________与相应抗体结合所出现的凝集，包括__________和__________两种检测方法，前一种是__________试验，后一种是__________试验。
11. 对流免疫电泳是一种将__________和__________结合在一起的检测方法；而火箭电泳是将__________和__________结合在一起的检测方法，检测时将内含__________孔侧置于电泳槽的阴极端。
12. 常用的荧光免疫组化技术有__________、__________和__________。
13. 常用的ELISA双抗体夹心法的操作步骤是__________＋__________＋__________＋__________。
14. 酶免疫技术可分为__________和__________两大类。
15. 酶免疫技术常用的酶有__________和__________。
16. 检测血液中各类Ig补体成分的方法有__________、__________、__________、__________等。
17. 检测组织标本中的抗原常用的方法是__________和__________。

三、单项选择题

1. 溶血空斑试验是检测（　　）
   A. T细胞功能
   B. B细胞功能
   C. 吞噬功能
   D. NK细胞功能
   E. 肥大细胞功能
2. 结核菌素试验是检测（　　）
   A. T细胞功能
   B. B细胞功能
   C. 吞噬功能
   D. NK细胞功能
   E. 肥大细胞功能
3. 下列哪种作用与抗原抗体分子的结合**无关**（　　）
   A. 肽键
   B. 疏水键
   C. 离子键
   D. 氢键

E. 范德华引力

4. 下列哪种因素与抗原抗体反应出现肉眼可见现象无关（　　）

A. 抗原抗体的比例

B. 抗原抗体的浓度

C. 环境中电解质

D. 酸碱度

E. 抗原抗体的含糖量

5. 能与 SRBC 形成 E 玫瑰花结的细胞是（　　）

A. T 淋巴细胞

B. B 淋巴细胞

C. NK 细胞

D. 树突状细胞

E. 肥大细胞

6. 检测 T 细胞功能的试验是（　　）

A. 溶血空斑试验

B. 细胞毒试验

C. 吞噬试验

D. 血清中免疫球蛋白的测定

E. Coombs 试验

7. 外周血单个核细胞是指（　　）

A. 单核细胞

B. 淋巴细胞

C. NK 细胞

D. 嗜碱性粒细胞

E. 单核细胞和淋巴细胞

8. 正常人外周血的 PHA 淋巴细胞转化率为（　　）

A. 90％

B. 60％～80％

C. 50％

D. 35％

E. 15％～40％

9. 炭粒廓清试验是检测（　　）

A. T 细胞功能

B. B 细胞功能

C. NK 细胞功能

D. 巨噬细胞功能

E. 红细胞功能

10. 关于抗原抗体结合的亲合力错误的是（　　）

A. 与抗原抗体的亲和力有关

B. 是反应系统中复杂抗原与相应抗体之间的结合强度

C. 与抗原抗体的浓度有关

D. 与抗体的结合价有关

E. 与抗原的有效决定族的数目有关

11. 用已知抗原检测未知抗体相对含量时常用（　　）

A. 玻片直接凝集

B. 协同凝集

C. 间接凝集

D. 间接凝集抑制

E. 试管直接凝集

12. 间接凝集抑制试验阳性结果应为（　　）

A. 对照侧凝集试验侧不凝集

B. 对照侧不凝集试验侧凝集

C. 对照侧与试验侧均不凝集

D. 对照侧与试验侧均凝集

E. 以上均不是

13. 对协同凝集试验的描述错误的是（　　）

A. 原理类似于反向间接凝集试验

B. 载体是葡萄球菌

C. 可用于检测未知抗原

D. 可用于检测脑膜炎球菌的抗体

E. 可用于流脑、伤寒的早期诊断

14. 检测未知抗原时一般不采用（　　）

A. Coombs 试验

B. 对流免疫电泳

C. 免疫比浊

D. ELISA 的双抗体夹心法

E. 直接凝集反应

15. 不能用于检测细菌浸出液等可溶性抗原的试验是（　　）

A. 反向间接凝集

B. 直接凝集

C. 对流免疫电泳

D. 免疫扩散

E. ELISA

16. 鉴定人类 ABO 血型的试验是（　　）
A. 直接凝集
B. 间接凝集
C. 间接血凝
D. 间接凝集抑制
E. 协同凝集
17. 琼脂扩散试验属于（　　）
A. 直接凝集反应
B. 间接凝集反应
C. 协同凝集反应
D. 沉淀反应
E. 中和反应
18. 沉淀反应不包括（　　）
A. 单免疫扩散
B. 免疫电泳
C. 荧光免疫组化
D. 免疫比浊
E. 火箭电泳
19. 检测抗原最常用的 ELISA 是（　　）
A. 双抗体夹心法
B. 竞争法
C. 间接法
D. 捕获法
E. 双抗原夹心法
20. 下列哪种物质不能用于检测细胞免疫功能（　　）
A. 结核菌素
B. 念珠菌素
C. 肉毒毒素
D. 麻风菌素
E. 植物血凝素
21. 与抗原抗体结合无关的因素（　　）
A. 抗原抗体结构的互补性
B. 反应温度
C. 反应体系的酸碱度
D. 反应体系的离子强度
E. 抗原分子量的大小
22. 用于分析两种抗原相关性的试验是（　　）
A. 单免疫扩散
B. 双免疫扩散
C. 免疫电泳
D. 火箭电泳
E. 免疫比浊
23. T 细胞增殖试验可采用（　　）
A. ^{51}Cγ 稀释法
B. 溶血空斑试验
C. ^{3}H-TdR 渗入法
D. 结核菌素试验
E. 吞噬试验
24. 检测 NK 细胞杀伤作用的是（　　）
A. ^{51}Cγ 稀释法
B. 溶血空斑试验
C. ^{3}H-TdR 渗入法
D. 结核菌素试验
E. 吞噬试验
25. Coombs 试验可用来检测（　　）
A. 完全抗原
B. 不完全抗原
C. 双价抗体
D. 单价抗体
E. 抗原抗体复合物
26. 用鼠抗人 CD3 的单抗做间接免疫荧光染色可检测的细胞是（　　）
A. T 细胞
B. B 细胞
C. NK 细胞
D. 单核细胞
E. 中性粒细胞
27. 用鼠抗人 CD19 的单抗做间接免疫荧光染色可检测的细胞是（　　）
A. T 细胞
B. B 细胞
C. NK 细胞
D. 单核细胞
E. 中性粒细胞
28. 人类 B 细胞在体外培养时，受到下列哪种物质的刺激后可发生增殖（　　）
A. PHA
B. ConA
C. SPA

D. LPS
E. 以上均可
29. 人类 T 细胞在体外培养时，受到下列哪种物质的刺激后可发生增殖（　　）
A. PHA
B. ConA
C. PWM
D. 抗 CD3 抗体
E. 以上均可
30. 将抗体吸附在红细胞表面与相应抗原结合出现的凝集反应称为（　　）
A. 间接乳凝
B. 间接血凝
C. 间接凝集抑制试验
D. 反向间接血凝
E. 抗球蛋白试验
31. 临床上常用的妊娠诊断试验的原理是（　　）
A. 间接乳凝
B. 间接血凝
C. 间接凝集抑制试验
D. 反向间接血凝
E. 抗球蛋白试验
32. 临床上检测类风湿因子常用（　　）
A. 间接乳凝
B. 间接血凝
C. 间接凝集抑制试验
D. 反向间接血凝
E. 抗球蛋白试验
33. 免疫浊度测定属于（　　）
A. 凝集反应
B. 中和反应
C. 沉淀反应
D. 酶免疫技术
E. 放射免疫技术
34. 下列哪种抗原为可溶性抗原（　　）
A. 人红细胞
B. 人肝细胞
C. 细菌外毒素
D. 伤寒沙门菌
E. 绵羊红细胞
35. 能定量检测病人血清中特异性抗体的试验是（　　）
A. 玻片凝集
B. 试管凝集
C. 间接乳凝
D. 间接血凝
E. 协同凝集

四、问答题

1. 简述抗原抗体反应的特点。
2. 简述影响抗原抗体反应的因素。

参考答案

二、填空题

1. 淋巴细胞　单核细胞
2. 玻璃粘附法　E 花环分离法　尼龙毛柱分离法　免疫吸附分离法　补体细胞毒分离法　免疫磁珠分离法　流式细胞术分离法
3. T 细胞增殖试验　细胞毒试验　皮肤试验
4. 形态观察法　^{3}H-TdR 掺入法　MTT 法
5. CTL　NK
6. B 细胞增殖试验　溶血空斑试验　血清中 Ig 含量的测定

7. 吞噬率　吞噬指数
8. 理化性状　抗原决定簇的数目　种类
9. 电解质　酸碱度　温度
10. 颗粒性　直接　玻片法　试管法　定性　定量
11. 双免疫扩散　电泳技术　单免疫扩散　电泳技术　抗原
12. 直接法　间接法　补体法
13. 固相抗体（包被）　待测抗原　酶标抗体　底物显色反应
14. 酶免疫组化技术　酶免疫测定
15. 辣根过氧化物酶　碱性磷酸酶
16. 单免疫扩散　火箭电泳　免疫比浊　放射免疫技术
17. 荧光免疫组化　酶免疫组化

三、单项选择题

1. B	2. A	3. A	4. E	5. A	6. B	7. E	8. B
9. D	10. C	11. E	12. A	13. D	14. A	15. B	16. A
17. D	18. C	19. A	20. C	21. E	22. B	23. C	24. A
25. D	26. A	27. B	28. C	29. E	30. D	31. C	32. A
33. C	34. C	35. B					

四、问答题

1. 答案参见重点难点内容四。

2. 答案参见重点难点内容五。

（陈育民）

第二篇

医学微生物学

第十六章　医学微生物学概述

重点难点内容

一、微生物的概念

微生物是一大类肉眼不能直接观察到，必须借助显微镜放大几百倍乃至几万倍后方能看到的微小生物的总称。微生物具有形体微小、结构简单、种类繁多、分布广泛、繁殖迅速、容易培养、便于保存、适应性强、容易变异、吸收量大与转化快等特点。

二、微生物的分类

1. 根据其结构与化学组成分类

（1）非细胞型微生物：该类微生物无细胞结构，缺乏产生能量的酶系统，能通过滤菌器，由单一类型的核酸（RNA/DNA）和蛋白质外壳组成，必须在活细胞内才能增殖。病毒、亚病毒为此类微生物。

（2）原核细胞型微生物：该类微生物具备细胞结构，但细胞核分化程度低，仅有核质即DNA盘绕而成的拟核，无核膜和核仁，不具备核的形态，除核糖体外无其他细胞器。该类微生物包括细菌、衣原体、立克次体、支原体、螺旋体和放线菌。

（3）真核细胞型微生物：该类微生物的细胞核分化程度较高，具有核膜和核仁，具备典型的细胞核形态，胞质内具有多种完整的细胞器如内质网、高尔基体、线粒体等，行有丝分裂。真菌与藻类等属于此类微生物。

2. 根据生物种的特征分类

（1）病毒：是一类外围有蛋白质衣壳或有更复杂的包膜包裹，中间仅有一种类型核酸，必须进入易感宿主的活细胞内才能增殖的感染因子。

（2）细菌：是一类具有细胞壁、以二分裂增殖的单细胞原核细胞型微生物。

（3）支原体：是一类缺乏细胞壁，呈多形态性，可通过滤菌器，能在无生命培养基中生长繁殖的最小的原核细胞型微生物。因其能形成有分枝的长丝，故称之为支原体。

（4）衣原体：是一类具有细胞壁，能通过滤菌器，以二分裂法增殖有独特发育周期，专性活细胞内寄生的原核细胞型微生物。

（5）立克次体：是一类介于细菌与病毒之间，具有细胞壁，革兰阴性，以二分裂法增殖，专性活细胞内寄生的原核细胞型微生物。为纪念首先发现斑点热病原体并不幸感染而牺牲的美国青年医生 Howard Taylor Ricketts 而命名。

（6）螺旋体：是一类介于细菌和原虫之间，具有细胞壁、内鞭毛和外膜，运动活泼，以二分裂法增殖的原核细胞型微生物。因菌体为细长、柔软、呈螺旋状弯曲而得名。

（7）放线菌：是一类具有细胞壁，以无性孢子方式繁殖的丝状、呈分枝生长的单细胞原核细胞型微生物。因菌丝呈放射状或放线状生长而得名。

（8）真菌：是一类具有细胞壁，无叶绿素，以寄生或腐生方式生存，少数为单细胞，多数为多细胞，大小差别很大，既能进行无性繁殖，也能进行有性繁殖的真核细胞型微生物。

三、病原微生物的概念

自然界存在的绝大多数微生物对人类和动植物的生存是有益无害的，有些甚至是必需的。但微生物中也有一小部分可引起人类与动植物的疾病，将这些微生物称为致病微生物或病原微生物。如引起人类伤寒、痢疾、结核、肝炎、梅毒等疾病的病原体。

四、正常微生物群及其作用

1. 正常微生物群　人类和动物的体表及与外界相通的腔道如口、鼻、咽部、肠道、泌尿生殖道、外耳道等，也存在着微生物。存在于人体各部位的微生物在正常情况下，这些微生物对人类是有益无害的，故称之为正常微生物群或正常菌群。

2. 正常菌群的作用　正常菌群对人体具有：

（1）营养作用：即正常菌群参与蛋白质、糖类与脂类的代谢，促进营养物的吸收，还能合成维生素 B、维生素 C、维生素 K 等供人体利用。

（2）生物拮抗作用：即正常菌群具有抑制致病微生物生长繁殖的作用。

（3）免疫调节作用：即正常菌群的存在可促进机体免疫器官的发育成熟，可作为与机体终生相伴的抗原库，刺激机体产生免疫应答，使机体对致病微生物保持一定程度的免疫力。

（4）抗肿瘤作用：肠道中的双歧杆菌能明显促进吞噬细胞的吞噬活性，提高机体抗肿瘤的能力；同时还发现高龄老人体内双歧杆菌的含量明显高于其他人群，这说明正常菌群还有抗衰老的作用。

五、微生物学与医学微生物学的概念

1. 微生物学　是研究微生物在一定条件下的形态结构、生命活动和规律，以及与人类、动植物、自然界相互关系的一门科学。它是生命科学中的一门重要学科。

2. 医学微生物学　是主要研究与人类疾病有关的致病及条件致病微生物的生物学特性、致病机制、机体的抗感染免疫、检测方法以及相关感染性疾病的防治措施的一门科学。

测试题

一、名词解释

1. 微生物
2. 病毒
3. 细菌
4. 支原体
5. 衣原体
6. 立克次体
7. 螺旋体
8. 放线菌
9. 真菌
10. 致病微生物
11. 正常微生物群
12. 微生物学
13. 医学微生物学

二、填空题

1. 非细胞型微生物为一类无__________，缺乏__________，必须在__________才能增殖的微生物，如__________、__________属于此类微生物。
2. 属于原核细胞型微生物的有__________、__________、__________、__________、__________和__________等。
3. 正常微生物群对人体具有__________、__________、__________和__________等作用。

三、单项选择题

1. 对微生物正确的叙述是（　　）
   A. 体形小于 1mm 的微小生物
   B. 自然界存在数量非常少的小生物
   C. 不具备细胞结构的微小生物
   D. 在自然界生存力非常弱的小生物
   E. 以上均是错误的
2. 属于真核细胞型微生物的是（　　）
   A. 病毒
   B. 细菌
   C. 支原体
   D. 真菌
   E. 螺旋体
3. 正常人体一般为无菌的部位是（　　）
   A. 外耳道
   B. 胆囊
   C. 阴道
   D. 小肠
   E. 尿道口
4. 对细菌的叙述正确的是（　　）
   A. 为多细胞生物
   B. 泛指所有的原核细胞型微生物
   C. 均是人体正常微生物群的成员
   D. 大多数细菌可引起人类的疾病
   E. 以上均正确
5. 原核细胞型微生物不包括（　　）
   A. 亚病毒
   B. 立克次体
   C. 衣原体
   D. 螺旋体
   E. 放线菌
6. 原核细胞型微生物的特征不应是（　　）
   A. 无核质
   B. 无核膜和核仁
   C. 缺乏细胞器
   D. 具有胞浆膜
   E. 无核的形态但有核质
7. 下列哪种微生物不具有细胞壁（　　）
   A. 细菌
   B. 支原体
   C. 衣原体
   D. 立克次体
   E. 放线菌
8. 下列哪种微生物不是以二分裂法增殖的（　　）
   A. 细菌
   B. 衣原体
   C. 立克次体
   D. 放线菌
   E. 螺旋体
9. 对于正常微生物群错误的叙述是（　　）
   A. 可合成某些维生素供人体利用
   B. 可抑制致病微生物的生长繁殖
   C. 可促进免疫器官的发育成熟
   D. 不会引起人体疾病
   E. 可增强机体抗肿瘤和抗衰老的能力
10. 对病毒正确的叙述是（　　）
    A. 此类微生物不具备细胞结构
    B. 由核酸与蛋白质组成
    C. 必须在活细胞内才能增殖
    D. 一种病毒仅有一种类型的核酸（RNA/DNA）
    E. 以上均是

四、问答题

1. 简述原核细胞型微生物的种类与特征。
2. 微生物具有哪些特点?
3. 微生物的分类。
4. 正常情况下人体哪些部位是有菌的?
5. 正常菌群对人体具有哪些作用?

参考答案

二、填空题

1. 细胞结构　产生能量的酶　活细胞内　病毒　亚病毒
2. 细菌　支原体　衣原体　立克次体　螺旋体　放线菌
3. 营养　生物拮抗　免疫协调　抗肿瘤

三、单项选择题

1. E　2. D　3. B　4. B　5. A　6. A　7. B　8. D　9. D　10. E

四、问答题

1. 答案参见重点难点内容二、1.(2)。

2. 答案参见重点难点内容一。

3. 答案参见重点难点内容二、1.2.。

4. 正常情况下人体的体表、鼻咽腔、口腔、肠道、阴道、尿道口、眼结膜、外耳道等部位是有菌的。

5. 答案参见重点难点内容四、2.。

（陈育民）

第十七章　细菌的生物学性状

重点难点内容

一、细菌的形态

细菌的基本形态有球形、球杆形、杆形、弧形和螺旋形等五种形态，但传统的形态分类法按其外形将细菌分为球菌、杆菌与螺形菌三种，其中螺形菌包括弧菌和螺菌。球菌可分为葡萄球菌、双球菌、链球菌、四联球菌和八叠球菌等。杆菌可分为粗大、细长、中等、短小、棒状、分枝、双歧杆菌和链杆菌等。

二、细菌的基本结构

所有细菌都具有的结构为细菌的基本结构，包括细胞壁、细胞膜、细胞质和核质。

1. 细胞壁　位于细菌细胞的最外层，紧贴在细胞膜外的一层具有韧性和弹性的复杂膜状结构。

（1）革兰阳性菌细胞壁：由肽聚糖和穿插于其内的磷壁酸组成。①肽聚糖由聚糖骨架、四肽侧链和五肽交联桥三部分组成；革兰阳性菌细胞壁可聚合多层（15～50层）肽聚糖框架，交织成十分坚韧的三维网状结构。②磷壁酸是革兰阳性菌细胞壁的特有成分，可分为壁磷壁酸和膜磷壁酸，膜磷壁酸具有粘附宿主细胞的功能，与致病性有关。

（2）革兰阴性菌细胞壁：由少量的肽聚糖和复杂的外膜组成。①肽聚糖由聚糖骨架和四肽侧链两部分组成，无五肽交联桥结构，仅能构成二维疏松薄弱结构。所含肽聚糖仅1～2层。②外膜是革兰阴性菌细胞壁的特有成分，由脂蛋白、脂质双层和脂多糖三部分组成。脂多糖（LPS）由脂质A、核心多糖和特异性多糖三部分组成，是革兰阴性菌的内毒素，菌体溶解时方可释放；脂质A是内毒素的毒性成分。

（3）细胞壁的功能：①维持细菌的固有形态；②保护细菌；③细胞壁上具有许多微孔，与细胞膜共同完成细菌细胞内外物质的交换；④带有多种抗原决定簇，具有免疫原的作用；同时也决定了抗原的特异性，用于细菌的鉴定；⑤某些细胞壁成分是细菌的主要致病物质，如革兰阴性菌的LPS、结核分枝杆菌的脂类成分等。此外，细胞壁参与菌体细胞分裂，为细胞壁自身生物合成的引物；细胞壁是有鞭毛细菌的鞭毛运动支点。

2. 细胞膜　细菌的细胞膜是位于细胞壁内侧，紧包着细胞质的一层柔韧致密富有弹性的生物膜。由脂质双层构成，有些细菌的细胞膜能反复折叠并内陷于细胞质内，形成囊状小体，称为中介体；细菌的细胞膜具有①物质交换；②生物合成；③生物氧化供能；④分泌胞外酶；⑤形成中介体等功能。

3. 细胞质　细胞质是细胞膜包绕着的无色透明胶状物。细胞质内还含有一些成分，又称为亚显微结构或有形成分。

（1）核糖体：亦称核蛋白体，是沉降系数为70S（30S/50S）的微小颗粒。由RNA（70%）

和蛋白质（30%）组成，为蛋白质的合成场所。链霉素能与30S小亚基结合，红霉素与50S大亚基结合，从而干扰细菌蛋白的合成，导致细菌死亡。

（2）质粒：是细菌染色体以外的遗传物质，为双股闭合环状DNA。质粒基因是细菌生命活动非必需基因，但控制着细菌的某些特定性状。质粒具有自我复制、传给子代菌、可自然丢失、可从一个细菌转移至另一个细菌等特点。

（3）胞质颗粒：多数为悬浮于胞质内细菌储存的营养物质，包括多糖（如糖原、淀粉等）、脂类、多磷酸盐等。异染颗粒是较为常见的一种胞质颗粒，主要成分为RNA和多偏磷酸盐，嗜碱性强，用特殊染色法可染成与细菌其他部分不同的颜色，故称异染颗粒。

4. 核质　即细菌的染色体，是细菌生命活动所必需的遗传物质，因其无核膜和核仁，也无组蛋白包绕，由裸露的单一密闭环状DNA分子反复回旋卷曲盘绕而成的松散网状结构，故名核质或拟核。

三、细菌的特殊结构

1. 荚膜　某些细菌在生长繁殖时，可分泌一些粘液性物质包绕在细胞壁外围，当粘液性物质牢固与细胞壁结合，厚度大于0.2μm，边界明显，光镜下可见时，称之为荚膜。其厚度小于0.2μm，光镜下不可见时，称之为微荚膜。荚膜的成分随菌种不同而有所差异，大多数为多糖，少数为多肽，链球菌的荚膜则为透明质酸。荚膜是细菌的重要致病因素，它具有保护细菌抵御吞噬细胞的吞噬与消化，抵抗体液中的溶菌酶、补体及其他杀菌物质，增加细菌侵袭力的作用。致病菌失去荚膜后，其致病力也随之减弱或消失。

2. 鞭毛　所有的弧菌、螺菌，约半数的杆菌和个别球菌，由细胞膜伸出到菌体外的细长并呈波状弯曲的蛋白丝状物。依据鞭毛的数目与位置可将有鞭毛的细菌分为单毛菌、双毛菌、丛毛菌、周毛菌等。鞭毛是细菌的运动器官，有鞭毛的细菌能活泼运动。霍乱弧菌、空肠弯曲菌的鞭毛与其致病性有关。

3. 菌毛　是许多革兰阴性菌与少数革兰阳性菌的菌体上具有比鞭毛细、短而直、数量多的丝状物。菌毛在光镜下观察不到，必须在电镜下才能看到；其化学成分为蛋白质，称菌毛素。依据功能可将菌毛分为普通菌毛和性菌毛两种。前者可达数百根，遍布于菌体表面，具有粘附能力，是细菌的重要侵袭因素，能与宿主呼吸道、消化道和泌尿生殖道等处粘膜上皮细胞表面的特异性受体结合，是细菌感染的第一步。后者比前者长而粗，但比鞭毛短，每个菌体仅有1～4根，且仅见于少数革兰阴性菌。

4. 芽胞　某些细菌在一定的环境条件下，细胞质发生脱水浓缩，在菌体内形成一个折光性强，通透性低，具有多层膜包裹的圆形或椭圆形小体，称为芽胞；因在菌体内亦称为内芽胞。芽胞的结构很复杂，由内向外可分为七层：分别是核心、内膜、芽胞壁、皮质层、外膜、芽胞壳和芽胞外壁。芽胞带有完整的核质、酶系统和合成菌体成分的结构，能保持细菌的全部生命活性。芽胞不是细菌的繁殖方式，而是细菌对营养缺乏的一种反应，是细菌的休眠状态。与芽胞相对而言，未形成芽胞具有繁殖能力的细菌体，称为繁殖体。芽胞的大小、形态和位置随菌种不同而有差异，这有助于鉴别细菌。芽胞对热、干燥、化学消毒剂和辐射等都有很强的抵抗力，在自然界中可存活几年甚至几十年，能耐煮沸数小时，在5%石炭酸液中可存活数日。

四、细菌的营养与生长繁殖

1. 细菌的营养物质　细菌从周围环境中吸收的作为代谢活动必需的有机与无机物，称为细菌的营养物质。各种细菌在生长繁殖时对营养物质的要求虽然有很大差异，但不外乎水、碳源、氮源、无机盐和生长因子等。

2. 细菌的营养类型　①自养菌以简单的无机物如 CO_2、N_2 等为原料，合成菌体成分。其中以无机物氧化获能的称为化能自养菌，通过光合作用获能的称为光能自养菌。②异养菌必须以多种有机物如蛋白质、糖类等为原料，才能合成菌体成分并获能。异养菌又可分为以动植物尸体、腐败食物为营养物的腐生菌和寄生于活体内从宿主的有机物获得营养的寄生菌。所有的致病菌均为异养菌，大多是寄生菌。

3. 细菌生长繁殖的条件　①充足的营养物质；②适宜的氢离子浓度（pH）；③合适的温度；④必要的气体环境。根据细菌对 O_2 的需要情况可将细菌分为需氧菌或专性需氧菌、微需氧菌、厌氧菌或专性厌氧菌和兼性厌氧菌。

4. 细菌群体生长繁殖的规律　细菌以二分裂的方式进行无性繁殖，繁殖速度快得惊人，在最佳条件下，若 20min 繁殖一代，一个细菌在 10 小时后即可增殖到 10 亿个以上。在人工培养细菌时，细菌连续繁殖一定时间后，由于细菌群体大量堆积、营养物消耗、代谢废物的积聚以及 pH 的改变等，使细菌的繁殖速度逐渐减慢甚至停止。如将一定量细菌接种于适当培养基后，以培养时间为横坐标，培养物中细菌数的对数为纵坐标，可绘出一条生长曲线，大致可分为迟缓期、对数生长期、稳定期和衰退期四个时期。对数生长期细菌的形态、大小、染色性、生物活性等性状典型，对抗生素敏感。因此，研究细菌的性状最好选用此期的细菌。

五、细菌的新陈代谢

致病菌获能的基质主要是糖类。生物氧化可分为呼吸与发酵，以无机物为受氢体的生物氧化称为呼吸，其中以分子氧为受氢体的称需氧呼吸，而以无机化合物（如硝酸盐、硫酸盐）为受氢体的称为厌氧呼吸，细菌的呼吸均为需氧呼吸；以各种有机物为受氢体的生物氧化过程称为发酵，致病菌（厌氧菌与兼性厌氧菌等）大多是经发酵获能。

1. 细菌的分解代谢产物及生化检测

（1）糖分解产物及检测：细菌能分解发酵多种单糖产生能量和酸、醛、醇、酮、气体（CO_2、H_2）等代谢产物。常用的检测糖分解产物的生化试验（生化反应）有糖发酵试验、V-P 试验和甲基红试验等。

（2）蛋白质分解产物及检测：细菌对蛋白质的分解过程是先经胞外酶将蛋白质分解为短肽（或氨基酸），然后再经胞内酶将肽类分解为氨基酸。不同的细菌对氨基酸的分解能力不同，有的使氨基酸脱氨基生成各种有机酸，有的使其脱羧生成胺类，有的能液化明胶，有的则能分解个别氨基酸产生特殊产物。常用的检测蛋白质（或氨基酸）分解产物的生化试验有吲哚试验、硫化氢试验、尿素分解试验等。

2. 细菌的合成代谢产物及其意义　细菌合成的与医学有关的代谢产物有：①毒素和毒性酶类；②热原质；③色素包括水溶性和脂溶性色素；④抗生素；⑤细菌素；⑥维生素。

六、细菌的形态结构检查

细菌的形态结构检查，一般包括制片、染色和镜检三个基本步骤。

1. 常用的显微镜　普通光学显微镜、暗视野显微镜、电子显微镜，此外，还有相差显微镜、荧光显微镜、共聚焦显微镜、超高倍显微镜等。

2. 染色标本检查法　亦称染色法。

（1）单染色法：即用一种染料染色，所有的细菌均染成一种颜色。

（2）复染色法：即用两种以上的染料对比染色，可将细菌染成不同的颜色，如革兰染色、抗酸染色、特殊染色（如芽胞染色、鞭毛染色、异染颗粒染色）等。

（3）负染色法：菌体不染色，而背景着色形成反差。

革兰染色法最常用，标本固定后，先用碱性结晶紫初染、加碘液媒染、用95％乙醇处理，有些细菌被脱色，有些细菌不被脱色，最后用稀释复红复染。该法可将所有的细菌分为两大类：不被乙醇脱色仍保留紫色者为革兰阳性（G^+）菌，被乙醇脱色后复染成红色者为革兰阴性（G^-）菌。革兰染色对鉴别细菌、指导临床选择药物、研究和了解细菌的致病性等具有极其重要的实际意义。

七、细菌的人工培养

1. 培养细菌的方法及条件

（1）根据细菌标本的性质及培养目的可分为增菌培养、分离培养、纯培养。

（2）根据细菌对气体的需要又可分为有氧培养、厌氧培养、二氧化碳培养等。

2. 培养基　是人工配制的适合细菌生长繁殖的营养基质，调整pH为7.2～7.6，经灭菌后即可使用。根据其用途可将培养基分为基础培养基、营养培养基、选择培养基、鉴别培养基和厌氧培养基等。如按物理性状可将培养基分为液体、固体和半固体三类。

3. 细菌在培养基中的生长情况

（1）在液体培养基中的生长情况：①均匀混浊生长；②沉淀生长；③菌膜生长，需氧菌在液体表面生长，形成菌膜，亦称表面生长。

（2）在固体培养基中的生长情况：将细菌以划线接种于固体培养基表面，因划线的分散作用，使许多混杂在一起的细菌在固体培养基表面散开，即分离培养。经一定时间（18～24h）培养后，形成的单一肉眼可见的细菌集团，称为菌落。各种细菌的菌落，在形状、大小、颜色、边缘整齐度、表面光滑度、湿润度、透明度、凹凸情况以及在血平板上的溶血情况等方面，均有很大的差异，这些有助于识别和鉴定细菌。若划线密集重叠则多个菌落密集融合成片状时，称为菌苔。菌落可分为：①光滑型菌落（S型菌落）；②粗糙型菌落（R型菌落）；③粘液型菌落（M型菌落）。

（3）在半固体培养基中的生长情况：有鞭毛的细菌在其中仍可自由游动，穿刺线向四周扩散呈羽毛状或云雾状混浊生长。无鞭毛细菌不能运动，仅沿穿刺线呈明显的线状生长。

4. 人工培养细菌的用途及实际意义　①用于细菌的鉴定与研究；②用于传染病的诊断与药物敏感性分析；③用于生物制品的制备；④用于细菌毒力分析；⑤用于基因工程。

测试题

一、名词解释

1. 中介体
2. 质粒
3. 异染颗粒
4. 荚膜与微荚膜
5. 鞭毛
6. 菌毛
7. 普通菌毛
8. 性菌毛

9. 芽胞与繁殖体
10. 生长因子
11. 呼吸
12. 发酵
13. 专性需氧菌
14. 微需氧菌
15. 专性厌氧菌
16. 兼性厌氧菌
17. 毒素
18. 热原质
19. 细菌素
20. 增菌培养
21. 分离培养
22. 纯培养
23. 培养基
24. 菌落与菌苔

二、填空题

1. 广义的细菌包括________、________、________、________、________和________等。
2. 测量细菌大小的单位是________。
3. 细菌的基本形态有________、________、________、________和________五种。
4. 细菌的基本结构包括________、________、________和________；细菌的特殊结构包括________、________、________和________。
5. 革兰阳性菌的细胞壁由________和________组成，其中________是革兰阳性菌细胞壁特有的成分。
6. 革兰阴性菌的细胞壁由________和________组成，其中________是革兰阴性菌细胞壁特有的成分。
7. 脂多糖由________、________和________组成，基中________是内毒素的毒性成分。
8. 细菌的细胞膜具有________、________、________、________和________等作用。
9. 细菌核糖体的沉降系数为________，由________和________两个亚基组成，链霉素能与________亚基结合，红霉素能与________亚基结合，干扰细菌蛋白质合成，但对人体细胞的核糖体无影响，因为人体细胞核糖体的沉降系数为________，由________和________两个亚基组成。
10. 细菌的遗传物质有________和________两种，其中________不是细菌生命活动所必需的。
11. 具有致病作用的细菌特殊结构有________、________和________。
12. 菌毛可分为________与________两种，前者与________有关，后者与________有关。
13. 大多数致病菌生长繁殖时需要的最适 pH 为________，最适温度为________，需要的气体主要是________和________，霍乱弧菌的最适 pH 为________，而结核分枝杆菌的最适 pH 为________。
14. 细菌以________方式繁殖，一般细菌繁殖一代用时________。
15. 细菌群体生长的生长曲线可分为________、________、________和________四个时期，研究细菌的性状最好选用________的细菌。
16. 根据细菌对氧的需要情况可将细菌分为________、________、________和________。
17. 细菌能分解发酵多种单糖产生________和________、________、________、

________、________等代谢产物。

18. 常用的检测细菌对蛋白质（或氨基酸）分解产物的生化试验有________、________、________等。
19. ________、________、________等是常用的检测细菌对糖分解产物的生化试验。
20. 细菌除合成菌体自身结构成分之外，还能合成________、________、________、________、________和________等与医学有关的代谢产物，其中与细菌致病性有关的是________和________。
21. 细菌产生的色素分为________和________两种，可用于________细菌。
22. 人工培养细菌的方法很多，依据培养目的可分为________、________和________三种，依据细菌对气体的需要又可分为________、________和________三种。
23. 用于培养细菌的培养基按其用途可分为________、________、________、________和________五种，按其物理性状可分为________、________和________三种。
24. 细菌在液体培养基中生长可出现________、________和________三种生长现象。
25. 半固体培养基常用于________和________，将细菌穿刺接种于半固体培养基后，有鞭毛的细菌呈________状或________状生长，而无鞭毛的细菌呈________状生长。
26. 细菌的菌落一般可分为________型、________型和________型菌落。

三、单项选择题

1. 菌体较坚硬有多个弯曲呈螺旋形的细菌称为(　　)
   A. 弧菌
   B. 螺菌
   C. 弯曲菌
   D. 螺杆菌
   E. 螺形菌
2. 炭疽杆菌为(　　)
   A. 细小杆菌
   B. 分枝杆菌
   C. 棒状杆菌
   D. 链杆菌
   E. 球杆菌
3. 维持细菌固有形态的结构是(　　)
   A. 细胞壁
   B. 细胞膜
   C. 细胞质
   D. 荚膜
   E. 芽胞
4. 革兰阴性菌细胞壁内特有的成分是(　　)
   A. 磷壁酸
   B. 肽聚糖
   C. 多聚糖
   D. 外膜
   E. 中介体
5. 革兰阳性菌细胞壁内特有的成分是(　　)
   A. 磷壁酸
   B. 肽聚糖
   C. 多聚糖
   D. 外膜
   E. 中介体
6. 下列哪种结构不是细菌的基本结构(　　)
   A. 细胞壁
   B. 细胞膜
   C. 荚膜
   D. 细胞质
   E. 核质
7. 下列哪种是革兰阴性菌外膜的组成成分(　　)
   A. 脂蛋白
   B. 脂质双层
   C. 脂多糖
   D. ABC 均是
   E. ABC 均不是

8. 溶菌酶对革兰阳性菌的作用是(　　)
A. 水解磷壁酸
B. 水解外膜
C. 水解肽聚糖的聚糖骨架
D. 裂解细胞膜
E. 抑制菌体蛋白的合成

9. 青霉素导致革兰阳性菌死亡的作用机制是(　　)
A. 裂解磷壁酸
B. 裂解肽聚糖的聚糖骨架
C. 抑制菌体蛋白的合成
D. 抑制肽聚糖中五肽交联桥与四肽侧链的连接
E. 损伤细胞膜

10. 关于磷壁酸错误的是(　　)
A. 为革兰阳性细胞壁的特有成分
B. 为核糖醇或甘油残基经磷酸二酯键连接成的多聚物
C. 为革兰阳性菌重要的表面抗原
D. 与细菌的致病性无关
E. 结合在细胞膜磷脂上的为膜磷壁酸

11. 脂多糖(　　)
A. 为一种糖磷脂，不耐热
B. 为革兰阳性菌肽聚糖的主要成分
C. 由脂质A、核心多糖和特异性多糖组成
D. 是糖磷脂不具有免疫原性
E. 不同革兰阴性菌的脂多糖组成完全相同

12. 细菌胞浆膜具有的功能是(　　)
A. 生物合成
B. 呼吸作用
C. 分泌胞外酶
D. 形成中介体
E. 以上均是

13. 有关质粒错误的叙述是(　　)
A. 细菌生命活动不可缺少的基因
B. 为细菌染色体以外的遗传物质
C. 可从一个细菌转移至另一个细菌体内
D. 决定耐药性的质粒为R质粒
E. 具有自我复制传给子代菌的特点

14. 关于外膜的叙述错误的是(　　)
A. 是革兰阴性菌细胞壁的主要成分
B. 外膜上具有脂多糖是细菌的重要致病物质
C. 外膜可形成中介体参与细菌的分裂
D. 外膜上具有噬菌体、性菌毛或细菌素的受体
E. 外膜仅位于革兰阴性菌肽聚糖层的外侧

15. 中介体是(　　)
A. 细菌的细胞器
B. 由细菌细胞壁向内凹陷而成
C. 由革兰阴性菌的外膜向内凹陷而成
D. 细菌细胞膜反复折叠向胞浆内凹陷而成
E. 细菌细胞质内的一种有形成分

16. 细菌的核质是(　　)
A. 双股DNA
B. 单股DNA
C. 双股RNA
D. 单一密闭环状DNA
E. 单股环状RNA

17. 细菌的核质(　　)
A. 为细菌的染色体
B. 具有细菌生命活动所必需的遗传基因
C. 其核酸无组蛋白包绕
D. 无核膜和核仁
E. 以上均是

18. 下列哪种细菌的结构对外界的抵抗力最强(　　)
A. 细胞壁
B. 荚膜
C. 芽胞
D. 细胞膜
E. 菌毛

19. 下列哪种结构与细菌的致病无关(　　)
A. 细胞壁
B. 荚膜
C. 芽胞
D. 鞭毛
E. 菌毛

20. 菌毛的特点(　　)
A. 是许多革兰阴性菌具有的特殊结构

B. 可分为普通菌毛和性菌毛
C. 化学成分为蛋白质
D. 普通菌毛是细菌的粘附性结构
E. 以上均是

21. 革兰阴性菌对青霉素不敏感的原因是(　　)
A. 细胞壁含肽聚糖少其外侧还有复杂的外膜层保护
B. 细胞壁含脂多糖较多
C. 细胞壁缺乏磷壁酸
D. 细胞壁含有脂质 A
E. 以上均是

22. 有关革兰阳性菌细胞壁的特点不正确的是(　　)
A. 含有磷壁酸
B. 对青霉素敏感
C. 含有大量的肽聚糖
D. 不易被溶菌酶裂解
E. 肽聚糖由聚糖骨架、四肽侧链和五肽交联桥三部分组成

23. 细菌缺乏下列哪种结构在一定条件下仍可存活(　　)
A. 细胞壁
B. 细胞膜
C. 细胞质
D. 核质
E. 以上均可

24. 有关荚膜错误的是(　　)
A. 多在机体内或营养丰富时才能形成
B. 其化学成分大多数为多糖
C. 具有抵抗吞噬细胞的吞噬作用
D. 是细菌的重要侵袭因素之一
E. 是菌体表面的一层结构，可抑制菌体的分裂增殖

25. 有关鞭毛的正确叙述是(　　)
A. 革兰阴性菌均有鞭毛
B. 为细菌的运动器官，鞭毛的数量越多细菌运动速度越快
C. 鞭毛是致病因素之一，有鞭毛的细菌均为致病菌
D. 其化学成分是蛋白质，具有较强的免疫原性
E. 经普通染色即可观察到细菌的鞭毛

26. 有关菌毛错误的是(　　)
A. 多见于革兰阴性菌
B. 是细菌的运动器官
C. 性菌毛可传递遗传物质
D. 普通菌毛与细菌的粘附有关
E. 比鞭毛短、直、细、数量多

27. 有关芽胞错误的是(　　)
A. 是细菌的一种特殊繁殖方式
B. 是细菌的一种特殊结构
C. 能形成芽胞的细菌均为革兰阳性菌
D. 是细菌对外界抵抗力最强的结构
E. 细菌在机体外营养缺乏才能形成芽胞

28. 有关芽胞正确的是(　　)
A. 是细菌维持生命的特殊形式
B. 是细菌的休眠结构，不是繁殖体
C. 不同细菌的芽胞其形态大小及位置也不同
D. 一个细菌仅能形成一个芽胞
E. 以上均是

29. 致病菌均为(　　)
A. 自养菌
B. 异养菌
C. 光能自养菌
D. 化能自养菌
E. 腐生菌

30. 细菌生长繁殖所需的条件不包括(　　)
A. 营养物质
B. 必要的气体
C. 光线
D. 合适的温度
E. 适宜酸碱度

31. 属于专性需氧菌的是（　　）
A. 铜绿假单胞菌
B. 空肠弯曲菌
C. 幽门螺杆菌
D. 破伤风梭菌
E. 葡萄球菌

32. 属于兼性厌氧菌的是（　　）
A. 铜绿假单胞菌
B. 空肠弯曲菌
C. 幽门螺杆菌
D. 破伤风梭菌
E. 葡萄球菌
33. 属于专性厌氧菌的是（　　）
A. 铜绿假单胞菌
B. 空肠弯曲菌
C. 幽门螺杆菌
D. 破伤风梭菌
E. 葡萄球菌
34. 属于微需氧菌的是（　　）
A. 结核分枝杆菌
B. 伤寒沙门菌
C. 痢疾志贺菌
D. 幽门螺杆菌
E. 脆弱类杆菌
35. 在初次人工培养时必须提供 5%～10% CO_2才能生长的细菌是（　　）
A. 结核分枝杆菌
B. 葡萄球菌
C. 脑膜炎奈瑟菌
D. 破伤风梭菌
E. 大肠埃希菌
36. 繁殖一代用时最长的细菌是（　　）
A. 结核分枝杆菌
B. 葡萄球菌
C. 脑膜炎奈瑟菌
D. 破伤风梭菌
E. 大肠埃希菌
37. 细菌的形态、大小、染色性、生物活性等性状最典型的细菌生长期是（　　）
A. 迟缓期
B. 对数生长期
C. 稳定期
D. 衰退期
E. 以上均可
38. 下列哪个生长期的细菌易发生性状改变（　　）
A. 迟缓期
B. 对数生长期
C. 稳定期
D. 衰退期
E. 以上均可
39. 大多数致病菌的生物氧化类型为（　　）
A. 呼吸
B. 需氧呼吸
C. 厌氧呼吸
D. 发酵
E. 以上均是
40. 常用于检测细菌对糖分解产物的生化试验是（　　）
A. 葡萄糖发酵试验
B. 乳糖发酵试验
C. 甲基红试验
D. V-P 试验
E. 以上均是
41. 大肠埃希菌的靛基质试验阳性是因为大肠埃希菌能分解（　　）
A. 含硫氨基酸
B. 葡萄糖
C. 乳糖
D. 色氨酸
E. 尿素
42. 下列哪项**不是**细菌的生化反应
A. 靛基质试验
B. 动力试验
C. 乳糖发酵试验
D. 甲基红试验
E. 硫化氢试验
43. 下列哪项**不是**细菌的合成性代谢产物
A. 硫化氢
B. 色素
C. 热原质
D. 维生素
E. 细菌素
44. 与细菌致病性无关的代谢产物是（　　）
A. 热原质
B. 细菌素

C. 内毒素
D. 外毒素
E. 侵袭性酶

45. 细菌的芽胞、外毒素和抗生素等多在下列哪个生长期形成(　　)
A. 迟缓期
B. 对数生长期
C. 稳定期
D. 衰退期
E. 以上均可

四、问答题

1. 简述革兰阳性菌、革兰阴性菌细胞壁的化学组成与区别?
2. 与细菌致病性有关的细菌结构有哪些?
3. 细菌的合成性代谢产物有哪些?
4. 革兰染色的实际意义是什么?
5. 人工培养细菌的实际意义是什么?

参考答案

二、填空题

1. 细菌　支原体　衣原体　立克次体　螺旋体　放线菌
2. 微米(μm)
3. 球形　球杆形　杆形　弧形　螺旋形
4. 细胞壁　细胞膜　细胞质　核质　荚膜　鞭毛　菌毛　芽胞
5. 肽聚糖　磷壁酸　磷壁酸
6. 肽聚糖　外膜　外膜
7. 脂质 A　核心多糖　特异性多糖　脂质 A
8. 物质交换　生物合成　呼吸　分泌胞外酶　形成中介体
9. 70S　30S　50S　30S　50S　80S　40S　60S
10. 染色体　质粒　质粒
11. 荚膜　菌毛　鞭毛
12. 普通菌毛　性菌毛　细菌粘附　传递遗传物质(质粒转移)
13. 7.2～7.6　37℃　O_2　CO_2　8.4～9.2　6.5～6.8
14. 二分裂　20min
15. 迟缓期　对数生长期　稳定期　衰退期　对数生长期
16. 专性需氧菌　专性厌氧菌　微需氧菌　兼性厌氧菌
17. 能量　酸　醛　醇　酮　气体
18. 靛基质试验　硫化氢试验　尿素分解试验
19. 糖发酵试验　甲基红试验　V-P 试验
20. 毒素和毒性酶　热原质　色素　维生素　抗生素　细菌素　毒素和毒性酶　热原质
21. 水溶性　脂溶性　鉴别
22. 增菌培养　分离培养　纯培养　需氧培养　厌氧培养　二氧化碳培养
23. 基础培养基　营养培养基　选择培养基　鉴别培养基　厌氧培养基　固体培养基　液体培养

基　半固体培养基

24. 均匀混浊　沉淀　菌膜

25. 保存菌种　观察细菌动力　羽毛　云雾　线

26. 光滑　粗糙　粘液

三、单项选择题

1. B	2. D	3. A	4. D	5. A	6. C	7. D	8. C
9. D	10. D	11. C	12. E	13. A	14. C	15. D	16. D
17. E	18. C	19. C	20. E	21. A	22. D	23. A	24. E
25. D	26. B	27. A	28. E	29. B	30. C	31. A	32. E
33. D	34. D	35. C	36. A	37. B	38. C	39. D	40. E
41. D	42. B	43. A	44. B	45. C			

四、问答题

1. 答案参见重点难点内容二、1.（1）（2）。

2. 与细菌致病性有关的细菌结构有荚膜与微荚膜、菌毛、鞭毛和细胞壁或菌体结构成分等。

3. 答案参见重点难点内容五、2.。

4. 革兰染色法是最常用的，可将细菌分为革兰阳性菌和革兰阴性菌。革兰染色对鉴别细菌、指导临床选择药物、研究和了解细菌的致病性等具有极其重要的实际意义。

5. 答案参见重点难点内容七、4.。

（王　红　陈育民）

第十八章 细菌的遗传与变异

重点难点内容

一、细菌的变异现象

1. 形态与结构变异

(1) 细胞壁缺陷型（L型）变异：在某些因素如溶菌酶、青霉素等的影响下，细菌细胞壁肽聚糖合成受抑制，可形成细胞壁缺陷型细菌，亦称为L型细菌。L型细菌革兰染色多呈阴性，形态多呈球形，必须用高渗培养基（含5%氯化钠、20%人或马血清、0.8%琼脂）培养。临床上由于抗菌药物使用不当，可使病人体内细菌发生L型变异。某些L型细菌有致病力，可引起肾盂肾炎、骨髓炎、心内膜炎等疾病。

(2) 荚膜变异：从病人标本中分离的肺炎球菌有较厚的荚膜，致病性强，但在体外培养基中多次传代后，不再形成荚膜，致病性亦随之减弱。

(3) 鞭毛变异：细菌鞭毛从有到无的变异称为鞭毛变异（H-O变异）。若将有鞭毛的变形杆菌接种于含1%石炭酸的培养基中培养，因鞭毛生长受抑制，则该菌生长仅限于接种部位。

(4) 芽胞变异：将能形成芽胞、毒力强的炭疽杆菌置42℃培养10～20d后，则丧失形成芽胞的能力，毒力也随之减弱。

2. 菌落变异　细菌的菌落可分为光滑型（S）和粗糙型（R）两种。S-R变异常见于肠道杆菌，从患者中新分离的菌株，其菌落呈S型；但经人工培养基多次传代后，失去O抗原，菌落变为R型。当细菌发生S-R变异时，其毒力、生化反应能力与抗原性等也常发生改变。

3. 毒力变异　可表现为毒力减弱或增强。如用于预防结核病的卡介苗（BCG）即是毒力减弱、抗原性完整的牛型结核分枝杆菌变异株。又如不产生白喉毒素的无毒力的白喉杆菌被β-棒状杆菌噬菌体感染成为溶原性细菌时，则变成能产生白喉毒素的强毒株。

4. 耐药性变异　细菌对某种抗菌药物由敏感变成耐药的变异称为耐药性变异。

二、质　粒

质粒是细菌染色体外的遗传物质，为双股环状DNA。质粒有如下主要特性：

1. 质粒可赋予细菌某些遗传性状　较主要的质粒有：①F质粒编码细菌性菌毛，具有F质粒的细菌能产生性菌毛，称F^+菌（雄性菌）；不含F质粒的细菌无性菌毛，称F^-菌（雌性菌）。②R质粒带有一种或多种耐药基因，可使细菌获得对抗菌药物的耐药性。③Vi质粒编码细菌毒力。④Col质粒使大肠埃希菌产生大肠菌素。

2. 质粒有自我复制能力　存在于多种细菌胞浆内的质粒可不依赖染色体而独立进行复制，一个质粒是一个复制子。

3. 质粒可丢失或消除　质粒不是细菌生命活动所必须依赖的遗传物质，可自行丢失或经紫外线等理化因素处理而消除。失去质粒的细菌，其生命活动可不受影响。

4. 质粒可以在细菌间转移　可编码性菌毛、以接合方式转移的质粒称接合性质粒；不能编码性菌毛的质粒称非接合性质粒，可通过转化、转导等方式在细菌间转移。

5. 质粒的相容性与不相容性　一个细菌可带有一种或几种质粒。几种质粒能共存于一个细菌内，表明这些质粒之间有相容性。有些质粒则不能共存，称不相容性。

三、噬菌体的有关概念

1. 噬菌体　是一类侵袭细菌等微生物的病毒。

2. 毒性噬菌体　是一种能在宿主菌内复制增殖，产生众多子代噬菌体，并最终裂解细菌的噬菌体。

3. 温和噬菌体　是其基因组与宿主菌染色体整合，不产生子代噬菌体，但随细菌 DNA 的复制而复制，并随细菌的分裂而传代的噬菌体。

4. 前噬菌体　是整合在细菌染色体上的噬菌体基因组。

5. 溶原性细菌　是带有前噬菌体的细菌。

四、细菌变异的发生机制

1. 突变　是指细菌遗传物质的结构发生突然而稳定的改变。突变可分为点突变和多点突变。点突变只有一个碱基对的变化，包括一个碱基的改变、插入或缺失。多点突变有两个以上碱基对的变化，往往涉及大段 DNA 发生改变，包括染色体重排、倒位、重复或缺失。

2. 基因的转移与重组　细菌从外源取得 DNA（包括染色体 DNA、质粒 DNA、噬菌体基因等）并与自身染色体 DNA 进行重组，引起细菌原有基因组的改变，导致细菌遗传性状的改变，称基因的转移与重组。有以下几种方式：

（1）转化：受体菌摄取供体菌游离的 DNA 片段，从而获得新的遗传性状，称为转化。

（2）转导：以温和噬菌体为载体，将供体菌的遗传物质转移到受体菌中去，使受体菌获得新的遗传性状，称为转导。

（3）接合：是指细菌通过性菌毛将遗传物质（主要为质粒）从供体菌转移给受体菌，使受体菌获得新的遗传性状。接合性质粒主要有 F 质粒、R 质粒等。

（4）溶原性转换：溶原性细菌因染色体上整合的前噬菌体使其获得新的遗传性状，称为溶原性转换。溶原性转换可使某些细菌发生毒力变异或抗原性变异。

测试题

一、名词解释

1. 细胞壁缺陷型（L 型）细菌
2. 质粒
3. 噬菌体
4. 毒性噬菌体
5. 温和噬菌体
6. 前噬菌体
7. 基因的转移与重组
8. 突变
9. 溶原性细菌
10. 转化
11. 转导
12. 接合
13. 溶原性转换

二、填空题

1. 卡介苗是用人工诱导的方法使__________失去毒力制成的减毒活疫苗，可用于预防__________。
2. L 型细菌亦称__________细菌，培养应选用__________培养基。
3. 白喉毒素是由__________基因编码产生。
4. 有荚膜的肺炎链球菌毒力__________，其菌落形态为__________型。
5. 介导细菌间遗传物质转移的噬菌体是__________。
6. 常见的细菌变异现象有__________、__________、__________、__________等。
7. 由噬菌体参与的细菌基因转移与重组的方式有__________和__________。
8. 细菌的基因转移与重组有__________、__________、__________和__________四种方式。
9. 有 F 质粒的细菌能产生__________。
10. F^- 菌亦称__________菌，F^+ 菌亦称__________菌。
11. 根据转导宿主基因片段的范围，可将转导分为__________和__________。
12. 细菌核质外的遗传物质称为__________。
13. 接合性 R 质粒的基因由__________和__________组成。

三、单项选择题

1. 关于细菌的性菌毛，下述正确的是(　　)
   A. 化学成分为多糖
   B. 与细菌的运动有关
   C. 是转导时必要的结构
   D. 是细菌吸附易感细胞的结构
   E. 与细菌间遗传物质的传递有关
2. 关于质粒，下述错误的是(　　)
   A. 是细菌染色体外的遗传物质
   B. 可自行丢失
   C. 可在细菌间转移
   D. 具有自我复制的能力
   E. 是细菌生命活动所必需的物质
3. L 型细菌的特性，下述错误的是(　　)
   A. 细胞壁缺陷
   B. 形态多呈球形
   C. 对青霉素不敏感
   D. 革兰染色多为阴性
   E. 需用低渗含血清培养基
4. 以噬菌体为载体，将供体菌遗传物质转移到受体菌中的过程，称为(　　)
   A. 接合
   B. 转化
   C. 转导
   D. 质粒转移
   E. 溶原性转换
5. 介导细菌接合的物质是(　　)
   A. 鞭毛
   B. 普通菌毛
   C. 性菌毛
   D. 中介体
   E. 核糖体
6. 受体菌直接摄取供体菌游离的 DNA 片段而获得新的遗传性状，称为(　　)
   A. 转导
   B. 转化
   C. 接合
   D. 突变
   E. 溶原性转换
7. S-R 变异属于(　　)
   A. 毒力变异
   B. 菌落变异
   C. 鞭毛变异
   D. 形态变异
   E. 耐药性变异

8. H-O 变异属于(　　)
A. 毒力变异
B. 菌落变异
C. 鞭毛变异
D. 形态变异
E. 耐药性变异
9. 白喉杆菌产生白喉毒素的原因是(　　)
A. 有 Col 质粒
B. 有 R 质粒
C. 有前噬菌体
D. 有 F 质粒
E. 被毒性噬菌体感染
10. 溶原性转换(　　)
A. 是受体菌直接摄取供体菌的 DNA 片段
B. 由性菌毛介导
C. 由毒性噬菌体参与
D. 由温和噬菌体参与
E. 由 R 质粒参与
11. 不产生性菌毛的细菌有(　　)
A. F⁻菌
B. 雄性菌
C. 雌性菌
D. Hfr 菌
E. 有接合性 R 质粒的细菌
12. 细菌的转导和溶原性转换的共同特点是(　　)
A. 供体菌与受体菌直接接触
B. 不需供体菌
C. 不需受体菌
D. 需噬菌体
E. 需质粒
13. 供体菌通过性菌毛将遗传物质转移到受体菌的过程，称为(　　)
A. 转导
B. 转化
C. 接合
D. 突变
E. 溶原性转换
14. 整合有前噬菌体的细菌，获得新的遗传性状，称为(　　)
A. 转导
B. 转化
C. 接合
D. 突变
E. 溶原性转换
15. 转导(　　)
A. 只可转移供体菌染色体上特定的基因
B. 由性菌毛介导
C. 由 R 质粒介导
D. 由 F 质粒介导
E. 由噬菌体介导
16. Hfr 菌是(　　)
A. 溶原性细菌
B. 含有 R 质粒的细菌
C. 整合有 F 质粒的细菌
D. 整合有前噬菌体的细菌
E. 不产生性菌毛的细菌

四、问答题

1. 何谓 L 型细菌？是怎样形成的？有何特点及临床意义？
2. 常见的细菌变异现象有哪些？有何意义？
3. 何谓质粒？有哪些主要特性？
4. 何谓基因转移与重组？有几种方式？

参考答案

二、填空题

1. 牛型结核杆菌　结核病
2. 细胞壁缺陷型　高渗
3. 噬菌体
4. 强　光滑
5. 温和噬菌体
6. 形态与结构变异　菌落变异　毒力变异　耐药性变异
7. 转导　溶原性转换
8. 转化　转导　接合　溶原性转换
9. 性菌毛
10. 雌性　雄性
11. 普遍性转导　局限性转导
12. 质粒
13. 耐药决定因子　耐药传递因子

三、单项选择题

1. E	2. E	3. E	4. C	5. C	6. B	7. B	8. C
9. C	10. D	11. C	12. D	13. C	14. E	15. E	16. C

四、问答题

1. 答案参见重点难点内容一、1.（1）。

2. 答案参见重点难点内容一。

3. 答案参见重点难点内容二。

4. 答案参见重点难点内容四、2.。

（沈海中）

第十九章　细菌的致病性与感染

重点难点内容

一、致病菌与细菌致病性的概念

1. 致病菌　是指能侵入机体、生长繁殖导致疾病的细菌，亦称病原菌。有的致病菌仅引起人类的疾病；有的致病菌仅引起某些动物的疾病；还有的致病菌既可引起人类的疾病，也可引起某些动物的疾病。

2. 细菌的致病性　是指细菌能引起感染或引起宿主疾病的性能。细菌的致病性包含着致病菌可引起宿主某种疾病的特性和引起宿主疾病的能力。不同种类的细菌、同种细菌的不同型或株，其致病力可有很大差异，细菌这种致病能力的强弱程度，称为细菌的毒力，是细菌致病性量的概念。细菌的毒力常用半数致死量（LD_{50}）或半数感染量（ID_{50}）表示，即在一定时间内，通过一定的接种途径，能使一定体重的实验动物半数死亡或感染所需要的最少细菌数或细菌毒素量。

二、条件致病菌及其致病条件

1. 条件致病菌　是指存在于人体的正常菌群，在正常情况下并不致病，但当在某些特定条件改变时可以引起人体疾病的细菌。

2. 条件致病菌所需的特定条件　①寄居部位的改变；②免疫功能低下；③菌群失调即长期或大量应用广谱抗生素后，大多数正常菌群如消化道的优势菌（乳杆菌、类杆菌）被大量杀灭或抑制，使原处于少数劣势的细菌或对抗生素耐药的菌株如金黄色葡萄球菌、白色念珠菌和一些革兰阴性杆菌等趁机大量繁殖，使正常菌群的组成和数量明显改变，称之为菌群失调。当这种失调状态进一步发展，出现一系列临床症状和体征，常表现为假膜性肠炎、肺炎、鹅口疮、尿路感染或败血症等，就称之为菌群失调症或菌群交替症。临床上又将严重的菌群失调症称之为二重感染或重叠感染。

三、细菌的毒力及其物质

1. 致病菌的毒力　主要表现为：一是突破宿主机体的免疫防御机制，并在宿主生理环境中定居、生长繁殖和扩散的能力，称为侵袭力；二是损伤宿主机体组织细胞或器官，引起生理、病理变化的致病物质，包括细菌的结构成分和有关的生物大分子物质。

2. 侵袭物质

（1）菌体表面结构成分：①菌体表面粘附性结构及物质，细菌的粘附素可分为菌毛和粘附物质两类。②荚膜和微荚膜。

（2）侵袭性酶：主要有①金黄色葡萄球菌产生的血浆凝固酶，具有促进细菌抗吞噬作用；②A群链球菌产生的透明质酸酶、链激酶（溶纤维蛋白酶）等，可分解细胞间质的透明质酸，溶解纤维蛋白凝块，有利于细菌在体内扩散；③产气荚膜梭菌产生的胶原酶，可分解结缔组织中的胶原纤维，有利于细菌的扩散；④淋病奈瑟菌、流感杆菌等均可产生分解 IgA 的酶，能降低宿主的特异性免疫功能。

3. 细菌的毒素　细菌在立足定居并生长繁殖与代谢过程中可合成和释放多种有毒性作用的物质，称为细菌的毒素。按其来源、性质和作用等的不同，可分为外毒素和内毒素两类。

（1）外毒素：是细菌在生长繁殖过程中合成并分泌到菌体外的毒性物质。①外毒素的化学成分是蛋白质，性质不稳定，易被热、酸碱及蛋白酶破坏。②大多数外毒素蛋白由 A、B 两个亚单位组成，A 亚单位是毒性成分，决定毒素的致病作用；B 亚单位是介导外毒素分子与宿主细胞结合的成分，具有对靶细胞的亲和性；A、B 亚单位单独存在时均无致病作用。③外毒素的毒性强或极强，外毒素对组织器官具有选择作用，通过与特定靶组织器官受体结合，直接或进入细胞后引起各自不同的特殊的病理变化及临床症状。④外毒素免疫原性强，B 亚单位为保护性抗原，用 0.4%甲醛处理外毒素，可使其脱去毒性（即改变 A 亚单位活性），保留其免疫原性（即 B 亚单位不变），制成无毒的外毒素生物制品，称为类毒素。⑤外毒素的种类繁多，根据外毒素对宿主细胞的亲和性及作用机制不同，可分为神经毒素、细胞毒素和肠毒素。

（2）内毒素：内毒素是革兰阴性菌细胞壁中的脂多糖（LPS），位于细胞壁的外层，不能由活菌释放到菌体外，只有当细菌死亡裂解或用人工方法裂解细菌后，才可释放出来。①内毒素的化学成分是 LPS，性质较稳定，耐热，100℃ 1 小时不被破坏，必须用 160℃ 2～4 小时或用强碱、强酸、强氧化剂煮沸 30min 才能被灭活。②内毒素即 LPS 由类脂 A、核心多糖和 O 特异性多糖三部分组成，毒性成分是类脂 A。③内毒素的毒性作用相对较弱，致病需要量相对较大。内毒素对组织器官无选择性，无特定的靶组织器官。各种革兰阴性菌内毒素的类脂 A 其化学组成相似，故其致病作用大致相似，致病作用机制比较复杂，可引起发热反应、白细胞反应、内毒素血症与休克、弥漫性血管内凝血（DIC）和 Shwartzman 现象。④内毒素的免疫原性弱，虽可刺激机体产生中和抗体，但无保护作用，不能人工处理成为类毒素。⑤小量内毒素具有免疫调节作用，可激活单核吞噬细胞、NK 细胞等，诱生 IFN、TNF、IL 等多种细胞因子，增强非特异性免疫功能，也可激活 B 细胞产生多克隆抗体。

（3）细菌外毒素与内毒素的主要区别见表 19-1。

表 19-1　细菌外毒素与内毒素的主要区别

区别要点	外毒素	内毒素
来源	G^+ 菌和某些 G^- 菌	G^- 菌
存在部位	由活菌分泌至菌体外、少数菌裂解后释出	细胞壁成分，菌体裂解后释出
化学成分	蛋白质	脂多糖
稳定性	不稳定，不耐热（60～80℃ 30min 被破坏）	稳定耐热（160℃ 2～4h 被破坏）
毒性作用	强/极强，对组织器官有选择性的毒害作用，引起特殊临床表现	较弱，各菌的毒性作用大致相同，可致发热反应、白细胞增多、微循环障碍、休克、DIC 等
免疫原性	强、刺激机体产生抗毒素，甲醛处理可脱毒成类毒素	弱、刺激机体产生的抗体无明显中和作用，甲醛处理不形成类毒素

四、感染的类型

感染又称传染，是致病菌在一定条件下，突破机体防御功能，侵入机体并定居生长繁殖、扩散、释放毒性物质等引起不同程度的病理过程。感染的来源也称为传染源。传染源就是指体内有致病菌生长繁殖，并能将致病菌排出体外的人和动物。若感染来源于宿主体外的称外源性感染；若感染来自患者自身体内或体表的称为内源性感染，也称为自身感染。感染的发生、发展和结局是机体与致病菌相互作用的复杂过程，根据双方力量的对比，可以出现以下几种不同类型的感染和结局。

1. 隐性感染　当宿主机体抗感染的免疫力较强或侵入的致病菌数量不多、毒力较弱时，感染后对机体的损害较轻，不出现或仅出现不明显的临床症状，称为隐性感染。

2. 显性感染　当机体抗感染免疫力较弱或侵入的致病菌数量较多、毒力较强，感染后机体的组织细胞受到较严重的损害，生理功能发生改变，并出现一系列临床症状，称为显性感染。

（1）根据病情缓急病程长短不同而分型：①急性感染常表现为发作突然、症状明显、病程较短；一般为数日至数周，病愈后致病菌从体内消失。②慢性感染表现为起病缓慢、病程长，可持续数周至数月，引起慢性感染的致病菌多为胞内寄生菌。

（2）根据感染的部位和性质不同而分类：①局部感染，致病菌侵入机体后，局限在一定部位生长繁殖，引起局部病变。②全身感染，多见于胞外菌急性感染，感染后致病菌及其毒性代谢产物通过血液向全身扩散引起全身性的急性感染症状。

（3）根据感染人群所处环境而分类：①社会感染是指在医院外的人群所发生的一切感染。此类感染受自然因素与社会因素的影响很大。②医院感染是指在医院内的人群所发生的一切感染，故又称为医院内感染或医院内获得性感染。指患者在入院时既不存在，亦不处于潜伏期，而在医院内发生的感染，包括在医院获得而于出院后发病的感染。医院感染有外源性感染，也有内源性感染。医院感染的部位以泌尿道、呼吸道和外科创伤为主。

3. 带菌状态　在隐性感染或显性感染后致病菌未被及时消灭而是在机体内继续存在，并不断排出体外称带菌状态；处于带菌状态的个体，称为带菌者。白喉和伤寒病后常可出现带菌状态。

五、临床上常见的全身感染

1. 菌血症　致病菌由局部侵入血流，但未在血流中繁殖或极少量繁殖，只是一时性或间断性地经过血流到达体内适宜的组织器官，引起轻微的症状。如伤寒沙门菌、脑膜炎奈瑟菌等感染的早期第一次入血时所致的菌血症。

2. 毒血症　即产外毒素的致病菌侵入机体后，在局部组织生长繁殖，释放外毒素进入血液，到达特定靶器官组织细胞，引起特殊的毒性症状。毒血症时致病菌本身一般不进入血液，即便入血也无致病作用。如白喉棒状杆菌、破伤风杆菌所致的白喉与破伤风等。

3. 内毒素血症　革兰阴性菌侵入血液并在其中大量生长繁殖，崩解后释放出大量内毒素引起的中毒症状；或是病灶内大量革兰阴性菌死亡裂解，释放的内毒素进入血液引起的中毒症状。其临床表现为：轻则仅发热或伴轻微不适，重则出现高热、酸中毒、DIC、休克，甚至死亡。如脑膜炎奈瑟菌、志贺菌所致的暴发型脑脊髓膜炎，小儿急性中毒性菌痢等。

4. 败血症　致病菌侵入血液，并在其中大量生长繁殖，产生毒性代谢产物，引起严重的全身性中毒症状。主要表现为高热、皮肤与粘膜淤血、肝脾大等。鼠疫耶氏菌、炭疽芽胞杆菌等可引起败血症。此外，在机体抵抗力低下时，革兰阳性与革兰阴性菌群均可引起败血症。

5. 脓毒血症　化脓性细菌侵入血液后在其中大量繁殖，并通过血液扩散到其他组织器官（如肝、肾、肺等），产生新的化脓性病灶。如金黄色葡萄球菌引起的脓毒血症，可导致多发性肝脓肿、皮下脓肿和肾脓肿等。

测试题

一、名词解释

1. 致病菌
2. 条件致病菌
3. 菌群失调与菌群失调症
4. 细菌的致病性
5. 细菌的毒力
6. LD_{50}与ID_{50}
7. 细菌的侵袭力
8. 外毒素
9. 内毒素
10. 类毒素
11. 感染
12. 隐性感染
13. 显性感染
14. 急性感染
15. 慢性感染
16. 医院感染
17. 带菌状态与带菌者
18. 菌血症
19. 毒血症
20. 内毒素血症
21. 败血症
22. 脓毒血症
23. 社会感染

二、填空题

1. 淋病奈瑟菌仅引起__________的疾病，而炭疽杆菌既可引起__________的疾病，也可引起__________的疾病。
2. 临床上常将严重的菌群失调症称之为__________或__________。
3. 致病菌的侵袭物质包括__________和__________两大类，细菌的毒素可分为__________和__________两类。
4. 外毒素的化学成分是__________，故免疫原性__________，易被__________、__________及__________破坏。
5. 用甲醛处理外毒素可脱去__________保留__________而制成__________。
6. 外毒素蛋白大多数由__________与__________两个亚单位组成，__________亚单位是毒性成分，__________亚单位是与宿主细胞结合的成分。
7. 根据外毒素对宿主细胞的亲和性及作用机制不同可将外毒素分为__________、__________和__________等。
8. 内毒素的化学成分是__________，它由__________、__________和__________三部分组成，其中__________是毒性部分。
9. 内毒素的致病作用有__________、__________、__________、__________和__________等。
10. 目前已知毒性最剧烈的毒物是__________。
11. 细菌的毒力物质包括__________、__________和__________。
12. 致病菌侵入机体能否致病与致病菌本身的__________、__________以及__________等密切相关。
13. 致病菌的毒力主要由__________和__________决定。
14. 常见的全身感染有__________、__________、__________、__________和__________等。

15. 带菌者有＿＿＿＿＿带菌者和＿＿＿＿＿带菌者，＿＿＿＿＿带菌者的危害性更大。

三、单项选择题

1. 人类是唯一易感染宿主的致病菌是(　　)
A. 炭疽杆菌
B. 淋病奈瑟菌
C. 鼠疫耶氏菌
D. 布氏杆菌
E. 以上均是

2. 与细菌侵袭力无关的物质是(　　)
A. 荚膜
B. 菌毛
C. 粘附因素
D. 芽胞
E. 透明质酸酶

3. 存在于人体的正常菌群成为条件致病菌所需的特定条件不应该是(　　)
A. 寄居部位改变
B. 长期大剂量使用皮质激素
C. 食入大量含糖较高的食物
D. 长期应用广谱抗生素
E. 疲劳过度

4. 关于细菌致病性的叙述错误的是(　　)
A. 不同的致病菌引起宿主的疾病不同
B. 细菌能引起宿主疾病的性能
C. 一种致病菌只能引起宿主一种疾病
D. 不同的致病菌其致病能力不同
E. 同种细菌的不同菌株其致病能力不同

5. 下列哪种方式易导致感染的发生(　　)
A. 食入伤寒沙门菌
B. 食入破伤风杆菌的芽胞
C. 吸入破伤风杆菌的芽胞
D. 吸入肉毒杆菌的芽胞
E. 食入肉毒杆菌的芽胞

6. 内毒素的毒性成分是(　　)
A. O 特异性多糖
B. 脂多糖
C. 核心多糖
D. 脂质 A
E. 以上均是

7. 细菌产生的侵袭性酶不包括(　　)
A. 血浆凝固酶
B. 转录酶
C. 透明质酸酶
D. 溶纤维蛋白酶
E. 胶原酶

8. 细菌的侵袭性物质不包括(　　)
A. 革兰阳性菌的肽聚糖
B. A 群链球菌的膜磷壁酸
C. 菌毛
D. 某些革兰阴性菌的外膜蛋白
E. 荚膜与微荚膜

9. 细菌的毒力主要取决于(　　)
A. 细菌的细胞壁
B. 细菌的细胞膜
C. 细胞的荚膜
D. 细菌的侵袭力和毒素
E. 细菌生长繁殖的速度

10. 与细菌致病性有关的细菌结构是(　　)
A. 细胞壁
B. 荚膜
C. 菌毛
D. 鞭毛
E. 以上均是

11. 具有粘附作用的是(　　)
A. 淋病奈瑟菌的菌毛
B. 葡萄球菌菌体表层的纤维连接素结合蛋白
C. 志贺菌的菌毛
D. 链球菌菌体表层的胶原粘附素
E. 以上均是

12. 细菌外毒素的特点是(　　)
A. 均能由细菌分泌至菌体外
B. A、B 两个亚单位均有毒性作用
C. 均为革兰阳性菌产生
D. 均为蛋白质，大多数性质不稳定，易被热、酸碱及蛋白酶破坏

E. 对所有的组织细胞均有毒性作用

13. 有关外毒素错误的叙述是(　　)
A. 一种致病菌只能产生一种外毒素
B. 化学成分为蛋白质
C. 大多数可由活菌释放至菌体外
D. 免疫原性强，可脱毒制成类毒素
E. 主要由革兰阳性菌产生，少数革兰阴性菌也可产生

14. 肉毒毒素是(　　)
A. 肠毒素
B. 神经毒素
C. 细胞毒素
D. 内毒素
E. 混合毒素

15. 下列哪种结构与细菌的致病性无关(　　)
A. 鞭毛
B. 异染颗粒
C. 脂多糖
D. 膜磷壁酸
E. 荚膜

16. 下列细菌成分哪种不具有抗吞噬作用(　　)
A. 荚膜
B. 大肠埃希菌的K抗原
C. 脂多糖
D. 伤寒沙门菌的Vi抗原
E. 链球菌的M蛋白

17. 有利于致病菌在体内扩散的物质是(　　)
A. 血浆凝固酶
B. 菌毛
C. 芽胞
D. 透明质酸酶
E. 鞭毛

18. 内毒素是(　　)
A. 致病菌侵入机体后产生的毒性物质
B. 只有进入细胞内才能发挥致病作用的物质
C. 致病菌侵入机体后，在菌体内合成能释放至体液内的毒性物质
D. 革兰阴性菌细胞壁的结构成分即脂多糖、菌体裂解后才能释放的致病物质
E. 致病菌侵入组织细胞内才能产生的毒性物质

19. 内毒素的特点是(　　)
A. 化学成分为脂多糖
B. 性质较稳定，对热、酸碱较耐受
C. 毒性成分是脂质A，各种革兰阴性菌脂质A的化学组成相似，故致病作用大致相似
D. 对组织器官无选择性
E. 以上均是

20. 与内毒素致病作用无关的是(　　)
A. 发热反应
B. 休克
C. DIC
D. 骨骼肌痉挛
E. 白细胞反应

21. 细菌感染所致的休克多是由下列哪种细菌成分引起(　　)
A. 金黄色葡萄球菌肠毒素
B. 肺炎球菌荚膜
C. 革兰阴性菌脂多糖
D. 革兰阳性菌肽聚糖
E. 革兰阴性菌脂蛋白

22. 致病菌侵入血流并在其大量生长繁殖，产生毒性代谢产物，引起严重的全身性中毒症状者，称为(　　)
A. 败血症
B. 毒血症
C. 内毒素血症
D. 菌血症
E. 病毒血症

23. 细菌不入血只有其释放的毒素进入血流，引起特殊的毒性症状，称为(　　)
A. 败血症
B. 毒血症
C. 脓毒血症
D. 菌血症
E. 病毒血症

24. 可引起菌血症的致病菌是(　　)

A. 破伤风杆菌
B. 肉毒杆菌
C. 霍乱弧菌
D. 伤寒沙门菌
E. 淋病奈瑟菌

25. 可引起毒血症的致病菌是(　　)
A. 伤寒沙门菌
B. 脑膜炎奈瑟菌
C. 白喉棒状杆菌
D. 霍乱弧菌
E. 淋病奈瑟菌

26. 致病菌由局部侵入血流，但未在血流中繁殖，经血流很快到达体内适宜的组织，引起轻微的症状，称为(　　)
A. 败血症
B. 毒血症
C. 菌血症
D. 脓毒血症
E. 内毒素血症

27. 化脓性致病菌由原发感染灶侵入血液后在其中大量繁殖，并经血液扩散到其他组织器官引起新的化脓性病灶，称为(　　)
A. 败血症
B. 毒血症
C. 菌血症
D. 脓毒血症
E. 内毒素血症

28. 与致病菌导致全身性感染无关的物质是(　　)
A. 革兰阴性菌脂多糖
B. 痉挛毒素
C. 白喉毒素
D. 肉毒毒素
E. 霍乱肠毒素

29. 带菌者是指(　　)
A. 体内带有细菌的个体
B. 体内带有致病菌的个体
C. 体内带有致病菌，并能不断向体外排菌的个体
D. 体内带有原核细胞型微生物的个体
E. 以上均是

30. 可经泌尿生殖道粘膜感染的致病菌常见的是(　　)
A. 脑膜炎奈瑟菌
B. 淋病奈瑟菌
C. 伤寒沙门菌
D. 结核分枝杆菌
E. 痢疾志贺菌

31. 毒血症是(　　)
A. 致病菌侵入血液所致
B. 多为致病菌产生的外毒素进入血液所致
C. 多为致病菌产生的内毒素进入血液所致
D. 致病菌侵入血液产生外毒素所致
E. 致病菌侵入血液释放内毒素所致

32. 医院感染是指(　　)
A. 住院病人在医院内发生的感染
B. 门诊患者在医院就诊时发生的感染
C. 医务工作者在医院救护病人时发生的感染
D. 病人的陪伴者或探视者在医院内发生的感染
E. 以上均是

四、问答题

1. 条件致病菌的致病条件有哪些?
2. 细菌的毒力物质有哪些?
3. 细菌的内毒素与外毒素有何主要区别?
4. 革兰阴性菌感染时常可导致哪些病理变化和临床症状?

参考答案

二、填空题

1. 人类　人类　动物
2. 二重感染　重叠感染
3. 菌体表面结构成分　侵袭性酶　内毒素　外毒素
4. 蛋白质　强　热　酸碱　蛋白酶
5. 毒性　免疫原性　类毒素
6. A　B　A　B
7. 神经毒素　细胞毒素　肠毒素
8. 脂多糖　脂质 A　核心多糖　O 特异性多糖　脂质 A
9. 发热反应　白细胞反应　内毒素血症与休克　DIC　Shwatzman 现象
10. 肉毒毒素
11. 侵袭物质　毒素　其他致病物质
12. 毒力　侵入的数量　侵入的部位
13. 侵袭力　毒素等致病物质
14. 菌血症　败血症　毒血症　内毒素血症　脓毒血症
15. 健康　恢复期　健康

三、单项选择题

1. B	2. D	3. C	4. C	5. A	6. D	7. B	8. A
9. D	10. E	11. E	12. D	13. A	14. B	15. B	16. C
17. D	18. D	19. E	20. D	21. C	22. A	23. B	24. D
25. C	26. C	27. D	28. E	29. C	30. B	31. B	32. E

四、问答题

1. 答案参见重点难点内容二、2.。

2. 答案参见重点难点内容三。

3. 答案参见重点难点内容三、3.（3）。

4. 革兰阴性菌感染时，由于各种革兰阴性菌内毒素的类脂 A 其化学组成相似，故其致病作用大致相似，可引起下列病理变化和临床症状：

（1）发热反应：极微量（1～5ng/kg）的 LPS 入血即可引起发热反应，LPS 可激活单核吞噬细胞及淋巴细胞，使其分泌细胞因子，作用于下丘脑，使其释放中枢发热介质而导致发热。

（2）白细胞反应：内毒素能激活毛细血管的内皮细胞，表达一系列粘附分子，从而使大量白细胞粘附于微血管壁，并游出血管进入组织，使循环血液中白细胞急剧减少。数小时后，由于脂多糖诱生的中性粒细胞释放因子刺激骨髓，使骨髓中的中性粒细胞大量释放入血，而导致血循环中的白细胞数增高，12～24 小时达高峰。但伤寒沙门菌内毒素则使循环血中白细胞减少，其机制尚不清楚。

(3) 内毒素血症与休克：当血液中有革兰阴性菌大量繁殖或病灶内细菌释放大量内毒素入血或输入被大量内毒素污染的液体，即可导致内毒素血症。内毒素作用于单核吞噬细胞、中性粒细胞、血小板、内皮细胞、补体系统、激肽系统、凝血系统等，诱生血管活性介质，使全身小血管舒缩功能紊乱而出现微循环障碍；表现为血液淤滞于微循环，有效循环血量减少、血压下降、组织器官毛细血管灌注不足、缺氧、酸中毒等。严重者可导致以微循环衰竭和低血压为特征的内毒素休克。

(4) 弥漫性血管内凝血（DIC）：是以广泛血管内凝血和出血倾向为特征的一种病理综合征，可发生于多种疾病的过程中，多是在内毒素血症、内毒素休克的基础上，进一步发展出现的严重并发症。

(5) Shwartzman 现象：将革兰阴性菌培养物上清或杀死的菌体注入家兔皮内，18～24 小时后再以同样的注射物进行静脉注射，约 10 小时后，第一次注射部位的皮肤出现出血和坏死。若两次均由静脉注射，10 小时后出现全身广泛的出血、坏死，尤以肾为著，最终动物死亡。前者称为局部 Shwartzman 现象，后者称为全身性 Shwartzman 现象。

（陈育民）

第二十章　消毒与灭菌

重点难点内容

一、消毒与灭菌的概念

1. 消毒　是指杀灭或清除传播媒介上的致病微生物，使之达到无害化的处理。但消毒不一定能杀死细菌的芽胞。用于消毒的化学药物称为消毒剂。

2. 灭菌　是指将传播媒介上的所有微生物（包括致病微生物和其他微生物、细菌的繁殖体和芽胞）全部杀灭或清除，达到无菌程度。灭菌是最彻底的消毒。用于灭菌的化学药物（能杀灭细菌芽胞的消毒剂）称为灭菌剂。

3. 抗菌　是指对活组织如皮肤、粘膜表面的消毒。应用各种抗菌药物杀灭或抑制人体组织内的微生物则属于治疗措施，不属于消毒范畴。在体外检测细菌对抗生素的敏感性试验，称为抑菌试验。

4. 防腐　杀灭、清除或抑制食品等无生命有机物中的微生物，防止其腐败的处理，则称为防腐。

5. 无菌　是指特定物体中或物体表面不含任何活微生物的状态。是灭菌处理的结果。

6. 无菌操作　是指在无菌状态下的操作，即防止微生物进入人体或其他物品的操作方法。

二、物理消毒灭菌法

1. 热力消毒灭菌法

(1) 焚烧法：直接点燃或在焚烧炉内焚烧。仅用于废弃的污染物品、有传染性的动物尸体等。

(2) 烧灼法：直接用火焰灭菌。适用于微生物学实验室用的取菌环、试管口、瓶口等的灭菌。

(3) 干烤法：在干烤箱中利用高热空气灭菌。加热 160～170℃，维持 2 小时，可杀灭所有的微生物。适用于耐高温的物品。也可用红外线、强光照射等。

(4) 巴氏消毒法：用较低温度杀死物品中的病原菌或特定微生物，而不破坏物品中所含的不耐热物质的消毒方法。常用于牛奶和啤酒的消毒。一是 62℃加热 30min，另一种是加热 71.7℃经 15～30s。

(5) 煮沸法：煮沸 100℃ 5min 可杀死细菌的繁殖体，杀死芽胞则需 1～2 小时。主要用于一般外科器械、注射器、胶管和食具等的消毒。

(6) 流通蒸气消毒法：可采用 Arnold 流通蒸气灭菌器或普通蒸笼进行。100℃加热 15～30min 可杀死细菌的繁殖体。

(7) 间歇灭菌法：反复多次的流通蒸气消毒法。适用于不耐高温的营养物质（如血清培养基等）的灭菌。

(8) 压力蒸气灭菌法：灭菌效果最好、应用最广泛。在密闭的高压蒸气灭菌器内进行，加热时蒸气不能外溢，随着压力的增加，温度也随之增高，杀菌力也大为增强，可杀死包括芽胞在内的所有微生物。适用于耐高温和不怕潮湿物品的灭菌。

2. 辐射杀菌法

（1）微波：波长为0.001～1m，频率为300～300 000MHz的电磁波，又称为超高频电磁波，可穿透玻璃、塑料薄膜与陶瓷等物质，但不能穿透金属表面。多用于微生物实验室与检验室用品、耐热非金属器械、食品、餐具、药杯、某些针剂药品与中药丸剂及其他用品的消毒灭菌。

（2）紫外线：其穿透力很差。波长为240～280nm的紫外线杀菌力较强，其中253.7nm波长的紫外线杀菌力最强。紫外线只适用于空气和物体表面的消毒。近年来紫外线已用于水消毒和血液制品中病毒的灭活。

（3）电离辐射：包括放射性同位素^{60}钴或^{137}铯产生的γ射线、电子加速器产生的高能电子束和X射线等，可对细菌产生致死效应，主要用于不耐热的塑料注射器、吸管、导管等的灭菌。

三、化学消毒灭菌法

利用化学药物杀灭或抑制致病微生物的方法称为化学消毒法，所用的化学药物称为化学消毒剂。化学消毒剂对人体组织细胞有害，所以只能外用。

1. 化学消毒剂的主要种类　根据消毒剂杀灭微生物作用的强弱可分为高效、中效和低效消毒剂。根据消毒剂的化学结构与性质可分为醛类、酚类、醇类、含氯、过氧化物类、杂环类、季铵盐类、重金属盐类和其他类消毒剂。根据消毒剂使用时的物理状态可分为液体（浸泡、擦拭、喷洒或进行气溶胶喷雾）、固体（药粉）和气体（熏蒸）消毒剂三大类。

2. 化学消毒剂的作用机制　①使菌体蛋白质变性或凝固，如重金属盐类、过氧化物类、醇类、酚类、醛类、酸、碱等。②干扰细菌的酶系统和代谢，如重金属离子能与细菌酶蛋白的-SH基结合；某些过氧化物类消毒剂能使-SH基氧化为-S-S-基，从而使酶活性丧失，导致细菌代谢障碍而死亡。③损伤细菌细胞膜或改变细菌细胞膜的通透性，如季铵盐类消毒剂为阳离子表面活性剂，可与细菌细胞膜磷脂结合，提高膜的通透性，使胞浆内容物溢出；酚类化合物与脂溶剂等作用于细菌时，可损伤细胞膜，使胞浆内容物外渗，并能破坏细胞膜上的氧化酶和脱氢酶，最终导致细菌死亡。

四、影响消毒灭菌效果的因素

在消毒灭菌过程中，不论是物理方法或是化学方法，其效果都受多种因素的影响。影响消毒灭菌效果的主要因素有：①处理剂量；②消毒剂的种类与性质；③微生物的种类与污染程度；④温度与湿度；⑤酸碱度；⑥有机物与其他化学拮抗物。

测试题

一、名词解释

1. 消毒与消毒剂
2. 灭菌与灭菌剂
3. 抗菌与抑菌
4. 防腐
5. 无菌与无菌操作
6. 物理消毒灭菌法
7. 巴氏消毒法

二、填空题

1. 常用的湿热消毒灭菌法有________、________、________、________、________。
2. 一般化学消毒剂在常用浓度下，只对细菌的________有效。对芽胞需要提高消毒剂的________和________方可奏效。
3. 紫外线杀菌机理是干扰细菌________合成，导致细菌________或________。
4. 有机物对细菌有________作用，可与消毒剂发生反应________其杀菌力。
5. 普通琼脂培养基灭菌可采用________法。
6. 无菌室空气消毒常采用________法。
7. 与细菌酶蛋白中半胱氨酸的-SH 基结合抑制酶活性的消毒剂是________ 类消毒剂。
8. 影响消毒剂发挥作用的因素主要有________、________、________、________等。
9. 用于新生儿滴眼，预防淋球菌感染常用的消毒剂是________。
10. 巴氏消毒法常用于________和________的消毒。
11. 干热灭菌法主要包括________、________、________。
12. 葡萄球菌对其敏感，常用于浅表创伤消毒的消毒剂是________。
13. 干烤法灭菌温度为________，维持________，常用于________、________ 等的灭菌。

三、单项选择题

1. 杀灭细菌芽胞最常用而有效的方法是（　）
   A. 紫外线照射
   B. 干烤灭菌法
   C. 间歇灭菌法
   D. 流通蒸气灭菌法
   E. 高压蒸气灭菌法
2. 灭菌是指（　）
   A. 杀死物体上所有微生物的方法
   B. 杀死物体上病原微生物的方法
   C. 抑制微生物生长繁殖的方法
   D. 物体中无活菌存在
   E. 杀死细菌繁殖体的方法
3. 湿热灭菌法中效果最好的是（　）
   A. 高压蒸气灭菌法
   B. 流通蒸气法
   C. 间歇灭菌法
   D. 巴氏消毒法
   E. 煮沸法
4. 酒精消毒最适宜浓度是（　）
   A. 100%
   B. 95%
   C. 75%
   D. 50%
   E. 30%
5. 影响化学消毒剂作用效果的因素中，不重要的是（　）
   A. 消毒剂的浓度
   B. 有机物的存在
   C. 酸碱度
   D. 温度
   E. 盐的存在
6. 关于紫外线，下述不正确的是（　）
   A. 能干扰 DNA 合成
   B. 消毒效果与作用时间有关
   C. 常用于空气、物品表面消毒
   D. 对眼和皮肤有刺激作用
   E. 穿透力强
7. 关于煮沸消毒法，下列错误的是（　）
   A. 煮沸 100℃ 5min 可杀死细菌繁殖体和芽胞
   B. 可用于一般外科手术器械、注射器、针

头的消毒
C. 水中加入1%～2%碳酸氢钠，可提高沸点到105℃
D. 常用于食具的消毒
E. 不足以杀死所有芽孢

8. 用于饮水、游泳池水消毒的常用消毒剂是（　　）
A. 高锰酸钾
B. 石炭酸
C. 氯
D. 过氧乙酸
E. 烷化剂

9. 实验室常用干烤法灭菌的器材是(　　)
A. 玻璃器皿
B. 移液器头
C. 滤菌器
D. 手术刀、剪
E. 橡皮手套

10. 关于消毒剂作用原理错误的是(　　)
A. 使菌体蛋白变性
B. 使菌体蛋白凝固
C. 使菌体酶失去活性
D. 破坏细菌细胞膜
E. 破坏线粒体

11. 紫外线杀菌原理是（　　）
A. 破坏细菌细胞壁肽聚糖结构
B. 使菌体蛋白变性凝固
C. 破坏DNA构型
D. 影响细胞膜的通透性
E. 与细菌核蛋白结合

12. 下列消毒剂一般不用于皮肤粘膜消毒的是（　　）
A. 2%红汞
B. 0.1%高锰酸钾
C. 0.1%新洁尔灭
D. 3%过氧化氢
E. 5%过氧乙酸

13. 下列消毒剂一般不用于地面或排泄消毒的是（　　）
A. 漂白粉
B. 生石灰
C. 石炭酸
D. 来苏
E. 洗必泰

14. 下列不能用滤菌法除去的微生物是(　　)
A. 立克次体
B. 支原体
C. 螺旋体
D. 真菌
E. 放线菌

15. 对血清、抗毒素除菌可采用（　　）
A. 加热56℃ 30min
B. 紫外线照射
C. 滤菌器过滤
D. 高压蒸气灭菌
E. 巴氏消毒法

16. 判断消毒灭菌是否彻底的主要依据是（　　）
A. 繁殖体被完全消灭
B. 芽胞被完全消灭
C. 鞭毛蛋白变性
D. 菌体DNA变性
E. 能破坏细胞壁

17. 防止或抑制微生物生长繁殖的方法称为（　　）
A. 消毒
B. 灭菌
C. 无菌
D. 防腐
E. 无菌操作

18. 干热灭菌最适温度和时间是(　　)
A. 130～140℃ 2小时
B. 160～170℃ 2小时
C. 180～190℃ 2小时
D. 121.3℃ 30分钟
E. 100℃ 2～3小时

四、问答题

1. 试述消毒剂的作用机制。
2. 在同样温度、同样作用时间的条件下，温热与干热灭菌法哪一种灭菌效果好？为什么？
3. 化学消毒剂的种类有哪些？
4. 试述影响消毒灭菌效果的因素有哪些？

参考答案

一、名词解释

6. 物理消毒灭菌法：利用物理因素杀灭或清除传播媒介上致病微生物和其他微生物的方法，称为物理消毒灭菌法。具有消毒与灭菌作用的物理因素有很多，如热力、电离辐射、微波、红外线与激光等具有灭菌作用，紫外线与超声波等具有消毒作用，冷却、冰冻、干燥等具有自然净化作用，机械清除、通风与过滤等具有除菌作用。
7. 巴氏消毒法：加温至61.1～62.8℃，经30min或71.7℃经15～30s能杀灭液体中无芽胞的病原菌，但不影响其营养成分的消毒法。常用于酒类、牛奶的消毒。此法由巴斯德创立，故称之为巴氏消毒法。

二、填空题

1. 煮沸法　巴氏消毒法　高压蒸气灭菌法　间歇灭菌法　流通蒸气消毒法
2. 繁殖体　浓度　作用时间
3. DNA　变异　死亡
4. 保护　减弱
5. 高压蒸气灭菌
6. 紫外线消毒
7. 重金属盐
8. 消毒剂的性质浓度和作用时间　温度　酸碱度　有机物
9. 硝酸银
10. 牛奶　啤酒
11. 焚烧　烧灼　干烤
12. 龙胆紫
13. 160～170℃　2h　玻璃器皿　瓷器

三、单项选择题

1.E　2.A　3.A　4.C　5.E　6.E　7.A　8.C
9.A　10.E　11.C　12.E　13.E　14.B　15.C　16.B
17.D　18.B

四、问答题

1. 答案参见重点难点内容三、2.。

2. 在同样作用温度和时间的条件下，湿热灭菌法比干热灭菌法效果好。因为：①蛋白质凝固所需的温度与其含水量有关，含水量愈大，发生凝固所需的温度愈低。②湿热灭菌过程中蒸气释放出大量潜热，加速提高温度。③湿热的穿透力比干热大，能使被灭菌物品的深部也能达到灭菌所需的温度。

3. 答案参见重点难点内容三、1.。

4. 答案参见重点难点内容四。

（宋鸿儒　陈育民）

第二十一章　病毒的生物学性状

重点难点内容

一、病毒及病毒体的概念

1. 病毒　是一类非细胞型微生物，是由蛋白质包裹的、只含一种类型核酸、必须进入易感宿主细胞内才能进行增殖的感染因子。

2. 病毒体　结构完整并具有感染性的病毒颗粒称为病毒体。即病毒在细胞内进行复制增殖后释放到细胞外的、可短暂独立生存并可感染新的细胞的病毒颗粒。病毒体根据其结构不同，可分为裸露病毒体和包膜病毒体两种。

二、病毒的基本特征

1. 个体微小　病毒的测量单位是 nm，观察病毒必须用电子显微镜。

2. 结构简单　为非细胞型微生物，仅由一种核酸及蛋白质衣壳组成。

3. 专性细胞内寄生　病毒必须在活的易感细胞内寄生，借助宿主细胞为其提供新陈代谢的场所、原料、酶和能量等，通过核酸复制的形式进行自身增殖。

4. 对抗生素不敏感　病毒无细胞结构，对作用于细胞结构和代谢的抗生素均不敏感。

三、病毒体的大小与形态

1. 病毒体的大小　最大的病毒体直径约 300nm，如痘病毒。最小的病毒体直径约 20nm，如微小病毒。病毒可分为大（200～300nm）、中（80～150nm）、小（18～30nm）三型。

2. 病毒体的形态　①球形，大多数病毒体呈球形或近似球形；②弹状，如狂犬病毒；③丝状，如某些新分离的流感病毒；④砖块状，如痘病毒；⑤杆状，如烟草花叶病病毒；⑥蝌蚪状，如噬菌体。

3. 研究病毒体大小与形态的方法　①电子显微镜测量法；②超速离心法；③超滤膜法；④X 射线衍射分析法。

四、病毒体的结构与化学组成

1. 裸病毒体的结构与功能　裸病毒体的基本结构由核酸构成的核心和包于其外的蛋白衣壳组成。由核心和衣壳组成的结构，又称为核衣壳。

（1）核心：病毒的核心成分是核酸，构成病毒的基因组，蕴藏着病毒的全部遗传信息，控制着病毒的复制增殖，是病毒遗传变异的物质基础。

（2）衣壳：是包裹在病毒核酸外的蛋白质。衣壳由一定数量的壳粒组成，壳粒由一条或几条多肽链组成，壳粒的排列方式有 20 面立体对称、螺旋对称、复合对称。衣壳蛋白具有保护核酸的作用。裸病毒体的衣壳蛋白能与易感细胞膜上的病毒受体特异性结合，完成病毒感染细胞的第一步。衣壳蛋白具有良好的免疫原性和抗原性，可引起宿主产生抗病毒免疫或超敏反应，并可用于病毒检测。

2. 包膜病毒体的结构与功能　有些病毒体在核衣壳外还包着一层由脂类、蛋白和多糖构成的包膜围绕，称为包膜病毒体。包膜是病毒在细胞内增殖后向细胞外出芽释放，穿过宿主细胞膜时由宿主细胞获得的。有些病毒体的包膜表面插入了一些病毒基因编码的糖蛋白，呈棒状或蘑菇状突起在包膜表面，称为刺突或包膜子粒。包膜对干燥、热、酸和脂溶剂等敏感，包膜具有保护病毒核衣壳，与病毒的感染性、致病性和免疫性有关。

3. 病毒核酸　位于病毒体的核心，每种病毒体只含一种类型核酸，即 DNA 或 RNA，据此分为 DNA 病毒和 RNA 病毒两大类。形状上有线型和环型；构成上有双链（ds）、单链（ss）和分节段核酸。单链 RNA 依据能否起 mRNA 的作用，又分正链（+）和负链（-）。依据病毒核酸的特性，DNA 病毒可分为双链线状、双链环状、负单链线状和部分双链环状；RNA 病毒可分为正单链不分节、负单链不分节、负单链分节、双链分节段和正单链不分节双倍体。有的病毒核酸在除去衣壳蛋白后，可进入易感宿主细胞并能增殖，具有感染性，故称为感染性核酸。

4. 病毒蛋白　是指由病毒基因组编码的蛋白质，分为结构蛋白和非结构蛋白。结构蛋白是组成病毒体的蛋白成分，包括全部衣壳、包膜和基质的蛋白质。非结构蛋白是不参与病毒体构成的病毒蛋白成分，它可以存在于病毒体内，也可以不存在于病毒体内而存在于感染细胞中，包括病毒编码的酶类如蛋白水解酶、DNA 多聚酶、胸腺嘧啶核苷激酶和逆转录酶等；和特殊功能的蛋白如抑制宿主细胞生物合成的蛋白、抑制病毒抗原经 MHC 提呈的蛋白等。

五、病毒的增殖

1. 病毒的复制周期　病毒以自身核酸分子为模版进行增殖的方式称为复制。从病毒体侵入细胞到子代病毒体生成释放，称为一个复制周期，包括吸附、穿入、脱壳、生物合成和装配释放五个阶段。

（1）吸附：是病毒体表面蛋白与细胞表面受体特异性结合的过程。

（2）穿入：吸附在宿主细胞膜上的病毒体，经不同方式进入细胞的过程，称为穿入。穿入的方式：①细胞内吞（病毒胞饮）；②胞膜融合；③衣壳构型改变。

（3）脱壳：病毒进入细胞时脱去蛋白质衣壳的过程称为脱壳。

（4）生物合成：病毒基因组一旦释放进入细胞质内，便指令并利用宿主细胞的代谢系统，合成大量子代病毒的核酸和蛋白质，此过程称为病毒的生物合成。在这一过程中，细胞内检测不到完整的病毒颗粒，所以也称为"隐蔽期"。

（5）组装与释放：子代病毒的核酸和蛋白质在细胞内分别合成之后装配成核衣壳的过程称为组装。核衣壳装配好后，裸病毒的核衣壳即为成熟病毒体。有包膜的病毒，其核衣壳必须获得包膜后才能成为成熟病毒体。成熟的病毒体以不同的方式由感染细胞内释出的过程称为释放。释放的方式：①裸病毒体多通过细胞裂解释放；②包膜病毒体多通过出芽方式释放；③有些包膜病毒通过细胞融合使病毒从受感染细胞直接向邻近正常细胞释放。

2. 病毒的生物合成过程　一般分为两个阶段，首先病毒基因组中的早期基因开始转录、翻译，产生必需的复制酶、抑制或阻断宿主细胞生物合成和正常代谢的非结构蛋白（亦称早期蛋白）。然后再依据病毒基因组指令，开始病毒核酸的复制，进行病毒基因的转录、翻译以产生病毒结构蛋白（亦称晚期蛋白）。

（1）双链 DNA（dsDNA）病毒：①dsDNA 为模板，转录出早期 mRNA，翻译合成病毒的早期蛋白质。②以亲代病毒 dsDNA 为模板，以半保留方式复制大量子代病毒 DNA。③以子代病毒 DNA 为模板，转录大量晚期 mRNA，翻译出病毒结构蛋白质，为子代病毒的装配做准备。

(2) 正单链 RNA 病毒：病毒核酸可直接翻译出早期蛋白质（依赖 RNA 的 RNA 聚合酶），催化转录一条与亲代正链 RNA 互补的负链 RNA，形成双链 RNA（±RNA）即复制中间型。正链 RNA 转译晚期蛋白（衣壳蛋白等）；以负链为模板，复制出互补的子代 RNA。

(3) 负单链 RNA 病毒：病毒体核心携带依赖 RNA 的 RNA 聚合酶，催化转录出互补的正链 RNA 形成复制中间型。正链 RNA 作为 mRNA，既可转译出病毒的结构蛋白和酶蛋白，又能复制出与之互补的子代负链 RNA。

(4) 逆转录病毒：是由两个相同的正链 RNA 组成的双倍体，并携带逆转录酶（依赖 RNA 的 DNA 聚合酶）。复制时以病毒核酸为模板，在逆转录酶的作用下首先产生 RNA/DNA 杂交中间体，进一步产生双链 DNA，从而整合于宿主细胞的 DNA 中，再转录复制出子代 RNA。

3. 病毒的异常增殖

(1) 缺陷病毒：由于病毒在复制时发生偏差使基因组不完整或发生改变，不能复制出完整的具有感染性的病毒体，这种病毒称为缺陷病毒。

(2) 顿挫感染：某些病毒感染非容纳细胞后，因细胞不能为病毒复制提供全部必需物质，故不能复制产生完整的病毒体，或产生的各病毒成分不能正常组装，这种感染称为顿挫感染，亦称流产感染。

4. 病毒的干扰现象　两种病毒感染同一种细胞或机体时，常常发生一种病毒抑制另一种病毒增殖的现象，称为干扰现象。干扰现象较常见，可发生在异种、同种、同型以及同株病毒之间，也可发生在灭活病毒和活病毒之间。

六、病毒对理化因素的抵抗特性

1. 病毒耐冷不耐热，加热 56℃30 分钟可灭活病毒。

2. 大多数病毒对酸敏感，可用 1%～3%盐酸溶液浸泡消毒污染病毒的器械。肠道病毒耐酸。

3. 紫外线不宜用于制备病毒疫苗。甲醛能破坏病毒的感染性而对其抗原性影响不大，故常被用于制备病毒灭活疫苗。

4. 脂溶剂可溶解包膜病毒体的包膜而使其灭活；而裸露病毒体则对此有抵抗力。

5. 抗生素对病毒无效。某些中草药和干扰素可抗病毒。

测试题

一、名词解释

1. 病毒
2. 病毒体
3. 裸病毒体
4. 包膜病毒体
5. 病毒衣壳
6. 壳微粒
7. 立体对称
8. 螺旋对称
9. 核衣壳
10. 病毒核心
11. 刺突（包膜子粒）
12. 病毒复制
13. 病毒复制周期
14. 吸附

15. 穿入
16. 脱壳
17. 生物合成
18. 组装与释放
19. 隐蔽期
20. 病毒早期蛋白
21. 病毒晚期蛋白
22. 缺陷病毒
23. 顿挫感染
24. 病毒的干扰现象
25. 病毒的灭活

二、填空题

1. 病毒属于__________型微生物，必须在__________内生存，对抗生素__________。
2. 病毒体积微小，其测量单位是__________，必须在__________下观察。
3. 病毒的复制周期包括__________、__________、__________、__________和__________。
4. 病毒对温度的抵抗力表现为耐__________不耐__________。加热__________℃__________分钟即可使病毒失去__________，称为__________。
5. 保存含病毒的组织块可用__________。病毒污染器具的消毒可用__________。包膜病毒体的包膜对__________敏感。
6. 病毒的基本结构由__________和__________构成，又称__________。
7. 包膜病毒体在__________外有包膜包绕，包膜上的突起结构称为__________。
8. 构成病毒的基本化学成分为__________和__________。
9. 病毒衣壳的排列方式有__________、__________和__________。
10. 构成病毒包膜的类脂来源于__________，而蛋白由__________编码。
11. 病毒的生物合成包括__________和__________二大重要步骤。
12. 病毒合成的蛋白质主要包括__________和__________两类。
13. 病毒的穿入方式主要有__________和__________两种。
14. 病毒复制周期中，启动感染的第一步是__________，与隐蔽期有关的阶段是__________。
15. 裸病毒体通过__________释放，包膜病毒体通过__________方式释放。
16. 裸病毒体通过__________吸附细胞，包膜病毒体通过__________吸附细胞。
17. 病毒表面蛋白和细胞表面__________的结合，决定了病毒感染的宿主和细胞的__________。
18. 两种病毒感染同一细胞时，一种病毒抑制另一种病毒增殖的现象称为__________。
19. 正链 RNA 病毒的 RNA 可直接作为__________，在细胞的__________上转译病毒蛋白质。
20. 动物病毒的形态多为__________，复合对称噬菌体的形态多为__________。

三、单项选择题

1. 可直接测量病毒体大小的方法是（　　）
   A. 电镜观察法
   B. 光镜观察法
   C. X 线衍射法
   D. 超速离心法
   E. 超过滤法
2. 裸病毒体的结构是（　　）
   A. 核酸＋包膜
   B. 核心＋衣壳＋包膜
   C. 核衣壳＋刺突
   D. 核心＋衣壳
   E. 核酸＋蛋白质
3. 病毒体感染细胞的关键物质是（　　）
   A. 核衣壳
   B. 核酸
   C. 衣壳

D. 刺突
E. 包膜
4. 下述病毒体的特征中除外( )
A. 非细胞结构
B. 只含一种类型核酸
C. 可在任何活细胞内增殖
D. 对抗生素不敏感
E. 对干扰素敏感
5. 关于病毒核酸的错误描述是( )
A. 可控制病毒的遗传和变异
B. 可决定病毒的感染性
C. RNA 可携带遗传信息
D. 每个病毒只有一种类型核酸
E. 决定病毒包膜所有成分的形成
6. 可直接作为 mRNA 翻译蛋白质的病毒核酸类型是（ ）
A. dsDNA
B. dsRNA
C. ss（—）RNA
D. ss（+）RNA
E. ssDNA
7. 对病毒包膜的错误叙述是( )
A. 化学成分为蛋白、脂类及多糖
B. 表面凸起称为壳微粒
C. 具有病毒种、型抗原特异性
D. 包膜溶解可使病毒灭活
E. 可保护病毒
8. 对病毒体特性的错误叙述是( )
A. 以复制方式繁殖
B. 测量单位是 μm
C. 只含一种核酸（DNA 或 RNA）
D. 是专性细胞内寄生物
E. 对抗生素不敏感
9. 可将基因与宿主细胞基因整合的是( )
A. ss（—）RNA 病毒
B. ssDNA 病毒
C. dsRNA 病毒
D. ss（+）RNA 病毒
E. 逆转录病毒
10. 病毒体的完整概念是( )
A. 有感染性的病毒颗粒
B. 脱壳后仍有感染性的病毒核酸
C. 可独立存在于细胞外
D. 有刺突的包膜病毒颗粒
E. 结构完整并具有感染性的病毒
11. 与衣壳生物学意义无关的是( )
A. 保护病毒核酸
B. 介导病毒体吸附易感细胞受体
C. 构成病毒特异性抗原
D. 本身具有传染性
E. 病毒分类、鉴定的依据
12. 构成病毒核心的化学成分是( )
A. 磷酸
B. 蛋白质
C. 类脂
D. 肽聚糖
E. 核酸
13. 对病毒衣壳的错误叙述是( )
A. 由多肽构成的壳微粒组成
B. 表面凸起称刺突
C. 可增加病毒的感染性
D. 呈对称方式排列
E. 可抵抗核酸酶和脂溶剂
14. 对病毒干扰现象的错误叙述是( )
A. 只发生在活病毒之间
B. 可使感染自然终止
C. 与干扰素产生有关
D. 与病毒竞争细胞受体有关
E. 与缺损干扰颗粒有关
15. 子代病毒释放途径不包括( )
A. 细胞裂解释放
B. 细胞融合释放
C. 通过细胞间桥释放
D. 出芽释放
E. 整合释放
16. 灭活是指在理化因素作用下使病毒失去（ ）
A. 抗原性
B. 感染性
C. 血凝特性

D. 诱生干扰素的能力

E. 融合细胞特性

17. 常用于制备灭活疫苗的理化因素是（　　）

A. 乙醚

B. 紫外线

C. 3%盐酸

D. 甲醛

E. 反复冻融

18. 灭活下列病毒所需温度最高的是（　　）

A. 流感病毒

B. 乙型肝炎病毒

C. 流行性乙型脑炎病毒

D. 麻疹病毒

E. 甲型肝炎病毒

四、问答题

1. 病毒有哪些基本特征?
2. 病毒体由哪些结构和化学物质组成?
3. 病毒衣壳有何生物学作用?
4. 病毒包膜及刺突有何生物学意义?
5. 病毒以何种方式增殖？病毒的增殖方式与细菌有何不同?
6. 病毒的复制周期可分为哪些阶段？各有何特点?
7. 简述病毒的干扰现象及对医疗实践的指导意义。

参考答案

一、名词解释

3. 裸病毒体：裸病毒体由病毒的基本结构核心和衣壳构成，其化学组成分别是核酸和蛋白质，又称为核衣壳，是简单病毒体。裸露病毒体对外界环境通常有较强抵抗力，常可通过污染水引起感染，如脊髓灰质炎病毒、甲型肝炎病毒和腺病毒。
4. 包膜病毒体：包膜病毒体是指核衣壳外包绕有包膜的复杂病毒体。包膜由类脂和糖蛋白构成，其中类脂来源于宿主，糖蛋白由病毒基因编码。病毒在细胞内增殖后，穿过宿主细胞膜（核膜或胞浆膜）向细胞外出芽释放时，由宿主细胞膜获得病毒包膜。
5. 病毒衣壳：病毒衣壳为病毒体的基本结构之一，是包绕在病毒核心之外的一层蛋白质，由一定数量的壳微粒按立体对称或螺旋对称方式排列组成。病毒衣壳具有保护病毒核酸的作用。裸露病毒体的衣壳还具有吸附易感细胞的作用。
6. 壳微粒：壳微粒是病毒衣壳的亚单位，由一条或几条多肽链组成，并按立体对称或螺旋对称的方式排列组成衣壳。不同科属病毒的衣壳，其壳微粒的肽链组成、数目及排列方式均不相同，由此决定了病毒形态和衣壳抗原性的不同。
7. 立体对称：立体对称是指组成病毒衣壳的壳微粒排列成 20 面相同大小的等边三角形，每个面等边三角形所含的壳微粒数目均相等，由此形成的病毒衣壳呈现为 20 面体立体对称的外壳，而病毒核酸盘绕为球形位于衣壳内，形成外观为球形的核衣壳，其外部可有或无包膜。
8. 螺旋对称：螺旋对称是指组成病毒衣壳的壳微粒直接围绕螺旋形的病毒核酸链对称排列，与核酸共同排列成中空的螺旋型，形成外观为杆形的核衣壳。螺旋对称的病毒可以是裸露病毒体，也可是包膜病毒体。
25. 病毒灭活：是指病毒在某些理化因素的作用下失去感染性。某些灭活的病毒仍可保留抗原性和吸附红细胞等特性。

二、填空题

1. 非细胞　易感活细胞　不敏感
2. 纳米　电子显微镜
3. 吸附　穿入　脱壳　生物合成　组装和释放
4. 冷　热　56　30　感染性　灭活
5. 50%甘油缓冲盐水　1%～3%盐酸溶液　脂溶剂
6. 核心　衣壳　核衣壳
7. 核衣壳　刺突（或包膜子粒）
8. 核酸　蛋白质
9. 立体对称　螺旋对称　复合对称
10. 宿主细胞　病毒
11. 核酸复制　蛋白质合成
12. 功能蛋白（或早期蛋白）　结构蛋白（或晚期蛋白）
13. 细胞内吞（或病毒胞饮）　胞膜融合
14. 吸附　生物合成
15. 裂解细胞　出芽
16. 衣壳蛋白　包膜刺突蛋白
17. 受体　特异性（或范围、种类）
18. 干扰现象
19. mRNA　核糖体
20. 球形　蝌蚪形

三、单项选择题

1. A　2. D　3. B　4. C　5. E　6. D　7. B　8. B
9. E　10. E　11. D　12. E　13. B　14. A　15. E　16. B
17. D　18. B

四、问答题

1. 答案参见重点难点内容二。

2. 病毒体的基本结构包括核心和衣壳，其化学物质组成分别为核酸和蛋白质。病毒核心只含一种类型的核酸。衣壳蛋白包绕核心（核酸），组成核衣壳。裸露病毒体即由核衣壳组成。包膜病毒体在核衣壳外尚有来源于宿主细胞的脂质包膜，包膜表面可有病毒基因编码的蛋白刺突（或称包膜子粒）。

3. 病毒衣壳的生物学作用主要有：①保护病毒核酸不受核酸酶的破坏。②吸附细胞。裸病毒体的衣壳和易感细胞表面的受体结合，介导病毒的吸附和感染，以及感染细胞的宿主范围。③细胞毒性，如腺病毒的衣壳蛋白对细胞有毒性。④具有抗原性，可引起宿主产生抗病毒免疫或超敏反应。⑤病毒鉴别与分类的依据之一。不同种类的病毒体其衣壳所含壳微粒的数目及排列方式各不相同，可作为病毒鉴定依据。

4. 病毒包膜及刺突的生物学意义主要有：①保护病毒。②吸附细胞。包膜刺突可介导病毒体吸附易感细胞；病毒包膜和宿主细胞膜的融合也导致病毒易于进入易感细胞。③具有免疫原性，既可刺激机体产生保护性免疫应答，也可导致超敏反应的病理作用。④病毒鉴别及病毒性疾病的特异性诊断。包膜的主要化学组成是类脂，因此对脂溶剂敏感，可作为病毒种的鉴定依据之一。而刺突蛋白的抗原性可作为区分病毒的型和亚型的依据。

5. 病毒以复制方式增殖。与细菌不同的是，细菌是单细胞原核生物，以二分裂方式繁殖；而病毒是非细胞型生物，必须进入细胞，指令细胞的代谢系统以病毒核酸为模板，进行病毒核酸的复制和蛋白质合成，分别构成子代病毒的核心和衣壳，再装配成子代病毒释放到细胞外。病毒这种特殊的增殖方式称为复制。

6. 答案参见重点难点内容五、1.。

7. 答案参见重点难点内容五、4.。

（陈海伦　陈育民）

第二十二章　病毒的感染与致病机制

重点难点内容

一、病毒侵入宿主体内的途径和方式

1. 水平传播　即病毒在人群个体之间的横向传播，主要入侵途径是经粘膜（呼吸道、消化道、泌尿生殖道等）和皮肤，可经吸入、食入、直接或间接接触、媒介昆虫或动物叮咬，以及直接接受带毒血液、器官等方式感染。

2. 垂直传播　即病毒由母体传给胎儿或婴儿的方式。垂直传播包括宫内感染（妊娠早期，尤其头三个月）和分娩时通过产道或产后哺乳所致的围产期感染。

二、病毒侵入细胞及在体内播散的方式

病毒通过胞饮作用或包膜融合方式侵入易感细胞，其在机体内播散的途径和方式包括：

1. 细胞-细胞播散　此种扩散方式可逃避免疫系统的清除作用，也难以引起有效的免疫应答，如人乳头瘤病毒的感染。

2. 血液播散　病毒感染后可产生一次或两次病毒血症，并诱导机体产生牢固的特异性免疫，如乙型脑炎病毒的感染。

3. 神经播散　狂犬病毒可沿末梢神经播散至中枢神经，疱疹病毒可潜伏在神经节中。

三、病毒的感染类型

（一）隐性感染

病毒感染后不引起临床症状者称为隐性感染。隐性感染者是重要的传染源，但可产生特异性免疫力清除病毒，如甲型肝炎病毒的感染类型主要为隐性感染。

（二）显性感染

病毒感染后出现临床症状者称为显性感染，可分为急性感染和持续性感染。

1. 急性感染　病毒感染后潜伏期短、发病急、病程持续时间数日或数周，恢复后体内不残留病毒，如流感病毒感染。

2. 持续性感染　病毒可在宿主体内持续存在数月、数年，甚至终生。

(1) 慢性感染：机体感染病毒后可长期带毒并向体外排毒，症状轻重不一，可为抗原携带状态，也可迁延不愈，如乙型肝炎病毒。

(2) 潜伏感染：与隐性感染不同，机体无法清除潜伏在某种组织或细胞内的病毒，遇机体抵抗力降低，潜伏的病毒可增殖复制，引起急性症状，如疱疹病毒在机体抵抗力降低时引起的疱疹。

(3) 慢发病毒感染：与慢性感染不同，病毒初次感染至疾病发作可有数年潜伏期。一旦发病则为进行性、致死性，如 HIV 的感染。

四、病毒的致病机制

1. 细胞裂解死亡　多由裸露病毒如脊髓灰质炎病毒和腺病毒感染引起。病毒在感染细胞内大量增殖导致细胞裂解死亡，称为病毒的杀细胞效应或杀细胞性感染。细胞死亡的主要原因包括：①细胞蛋白质和核酸合成受阻；②细胞溶酶体膜受损导致自溶；③病毒蛋白对细胞的直接毒性作用；④细胞染色体受损；⑤细胞凋亡。

2. 细胞膜结构与功能改变　多由包膜病毒如乙型肝炎病毒和人类免疫缺陷病毒感染引起。感染细胞膜的变化包括：①细胞膜出现病毒抗原；②细胞膜损伤暴露隐蔽抗原；③细胞膜融合，形成多核巨细胞。

3. 细胞内形成包涵体　可见于狂犬病毒、疱疹病毒感染。

4. 细胞的增殖与转化　多由 DNA 病毒和逆转录病毒的整合感染引起，与肿瘤形成关系密切，如人乳头瘤病毒、乙型肝炎病毒和疱疹病毒感染。

5. 免疫病理损伤

(1) 病毒感染引发免疫应答造成的免疫损伤：包括Ⅱ、Ⅲ、Ⅳ型超敏反应和炎症反应，如乙肝病毒感染时肝细胞的损伤可由肝细胞表面的病毒抗原或隐蔽抗原与抗体结合后激活补体、结合巨噬细胞或直接由 Tc 细胞杀伤，而肝外症状常由免疫复合物沉积引起。

(2) 病毒感染免疫细胞对免疫系统的损伤：如 HIV 感染 Th 细胞、巨噬细胞。

6. 胚胎发育异常或障碍　风疹病毒、巨细胞病毒等垂直传播引起的先天感染，可出现死胎、流产、早产、先天畸形或发育障碍。

表 22-1　常见病毒的侵入途径及方式

侵入途径	传播方式及媒介	病毒种类	所致疾病
呼吸道	空气、飞沫、痰、皮屑	流感病毒	流感
		鼻病毒	普通感冒
		呼吸道合胞病毒	支气管炎、肺炎
		EB 病毒	传染性单核细胞增多症
		水痘-带状疱疹病毒	水痘
		巨细胞病毒	单核细胞增多症
		麻疹病毒	麻疹
		腮腺炎病毒	腮腺炎
		风疹病毒	风疹
		腺病毒	肺炎
		汉坦病毒	肺炎
消化道	污染的食物和水	甲、戊型肝炎病毒	甲、戊型肝炎
		轮状病毒	腹泻
		脊髓灰质炎病毒	脊髓灰质炎

续表

侵入途径	传播方式及媒介	病毒种类	所致疾病
眼及泌尿生殖道	直接或间接接触、性接触、游泳池	人乳头瘤病毒 乙型肝炎病毒 人类免疫缺陷病毒 单纯疱疹病毒2型 腺病毒 肠道病毒70型	尖锐湿疣，宫颈癌 乙型肝炎 艾滋病 生殖器疱疹和新生儿疱疹 急性结膜炎 急性结膜炎
血液	输血、注射、器官移植	乙、丙、丁型肝炎病毒 人T细胞白血病病毒 人类免疫缺陷病毒 巨细胞病毒	乙、丙、丁型肝炎 白血病 艾滋病 输血性单核细胞增多症、肺炎
破损皮肤	吸血昆虫、动物咬伤	乙型脑炎病毒 狂犬病毒 人乳头瘤病毒	乙型脑炎 狂犬病 乳头瘤（疣）
胎盘或产道	宫内、产道、哺乳	风疹病毒、巨细胞病毒 HIV、HBV	先天畸形 先天感染

表 22-2 病毒在体内的传播途径

传播途径	常见病毒
细胞-细胞	流感病毒、轮状病毒、人乳头瘤病毒、麻疹病毒、呼吸道合胞病毒等
血液	麻疹病毒、腮腺炎病毒、风疹病毒、脊髓灰质炎病毒、柯萨奇病毒、HBV、HCV、HIV、巨细胞病毒、EB病毒、乙型脑炎病毒等
神经	单纯疱疹病毒、水痘-带状疱疹病毒、狂犬病毒等

表 22-3 常见的病毒感染类型

感染类型	重要的病毒种类
隐性感染	脊髓灰质炎病毒等肠道病毒、甲型肝炎病毒、乙型脑炎病毒
显性感染	流感病毒等呼吸道病毒、轮状病毒、乙型脑炎病毒、甲型肝炎病毒、腺病毒
急性感染	
持续性感染	
慢性感染	乙型肝炎病毒、丙型肝炎病毒、丁型肝炎病毒
潜伏感染	疱疹病毒
慢发病毒感染	人类免疫缺陷病毒、麻疹病毒缺损病毒、朊粒

测试题

一、名词解释

1. 病毒感染

2. 包涵体

3. 水平传播
4. 垂直传播
5. 隐性感染
6. 显性感染
7. 急性感染
8. 持续性感染
9. 慢性感染
10. 潜伏感染
11. 慢发病毒感染
12. 溶细胞型感染
13. 稳定状态感染
14. 整合感染
15. 致细胞病变效应

二、填空题

1. 病毒在人群个体间的传播称为＿＿＿＿＿，经胎盘或产道由母体传播给胎儿或新生儿称为＿＿＿＿＿。
2. 病毒感染机体最常见的侵入途经是经＿＿＿＿＿、＿＿＿＿＿粘膜和＿＿＿＿＿。
3. 病毒在宿主体内可通过＿＿＿＿＿、＿＿＿＿＿和＿＿＿＿＿方式扩散。
4. 病毒的持续性感染包括＿＿＿＿＿、＿＿＿＿＿和＿＿＿＿＿三种。
5. 从细胞水平看，病毒的感染可分为＿＿＿＿＿、＿＿＿＿＿和＿＿＿＿＿三类。
6. 杀细胞性感染多见于＿＿＿＿＿病毒引起的感染；稳定状态感染多见于＿＿＿＿＿病毒引起的感染。
7. 病毒基因和细胞染色体的结合称为＿＿＿＿＿，其后果可使细胞发生＿＿＿＿＿。
8. 肠道病毒感染人体主要引起＿＿＿＿＿感染，疱疹病毒感染机体后可引起＿＿＿＿＿感染。
9. 病毒感染诱导机体产生的免疫病理损伤主要包括＿＿＿＿＿和＿＿＿＿＿两种类型。
10. 可引起整合感染的病毒主要包括＿＿＿＿＿和＿＿＿＿＿两类病毒。
11. 病毒造成细胞裂解死亡的最主要原因包括＿＿＿＿＿、＿＿＿＿＿和＿＿＿＿＿。
12. 病毒感染可导致细胞膜＿＿＿＿＿结构发生改变，并在胞浆或胞核内形成＿＿＿＿＿。

三、单项选择题

1. 通过消化道感染并侵犯中枢神经系统的病毒是（　　）
   A. 流行性乙型脑炎病毒
   B. 狂犬病毒
   C. 流感病毒
   D. 脊髓灰质炎病毒
   E. 疱疹病毒
2. 经呼吸道感染并通过血液播散的病毒是（　　）
   A. 流感病毒
   B. 鼻病毒
   C. 麻疹病毒
   D. 轮状病毒
   E. 乙型肝炎病毒
3. 下列可通过垂直传播的病毒**除外**（　　）
   A. 乙型肝炎病毒
   B. EB病毒
   C. 人类免疫缺陷病毒
   D. 单纯疱疹病毒
   E. 流感病毒
4. 病毒的致病物质是（　　）
   A. 外毒素
   B. 内毒素
   C. 细胞壁
   D. 侵袭性酶
   E. 蛋白与核酸
5. 有关病毒感染的正确描述**除外**（　　）
   A. 水平传播的主要入侵途径是粘膜和皮肤
   B. 垂直传播主要发生在妊娠早期和围产期
   C. 潜伏感染体内始终可检测出病毒

D. 慢发病毒感染可由朊粒引起
E. 整合感染与病毒的致瘤作用密切相关

6. 经垂直感染导致畸胎的重要病毒是（　　）
A. 麻疹病毒
B. 流感病毒
C. 风疹病毒
D. 甲型肝炎病毒
E. 乙型脑炎病毒

7. 易引起潜伏感染的病毒**除外**（　　）
A. 水痘-带状疱疹病毒
B. 麻疹病毒
C. EB 病毒
D. 单纯疱疹病毒
E. 巨细胞病毒

8. 病毒致病机制中与免疫损伤有关的是（　　）
A. 衣壳蛋白毒性
B. 出芽释放
C. 改变细胞膜抗原
D. 形成包涵体
E. 抑制细胞代谢

9. 对病毒致病机制的**错误**叙述是（　　）
A. 阻断细胞合成代谢
B. 合成侵袭性酶类裂解细胞
C. 细胞转化
D. 细胞融合
E. 细胞凋亡

10. 可引起细胞转化的病毒是（　　）
A. 流感病毒
B. 甲型肝炎病毒
C. 脊髓灰质炎病毒
D. 乙型肝炎病毒
E. 人类免疫缺陷病毒

11. 与肿瘤发生有关的病毒感染类型是（　　）
A. 急性感染
B. 慢发病毒感染
C. 潜伏感染
D. 整合感染
E. 慢性感染

12. 病毒感染机制中，可导致细胞转化的是（　　）
A. 病毒早期蛋白抑制细胞的合成代谢
B. 细胞溶酶体膜受损
C. 病毒出芽释放损伤细胞膜
D. 病毒蛋白对细胞的毒性
E. 病毒整合致细胞染色体受损

13. 包膜病毒体的感染一般不直接导致被感染细胞（　　）
A. 膜抗原性改变
B. 转化
C. 融合
D. 裂解
E. 出现包涵体

14. 裸露病毒体感染常使被感染细胞（　　）
A. 裂解死亡
B. 互相融合
C. 继续存活
D. 转化
E. 形成包涵体

15. 潜伏感染是指（　　）
A. 不出现临床症状的感染
B. 潜伏期长的感染
C. 病毒在体内持续存在，症状时好时坏
D. 病毒基因在体内持续存在，激活后复制引起临床症状
E. 不出现临床症状，但时常从体内排出病毒

四、问答题

1. 病毒在人群中可通过哪些方式传播？病毒侵入人体最常见的途径是什么？举例说明。
2. 病毒在体内的扩散途径有哪些？举例说明。
3. 病毒感染细胞后，可使细胞发生哪些变化？
4. 病毒引起感染细胞死亡的原因有哪些？

5. 举例说明隐性感染和潜伏感染的不同。
6. 举例说明慢性感染和慢发病毒感染的不同。
7. 简述病毒与肿瘤的关系。
8. 病毒感染引起的免疫损伤包括哪些机制？

参考答案

一、名词解释

1. 病毒感染：是指病毒经一定途径进入机体并侵入易感细胞内增殖的过程。病毒感染根据病毒和细胞、病毒和机体之间互相作用的方式和力量的对比，而表现为不同的感染类型。
2. 包涵体：是指某些病毒在感染细胞的胞浆或胞核内形成的斑块状结构。包涵体由病毒颗粒和未装配的病毒成分组成，是病毒在细胞内增殖的痕迹，并可破坏细胞的正常结构和功能。通过显微镜观察感染细胞内包涵体的染色性、位置和形状，有助于病毒感染的诊断。
12. 溶细胞型感染：多由裸露病毒如脊髓灰质炎病毒和腺病毒感染引起。由于病毒在感染细胞内大量增殖导致细胞裂解死亡，也称为病毒的杀细胞效应或杀细胞性感染。
13. 稳定状态感染：多见于包膜病毒如乙型肝炎病毒和流感病毒感染。由于病毒在细胞内的增殖速度较慢，不直接引起感染细胞的裂解死亡，感染细胞还可继续生存。稳定状态感染常引起感染细胞膜抗原的改变等变化，导致机体免疫系统攻击感染细胞。
14. 整合感染：多由 DNA 病毒和逆转录病毒引起，如人乳头瘤病毒、乙型肝炎病毒、疱疹病毒和 HIV 等。这些病毒可将自身基因插入宿主细胞染色体，影响宿主细胞的正常代谢，引起宿主细胞的转化，与肿瘤形成关系密切。
15. 致细胞病变效应：是指在体外细胞培养病毒时，病毒可使感染细胞发生圆缩、聚集、脱落和坏死等现象，称为病毒的致细胞病变作用。病毒导致细胞死亡的主要原因包括病毒阻断宿主细胞蛋白质和核酸的合成，损伤细胞膜，使细胞染色体受损等。

二、填空题

1. 水平传播　垂直传播
2. 呼吸道　消化道　皮肤
3. 血液　神经　细胞-细胞
4. 慢性感染　潜伏感染　慢发病毒感染
5. 杀细胞性感染　稳定状态感染　整合感染
6. 无包膜　有包膜
7. 整合　转化
8. 隐性　潜伏
9. 超敏反应　损伤免疫细胞
10. DNA 病毒　逆转录病毒
11. 细胞合成代谢阻断　溶酶体破裂　病毒蛋白的毒性
12. 抗原　包涵体

三、单项选择题

1. D　2. C　3. E　4. E　5. C　6. C　7. B　8. C
9. B　10. D　11. D　12. E　13. D　14. A　15. D

四、问答题

1. 病毒在人群中的传播可通过水平传播和垂直传播两种方式。病毒侵入机体的最常见途径是经粘膜和皮肤。

(1) 经粘膜侵入的途径包括呼吸道、消化道和泌尿生殖道粘膜和眼结膜等。如流感病毒可通过呼吸道粘膜侵入；轮状病毒可通过消化道粘膜侵入；有些病毒可经直接、间接（如游泳池水、共用毛巾等）或性接触，分别引起眼结膜、角膜、生殖道粘膜的感染，如腺病毒、疱疹病毒、人类免疫缺陷病毒等。

(2) 经皮肤侵入感染的途径包括：某些病毒可通过破损皮肤侵入机体，引起局部皮肤的感染，如人乳头瘤病毒。②经吸血昆虫或狂犬叮咬引起感染，如乙型脑炎病毒和狂犬病毒。③通过输血和血制品、共用注射器、器官移植等方式，病毒直接进入血液引起感染，如乙型肝炎病毒、丙型肝炎病毒和人类免疫缺陷病毒等。

2. 答案参见重点难点内容二。

3. 答案参见重点难点内容四、1. 2. 3. 4. 。

4. 答案参见重点难点内容四、1. 。

5. 答案参见重点难点内容三、（一）（二）2. （2）。

6. 答案参见重点难点内容三、（二）2. （1）（3）。

7. 病毒引起肿瘤的关键是由于DNA病毒或逆转录病毒的基因组与细胞基因的整合而导致的细胞转化。病毒基因的插入，常造成细胞染色体结构和功能的改变，如导致细胞原癌基因的激活、抑癌基因的突变失活等。病毒引起肿瘤已在动物实验中证实。与人类肿瘤密切相关的病毒有HBV与原发性肝癌、EBV与鼻咽癌及Burkitt淋巴瘤、人T细胞白血病病毒与成人T细胞白血病及淋巴瘤、单纯疱疹病毒2型和人乳头瘤病毒与宫颈癌等。

8. 答案参见重点难点内容四、5. 。

（陈海伦　陈育民）

第二十三章　细菌和病毒感染的实验室检查与防治原则

重点难点内容

一、细菌与病毒感染的实验室检查原则

1. 检测病原菌及其成分的标本采集与处理原则

（1）区别取材：根据各种致病菌的感染与致病特点、感染的部位与病程以及欲采用的检验方法和目的，选取不同的标本。如对流脑病人采取脑脊液、血液或出血瘀斑液；细菌性痢疾取脓血或粘液性粪便；肺结核取咳出的痰液；伤寒病人在病程1～2周内取血液，2～3周时取粪便；淋病取尿道或阴道分泌物；脓肿则穿刺取脓液等。

（2）妥善处理：分离培养采取标本应尽可能在使用抗菌药物之前，如已使用抗菌药物应在送检单上注明其种类、剂量及用药时间。采集局部病变标本时，不可用消毒剂。

（3）尽快送检：标本采集后应在较短的时间内送检，如不能立即送检，可采取保护措施维护细菌的活性，多数菌可以冷藏运送，但奈瑟菌不耐寒。

（4）严格无菌操作：尽可能避免无关菌或其成分的污染。

（5）详细登记：所采集标本须注明患者姓名、年龄、采样日期、科室或病房、标本名称和采集部位、临床诊断、检验项目，并有病程及治疗情况等说明。

2. 检测病毒体及其成分的标本采集与处理原则

（1）区别取材：与细菌相似。

（2）早期采集：病程初期或急性期采集标本。

（3）妥善处理：带有杂菌的标本加抗生素做除菌处理。组织细胞标本可将其研磨及用胰酶消化。标本经低速离心后取上清液高速离心沉淀，可将病毒体浓缩集中，提高检出率。

（4）立即送检：不能立即送检的应置含抗生素的50%甘油缓冲盐水中，低温下保存送检。

（5）无菌操作、详细登记等与细菌相同。

3. 检测特异性抗体的标本采集与处理原则　在发病初及间隔10～20天后各采取一份血清，同一方法检测，第二份的抗体效价比第一份显著增高（高4倍）时，才有诊断意义。

4. 病原菌的检测　①直接涂片镜检提供初步诊断或参考。②分离培养后进行鉴定。③借助生化试验进行鉴定。常用的有各种糖发酵试验、靛基质试验、甲基红试验、V-P试验、枸橼酸盐利用试验、硫化氢试验、尿素酶试验等。④血清学试验可对分离培养出的未知纯种细菌进行鉴定。⑤药物敏感试验：本试验不属病因诊断范畴，但对指导临床选择用药、及时治疗和控制耐药菌感染有重要意义。

5. 病毒体的检测

（1）电镜下直接观察及检测病毒的形态与结构或观察细胞内有无包涵体。

（2）根据病毒的不同，选择敏感动物、鸡胚或离体组织与细胞，分别进行动物试验、鸡胚接种、组织培养或细胞培养。

（3）病毒在细胞培养中的几种现象：①某些病毒在细胞培养中引起细胞变性坏死、脱落或死亡的现象，称为致细胞病变作用（CPE）。②具有血凝素的病毒（如流感病毒）可吸附脊椎动物红细胞，称为血细胞吸附现象。③空斑形成单位（PFU）。一个空斑是标本中的一个病毒大量复制引起的，有感染性的病毒经适当浓度接种单层细胞并培养后，由于散在的单个病毒的复制使局部单层细胞脱落，染色后能清楚显示出来，此即空斑，肉眼可观察，并以空斑数计算出病毒的数量。④TCID50 即 50％组织细胞感染量，是测定病毒毒力的方法。

6. 细菌结构成分的检测　①常用免疫荧光、协同凝集、酶免疫、间接血凝、对流免疫电泳、乳胶凝集等试验技术检测抗原。②应用多聚酶链反应（PCR）和核酸杂交，如原位杂交、斑点杂交、Southern 印迹、Northern 印迹等分子生物技术检测核酸。

7. 病毒体结构成分的检测　①用已知特异性抗体直接检测未知抗原，常用的技术有 ELISA、免疫荧光技术。②应用 PCR 和核酸杂交等技术检测病毒核酸，因病毒有 DNA 病毒和 RNA 病毒两大类，对 RNA 病毒的 PCR 检测采用逆转录 PCR（RT-PCR）。

8. 细菌与病毒特异性抗体的检测　用已知的菌细胞、病毒体或无菌细胞、无病毒体的抗原，检测病人血清有无相应抗体及抗体的量，可作为某些传染病的辅助诊断，通常称为血清学诊断。以明显观察到抗原抗体反应出现的最高血清稀释度数为单位，称为效价。常用于细菌、病毒感染的血清学诊断有：直接凝集试验（诊断伤寒、副伤寒的肥达试验、立克次体的外斐试验）；间接凝集试验（检测流脑、军团菌病、梅毒的乳胶凝集试验）；中和试验（诊断链球菌性风湿病的抗 O 试验等）和 ELISA。也可用 Western 印迹法（蛋白电泳与酶标抗体染色相结合）检测血清中针对某种病毒抗原亚单位的抗体，如人类免疫缺陷病毒抗体。

二、细菌感染的抗菌药物治疗

1. 抗菌谱　每种抗菌药物都有一定的抗菌范围，称为抗菌谱。只作用于革兰阳性菌或革兰阴性菌，或者仅作用于某属或某种细菌的抗菌药物，称为窄谱抗菌药。作用范围广泛，不仅对革兰阳性和阴性菌有效，而且对衣原体、支原体和立克次体等也有抑制作用的抗菌药物，称广谱抗菌药。

2. 抗菌药物的作用机制　①抑制细菌细胞壁的合成；②损伤细菌的细胞膜；③抑制细菌蛋白质合成；④抑制细菌核酸合成；⑤抑制细菌叶酸代谢。

3. 临床应用抗菌药物的基本原则

（1）以临床诊断、细菌学诊断和体外药物敏感试验为依据选择药物，不可盲目用药。

（2）使用抗菌药的剂量要适当，疗程要足够。

（3）选用不同的抗菌药交替使用，以避免细菌产生耐药性。

（4）联合用药：主要用于①病因未明的严重病原菌感染；②单一抗菌药物不能有效控制的严重混合感染；③需长期用药且细菌又可能产生耐药的感染。

三、病毒感染的药物治疗

1. 抗病毒化学药物及其作用机制

（1）金刚烷胺类：金刚烷胺和甲基金刚烷胺能特异性抑制甲型流感病毒脱壳，导致病毒不能复制。

（2）核苷类药物：主要是通过以异常核苷取代正常核苷，在病毒基因复制时掺入子代 DNA 中，从而抑制病毒复制。核苷类药物作为类似的底物竞争并抑制病毒相关的酶类而发挥作用。主要有阿糖腺苷（Ara-A）、阿昔洛韦（无环鸟苷，ACV）、叠氮脱氧胸苷（AZT）和三氮唑核苷(利巴韦林)。

（3）蛋白酶抑制剂：如沙喹那韦、利托那韦、吲哚那韦制剂，能直接与人类免疫缺陷病毒（HIV）的蛋白酶结合，可抑制病毒结构蛋白的形成，从而抑制病毒的增殖。

2. 抗病毒中草药　有抗病毒作用的天然药物有黄芪、板蓝根、大青叶以及天然花粉蛋白、甘草、大蒜等的提取物。某些中草药可直接抑制病毒的复制，某些可通过调节或增强机体的免疫功能而增强抗病毒的作用。

3. 干扰素　具有广谱抗病毒作用。临床应用的干扰素制剂有天然型与基因重组型两种。

4. 抗病毒基因制剂

（1）反义核酸：可分为反义 DNA 和反义 RNA。反义核酸被导入感染的细胞内，通过与病毒基因的相应序列互补结合，可抑制病毒的复制。

（2）核酶：是一类具有双重功能的 RNA 分子。一方面能识别特异的靶 RNA 序列，并与之互补结合，类似于反义 RNA 的特性；另一方面具有酶活性，能通过特异性位点切割病毒的靶 RNA，从而抑制病毒的复制。

测试题

一、名词解释

1. 致细胞病变作用（CPE）
2. 空斑形成单位（PFU）
3. TCID50
4. 抗菌谱
5. 血清学诊断
6. 效价

二、填空题

1. 细菌感染后实验室检查的主要目的是__________和__________。
2. 实验室检查结果的准确与否和标本的选择、__________、__________有直接关系。
3. 通过直接涂片染色镜检就可作出初步病原学诊断的病原体有__________、__________、__________等。
4. 在细菌鉴定过程中，分离出纯种后，通常应用以下方法作出最后鉴定，即__________、__________、__________、__________等。
5. 病原生物感染的实验室检查中，常用的血清学试验有__________、__________、__________等三大类。
6. 辅助诊断风湿热的抗链“O”试验属于__________。
7. 血清学试验一般需作两次，其血清分别取自疾病的__________和__________。第二次抗体效价比第一次__________时有诊断意义。
8. 观察菌落特征，通常观察其__________、__________、__________、__________、__________等。
9. 属于直接凝集反应的血清学试验有__________、__________等。
10. 细菌感染的实验室检查，主要从两方面考虑，即__________和__________。
11. 能抑制细菌细胞壁合成的抗生素有__________、__________等。

12. 能抑制细菌蛋白质合成的抗生素有__________、__________等。
13. 能抑制细菌叶酸合成的抗菌药是__________。
14. 抗病毒的核苷类药物有__________、__________、__________、__________等。
15. 治疗单纯疱疹病毒感染最有效的药物是__________。
16. 金刚烷胺类药物能特异性抑制__________病毒。

三、单项选择题

1. 在标本的采集与送检中不正确的方法是（　　）
   A. 严格无菌操作避免杂菌污染
   B. 标本采集后立即送检
   C. 采取局部病变标本时要严格消毒后采集
   D. 标本容器上贴好标签
   E. 尽可能采集病变明显处标本
2. 对细菌种属的鉴定，下列哪种方法不是必须的（　　）
   A. 形态染色观察
   B. 分离培养
   C. 菌落观察
   D. 药敏试验
   E. 血清学鉴定
3. 下列哪种试验不属于细菌的生化反应（　　）
   A. 糖发酵试验
   B. 外斐反应
   C. V-P 试验
   D. 靛基质生成试验
   E. 甲基红试验
4. 关于血清学试验结果分析，错误的是（　　）
   A. 试验阳性说明机体接触过相应病原体
   B. 单次试验阳性不能完全证明新近感染
   C. 试验阴性不能完全排除相应病原体感染的可能性
   D. 试验阳性即有辅助诊断意义
   E. 双份血清标本，后者抗体效价比前者高4倍或4倍以上时有诊断意义
5. 治疗单纯疱疹病毒感染最有效的药物是（　　）
   A. 无环鸟苷（ACV）
   B. 阿糖腺苷（Ara-A）
   C. 叠氮脱氧胸苷（AZT）
   D. 金刚烷胺
   E. 青霉素
6. 治疗 RNA 病毒感染常选用（　　）
   A. 无环鸟苷（ACV）
   B. 阿糖腺苷（Ara-A）
   C. 金刚烷胺
   D. 叠氮脱氧胸苷（AZT）
   E. 三氮唑核苷（利巴韦林）

四、问答题

1. 标本采集与送检时应注意什么？
2. 常用的血清学试验有哪些？主要作为哪些疾病的辅助诊断？
3. 有一可疑伤寒沙门菌感染的患者，你如何进行实验室检查？（只回答检查的原则、思路）
4. 采集鼻咽部分泌物、痰液等常用于检测哪些病毒？
5. 为什么用于检测病毒的许多标本都要用抗生素作除菌处理？
6. 简述抗菌药物临床应用的基本原则。

参考答案

二、填空题

1. 病因学诊断　指导临床用药
2. 采集的时间　采集的方法
3. 结核分枝杆菌　脑膜炎奈瑟菌　淋病奈瑟菌
4. 菌落观察　形态染色观察　生化反应试验　血清学鉴定
5. 凝集试验　沉淀试验　中和试验
6. 中和试验
7. 急性期　恢复期　高 4 倍或以上
8. 大小　形状　颜色　透明度　表面性状
9. 肥达反应　外斐反应
10. 病原菌的鉴定和其成分的检查　血清学试验（查抗体）
11. 青霉素　头孢霉素
12. 氯霉素　红霉素
13. 磺胺类
14. 阿糖腺苷　阿昔洛韦　叠氮脱氧胸苷（AZT）　三氮唑核苷（利巴韦林）
15. 阿昔洛韦（acyclovir）
16. 甲型流感

三、单项选择题

1. C　　2. D　　3. B　　4. D　　5. A　　6. E

四、问答题

1. 标本采集与送检应注意：①严格无菌操作，尽量避免杂菌污染。对病毒检测有杂菌污染的标本应进行抗生素抗菌处理。②应根据病原体的种类、在人体内的分布、感染的部位及感染特点确定采集何种标本。可采集的标本有：脑脊液、血液、皮肤渗出液、痰液、鼻咽分泌物、尿液、唾液、宫颈及阴道分泌物、脱落细胞、活体组织等。③作细菌检查应尽可能在使用抗生素前采集标本。④标本采集后应立即送检，如不能立即送检者应根据病原体的生物学特性将标本暂保存在合适的条件下。⑤所采集的标本应贴好标签，如标本种类、患者姓名、临床诊断、检测目的等，以供检验人员参考。

2. 常用的血清学试验有凝集试验、沉淀试验和中和试验，主要用于肠热症（肥达试验）、斑疹伤寒（外斐试验）、流脑（对流免疫电泳）、风湿热（抗“O”试验）等疾病的辅助诊断。

3. 对此患者的实验室检查可从两方面考虑：一是细菌的分离与鉴定；二是查伤寒沙门菌的抗体及其含量。前者根据病程采集血液、骨髓和粪便等，后者取血分离血清。病原菌的分离鉴定方法和抗体检查所用肥达反应参见有关章节。

4. 常用于呼吸道病毒的检测，如流感病毒、副流感病毒、麻疹病毒、腮腺炎病毒、腺病毒等。

5. 如果用于检测病毒的标本污染了细菌，就会导致分离培养不成功，尤其是进行细胞培养时，很易造成分离培养失败，故对标本要用抗生素作除菌处理；同时因病毒对抗生素不敏感，也不受影响。所以用于检测病毒的标本都要用抗生素作除菌处理。

6. 答案参见重点难点内容二、3.。

（曹明耀　沈海中）

第二十四章　致病性球菌

重点难点内容

一、葡萄球菌

1. 主要生物学特性　为球形，排列呈葡萄串状。在脓汁中常呈散在或短链状排列。革兰染色阳性。营养要求不高，能形成有色素菌落。血平板上可形成溶血环。耐盐性强。据生化反应和色素等特点的不同可将此菌分为金黄色葡萄球菌、表皮葡萄球菌和腐生葡萄球菌三种。对热和干燥的抵抗力比一般细菌强。易形成耐药菌株。葡萄球菌 A 蛋白（SPA），是存在于金黄色葡萄球菌细胞壁表面的一种表面抗原。能与人和多种哺乳动物血清中的 IgG（1gGl、IgG2、IgG4）的 Fc 段非特异性结合，其 IgGFab 段仍能和相应的抗原发生特异性结合出现协同凝集反应。SPA 具有抗吞噬作用，是 T、B 淋巴细胞良好的促分裂原。

2. 致病因素　①溶血素，为外毒素，主要为 α 毒素，能杀伤粒细胞和血小板；能使局部小血管收缩，导致局部组织缺血和坏死。②杀白细胞素，能破坏中性粒细胞和巨噬细胞。③剥脱性毒素，又称表皮溶解毒素。可使表皮组织的棘状颗粒层裂解，致表皮与真皮脱离，引起剥脱性皮炎。④肠毒素，耐 100℃ 30min；抵抗胃肠液中蛋白酶的水解作用，能引起急性胃肠炎即食物中毒。⑤毒性休克综合征毒素 1（TSST1），可致机体发热；增加宿主对内毒素的敏感性；诱生 IL-1、IFN、TNF 等。⑥血浆凝固酶：能使人或家兔血浆发生凝固的酶类物质。产生此酶的葡萄球菌有抗吞噬作用，使感染病灶局限化。

3. 所致疾病

（1）侵袭性感染：主要引起化脓性炎症，如毛囊炎、痈、脓疱疮、伤口化脓、气管炎、肺炎、中耳炎、脓胸及其他脏器感染等。本菌感染的特点一般是病灶比较局限，且与周围组织界限清楚，脓汁黄而粘稠。

（2）毒素性疾病：①食物中毒，进食含葡萄球菌肠毒素的食物引起。②伪膜性肠炎，是一种菌群失调症。主要是因为长期大量使用广谱抗生素后，使肠道内优势菌被抑制或杀灭，耐药的葡萄球菌趁机大量增殖产生肠毒素，引起以腹泻为主的临床症状。③烫伤样皮肤综合征（剥脱性皮炎），由能产生表皮溶解毒素的金黄色葡萄球菌引起，多见于幼儿或免疫功能低下者。④毒性休克综合征，由产生 TSST1 的金黄色葡萄球菌引起。多见于经期年轻女性。

二、链球菌

1. 生物学特征　革兰阳性链状排列球菌。营养要求高，在血平板上形成微小菌落（0.5～0.75mm）。不分解菊糖，不被胆汁溶解。不同菌株溶血能力不同，据此将链球菌分为：①甲（α）型溶血性链球菌：菌落周围有狭小的草绿色溶血环，此环非溶血素所致，可能是产生的过氧化氢使血红蛋白氧化成正铁血红蛋白的氧化产物构成。致病性较弱，可引起亚急性细菌性心内膜炎。②乙（β）型溶血性链球菌：菌落周围有透明而宽大的溶血环，此环由溶血素所致。致病性较强。③丙（γ）型链球菌：菌落周围无溶血环，又称非溶血性链球菌。一般不致病。除甲型链球菌外，所有链球菌胞壁上都有 C 多糖抗原，据此利用沉淀试验将链球菌分为 A、B、C 等 20 个群（族）。对人致病的 90%以上是 A 族溶血性链球菌。

2. 致病物质　①膜磷壁酸，能与人口腔粘膜、皮肤上皮细胞、血小板及白细胞等表面结合。

②M 蛋白，是 A 族链球菌细胞壁中的蛋白质成分，有抗吞噬作用。有抗原性，与相应抗体形成的免疫复合物可致超敏反应性疾病。③透明质酸酶，可溶解细胞间质中的透明质酸，使细菌在组织中易于扩散，故又称扩散因子。④链激酶，又称链球菌溶纤维蛋白酶，能使血液中的溶纤维蛋白酶原转化成溶纤维蛋白酶，可溶解血块或阻止血浆凝固，有利于细菌扩散。⑤链道酶，又称链球菌 DNA 酶。能分解脓汁中粘稠的 DNA，使脓汁稀薄，促进细菌扩散。⑥溶血毒素（SL），有两种，一是 SLO，为含-SH 基的蛋白质，对氧敏感，能溶解红细胞，破坏白细胞和血小板，对心肌有急性毒性作用，抗原性强。二是 SLS，为小分子糖肽，对氧稳定。可致血管内溶血和肾小管坏死。⑦致热外毒素，又称红疹毒素，有 A、B、C 三个血清型，三型间无交叉免疫。有致热作用、细胞毒作用，可使猩红热病人出现皮疹。是引起猩红热症状的主要毒素。抗原性强，可刺激机体产生抗毒素。

3. 所致疾病　①急性化脓性炎症：可引起丹毒、蜂窝织炎、扁桃体炎、气管炎、肺炎等。化脓灶与周围正常组织界限不清，脓汁稀薄、带血色。②猩红热：是由能产生红疹毒素的 A 族链球菌引起的急性呼吸道传染病。主要症状为发热、咽炎、全身弥漫性鲜红色皮疹和疹退后明显脱屑。③链球菌感染后引起的超敏反应性疾病：主要包括风湿热和急性肾小球肾炎。

三、肺炎链球菌

革兰阳性矛头状细菌，常成双排列可形成荚膜。营养要求高。在血平板上菌落与甲型链球菌相似。能产生自溶酶，故培养时间稍久可形成脐状菌落。自溶酶可被胆汁或胆盐激活。能分解菊糖产酸。据荚膜多糖抗原不同，可将此菌分为 84 个血清型。肺炎链球菌细胞壁中的 C 多糖可与血清中的 C 反应蛋白（CRP）结合。CRP 是一种 β 球蛋白，正常人血清中含量少，急性炎症时可升高。肺炎链球菌主要靠荚膜致病。此菌可正常寄居在人的口腔及鼻咽部，当机体抵抗力降低时，引起感染，主要是大叶性肺炎。此外还可引起中耳炎、乳突炎、脑膜炎等。

四、脑膜炎奈瑟菌

本菌为革兰阴性肾形球菌，常成双排列，标本直接涂片可见细菌常位于中性粒细胞内。有荚膜、菌毛。用巧克力色培养基培养，初次分离时在 5%～10%CO_2 环境条件下生长较好。专性需氧。对外界理化因素抵抗力极弱，对干燥、寒冷、热、紫外线、一般化学消毒剂均很敏感。致病物质为菌毛、荚膜和内毒素。人和带菌者是传染源。在流行期，人群携菌率可高达 20%～70%。免疫力低下者，细菌侵入血流，突破血—脑屏障，进入中枢神经系统，引起急性化脓性脑脊髓膜炎。预防可接种流脑疫苗。

五、淋病奈瑟菌

形态染色类似脑膜炎球菌。脓汁直接涂片可见细菌常位于中性粒细胞内，其分布不规则，一个细胞内可达 20～50 个细菌。有菌毛。抵抗力弱，对硝酸银敏感。人是唯一传染源。主要通过性接触传播，引起淋病。在男性表现为尿道炎、前列腺炎及附睾炎；在女性表现为阴道炎、子宫颈炎，进一步发展为盆腔炎，易成慢性感染。淋病患者可经产道感染新生儿致淋病性急性结膜炎。人对淋球菌无自然抵抗力，病后亦不获得明显免疫力。

六、病原性球菌的微生物学检查

1. 病原学检查

（1）取材：脓汁、脑脊液、皮肤瘀斑内容物、血液等，根据各菌感染特点而定。

（2）直接涂片镜检：脓汁中发现革兰阳性葡萄串状排列的球菌，脑脊液及皮肤瘀斑液涂片在中性粒细胞内发现革兰阴性双球菌，泌尿生殖道脓汁涂片在中性粒细胞内发现不规则排列的革兰阴性球菌，分别对葡萄球菌、脑膜炎球菌、淋球菌感染有初步诊断意义。

（3）分离培养、鉴定。

2. 抗链球菌溶血素O试验　溶血素O具有抗原性，可刺激机体产生相应的抗体，此类抗体在感染2～3周后出现，病愈后可持续数月甚至数年。根据中和试验原理用溶血素O（以红细胞为指示）测定患者血清中溶血素O抗体及其含量。若抗O抗体效价大于1∶400时，对风湿热、急性肾小球肾炎等链球菌感染后所致的变态反应性疾病有辅助诊断意义。

测试题

一、名词解释

1. SPA
2. 血浆凝固酶
3. 链激酶
4. 链道酶
5. 伪膜性肠炎
6. M蛋白
7. 致热外毒素

二、填空题

1. 化脓性球菌主要包括革兰阳性球菌如__________、__________、__________等，革兰阴性球菌如__________、__________等。
2. 葡萄球菌的致病因素主要包括__________、__________、__________、__________、__________等。
3. __________试验阳性是致病性葡萄球菌的重要标志。
4. 病原性球菌中能引起毒素型食物中毒的是__________。
5. 葡萄球菌所致疾病主要有侵袭性疾病和毒素性疾病两大类，其中毒素性疾病主要有__________、__________、__________、__________。
6. 按溶血现象链球菌可分为__________、__________、__________三大类。
7. 链球菌的致病因素主要有__________、__________、__________、__________、__________、__________等。
8. 在鉴别甲型溶血性链球菌与肺炎球菌时常做__________、__________试验。
9. 培养脑膜炎奈瑟菌常用的培养基是__________。
10. 脑膜炎奈瑟菌的致病因素有__________、__________、__________。
11. 脑膜炎奈瑟菌形态呈__________，在患者脑脊液中多位于__________内，革兰染色__________。
12. 检查流脑或疑似流脑患者可采取__________、__________、__________等标本，带菌者检查主要采取__________进行微生物学检查。
13. 脑膜炎奈瑟菌抵抗力极弱，对__________、__________、__________等均高度敏感。
14. 亚急性细菌性心内膜炎的病原体是__________。
15. 在不形成芽胞的细菌中，抵抗力最强的是__________。
16. 链球菌感染易于扩散，其原因是该菌能产生__________；脓汁稀薄是因为该菌产生__________所致。
17. 淋病奈瑟菌主要以__________方式传播，引起__________。
18. 能产生自溶酶的球菌有__________、__________。

三、单项选择题

1. 关于金黄色葡萄球菌，下列表述错误的是（　　）
A. 耐盐性强
B. 在血平板上形成完全透明的溶血环
C. 革兰阳性球菌
D. 不易产生耐药性，抵抗力强
E. 引起局部化脓性感染时病变比较局限

2. 不属于金黄色葡萄球菌特点的是（　　）
A. 血浆凝固酶试验阳性
B. 产生溶血素
C. 分解甘露醇
D. 产生耐热核酸酶
E. 胆汁溶菌试验阳性

3. 葡萄球菌致急性胃肠炎的致病因素是（　　）
A. 杀白细胞素
B. 溶血毒素
C. 肠毒素
D. 血浆凝固酶
E. 红疹毒素

4. SPA 在致病中的作用是（　　）
A. 抑制吞噬细胞的吞噬作用
B. 因其有抗原性
C. 是一种毒素
D. 能破坏吞噬细胞
E. 在菌体表面形成保护层

5. 葡萄球菌的培养特性是（　　）
A. 营养要求高，必须在血平板上才能生长
B. 专性需氧
C. 分解菊糖产酸
D. 均能产生金黄色色素
E. 耐盐性强，可在含 10%～15%NaCl 的培养基中生长

6. 在无芽胞细菌中对理化因素抵抗力最强的细菌是（　　）
A. 链球菌
B. 葡萄球菌
C. 绿脓杆菌
D. 白喉杆菌
E. 有荚膜的肺炎链球菌

7. 关于乙型溶血性链球菌，下列描述错误的是（　　）
A. 是链球菌属中致病力最强的
B. 感染容易扩散
C. 可引起超敏反应性疾病
D. 产生多种外毒素，故可用类毒素预防
E. 对青霉素敏感

8. 下列哪种疾病与乙型溶血性链球菌感染无关（　　）
A. 猩红热
B. 急性肾小球肾炎
C. 咽峡炎
D. 急性扁桃体炎
E. 波状热

9. 用于辅助诊断风湿热的抗链 O 试验原理是（　　）
A. 溶血反应
B. 凝集反应
C. 凝集溶解反应
D. 血凝抑制反应
E. 毒素与抗毒素中和反应

10. 肺炎链球菌的致病因素主要是（　　）
A. 内毒素
B. 外毒素
C. 荚膜
D. 菌毛
E. 侵袭性酶

11. 下述不是脑膜炎奈瑟菌主要特点的是（　　）
A. 标本直接涂片细菌可位于中性粒细胞内
B. 专性需氧，普通培养基中不能生长
C. 革兰阴性肾形双球菌
D. 对理化因素抵抗力很低
E. 可分解甘露醇

12. 关于脑膜炎奈瑟菌，下列描述不正确的是（　　）
A. 营养要求高，常用巧克力色培养基培养
B. 可在正常人咽部存在，不引起任何症状
C. 抵抗力很弱，对寒冷、干燥等敏感
D. 儿童因血—脑屏障发育不完善，故感染后均发病
E. 致病因素是菌毛、荚膜和内毒素

13. 对确诊流脑有意义的检查是(　　)
A. 咽拭子涂片染色镜检
B. 咽拭子培养
C. 血清内毒素测定
D. 血清特异性抗体测定
E. 脑脊液沉淀物涂片染色镜检

14. 关于淋病奈瑟菌，下述错误的是(　　)
A. 革兰阴性肾形双球菌
B. 人是本菌一宿主
C. 通过性接触传播
D. 新生儿可经产道感染
E. 女性感染者比男性严重

15. 链球菌感染后引起的变态反应性疾病是(　　)
A. 产褥热
B. 风湿热
C. 猩红热
D. 波状热
E. 以上都不是

16. 自鼻咽拭子中分离出一株细菌，其菌落周围有草绿色溶血环，胆汁溶解试验阳性，最可能的细菌是(　　)
A. 乙型溶血性链球菌
B. 甲型溶血性链球菌
C. 绿脓杆菌
D. 副溶血性弧菌
E. 肺炎链球菌

17. 下列哪种细菌感染一般不侵入血流(　　)
A. 葡萄球菌
B. 淋病奈瑟菌
C. 脑膜炎奈瑟菌
D. 伤寒杆菌
E. 链球菌

18. 与葡萄球菌无关的疾病是(　　)
A. 毛囊炎
B. 脓胸
C. 脓毒血症
D. 风湿热
E. 肺炎

19. 引起食物中毒的病原菌是(　　)
A. 链球菌
B. 淋病奈瑟菌
C. 肺炎球菌
D. 金黄色葡萄球菌
E. 脑膜炎奈瑟菌

20. 脑膜炎奈瑟菌的主要致病物质是(　　)
A. 外毒素
B. 内毒素
C. 荚膜
D. 自溶酶
E. 透明质酸酶

21. 链球菌不产生的酶和毒素是(　　)
A. 透明质酸酶
B. 血浆凝固酶
C. 链激酶
D. 链道酶
E. 致热外毒素

22. 能予以特异性预防的细菌是(　　)
A. 脑膜炎奈瑟菌
B. 大肠杆菌
C. 变形杆菌
D. 肺炎球菌
E. 淋病奈瑟菌

四、问答题

1. 葡萄球菌、链球菌在引起局部化脓性感染时各有何特点？为什么？
2. 金黄色葡萄球菌有哪些主要特点？
3. 淋病奈瑟菌的感染方式及所致疾病如何？
4. 简述抗“O”试验原理及意义。
5. 葡萄球菌的主要致病因素及所致疾病类型有哪些？
6. 链球菌的主要致病物质及所致疾病类型有哪些？

参考答案

二、填空题

1. 葡萄球菌　链球菌　肺炎球菌　脑膜炎奈瑟菌　淋病奈瑟菌
2. 血浆凝固酶　溶血素　杀白细胞素　肠毒素　毒性休克综合征毒素1
3. 血浆凝固酶
4. 金黄色葡萄球菌
5. 食物中毒　剥脱性皮炎　伪膜性肠炎　毒性休克综合征
6. 甲型溶血性链球菌　乙型溶血性链球菌　丙型链球菌
7. M蛋白　脂磷壁酸　透明质酸酶　溶血素　链激酶　链道酶
8. 胆汁溶菌试验　菊糖发酵
9. 巧克力色培养基
10. 菌毛　荚膜　内毒素
11. 肾形　中性粒细胞　阴性
12. 脑脊液　皮肤瘀斑液　血液　鼻咽拭子
13. 干燥　寒冷　消毒剂
14. 甲型溶血性链球菌
15. 葡萄球菌
16. 透明质酸酶　链道酶
17. 性接触　淋病
18. 肺炎球菌　脑膜炎奈瑟菌

三、单项选择题

1. D	2. E	3. C	4. A	5. E	6. B	7. D	8. E
9. E	10. C	11. E	12. D	13. E	14. E	15. B	16. E
17. B	18. D	19. D	20. B	21. B	22. A		

四、问答题

1. 葡萄球菌感染的特点一般是病灶比较局限，且与周围组织界限清楚，脓汁黄而粘稠。其原因主要是因为其产生血浆凝固酶；链球菌感染特点为容易扩散、化脓灶与周围正常组织界限不清，脓汁稀薄、带血色。其主要原因是其产生透明质酸酶、链激酶、链道酶。

2. 金黄色葡萄球菌的主要特点是革兰阳性球菌，成堆排列；培养时为金黄色菌落，能分解甘露醇，产生凝固酶、溶血素，A蛋白阳性，抵抗力和致病力强。

3. 答案参见重点难点内容五。

4. 答案参见重点难点内容六、2.。

5. 答案参见重点难点内容一、2.3.。

6. 答案参见重点难点内容二、2.3.。

（宋鸿儒）

第二十五章　肠道杆菌

重点难点内容

一、肠道杆菌的共同生物学特性

肠道杆菌是指属于肠杆菌科的一大群生物学特性相似、常寄居于人和动物肠道中的革兰阴性杆菌。多数有周身鞭毛，能运动；致病菌多数有菌毛，少数有荚膜或微荚膜；不形成芽胞。需氧或兼性厌氧，营养要求不高，其菌落为中等大小、湿润、灰白色光滑型菌落；在液体培养基中呈均匀混浊生长。肠道杆菌的生化反应活泼，能分解多种糖类、氨基酸和有机酸，形成不同的代谢产物。常用于肠道杆菌鉴别的靛基质（Ⅰ）、甲基红（M）、V-P（V）、枸橼酸盐利用（C）四种试验，合称为 IMViC 试验。肠道杆菌的抗原构造比较复杂，主要有菌体（O）抗原、鞭毛（H）抗原和微荚膜或包膜抗原三种。在自然界中生存力强，在水、粪便中可生存较长时间，对理化因素的抵抗力不强。易出现变异菌株，最常见的是耐药性变异，也可发生毒素产生、生化反应特性、H-O 抗原和 S-R 菌落等变异。

二、埃希菌属

1. 生物学特性　埃希菌属有 5 个菌种，其中大肠埃希菌是最常见的临床分离菌，因最早是从人粪便中发现而得名，俗称大肠杆菌。多数菌株有周身鞭毛，有普通菌毛和性菌毛，某些菌株有微荚膜。能发酵葡萄糖、乳糖等多种糖类产酸产气，在 SS 琼脂或中国蓝平板上形成有色菌落，IMViC 试验为＋ ＋ － －。大肠埃希菌血清型的表示方式是按 O∶K∶H 排列。

2. 致病因素　主要有侵袭力（包括 K 抗原、菌毛）和毒素（包括肠毒素、志贺样毒素和内毒素）。肠毒素分为耐热肠毒素（ST）和不耐热肠毒素（LT）两种。

3. 所致疾病

（1）肠外感染：当侵入肠外组织或器官时，可引起化脓性炎症，以泌尿系感染最常见，如尿道炎、膀胱炎、肾盂肾炎；亦可致胆囊炎、腹膜炎、肺炎和术后创口感染等。

（2）腹泻：某些血清型菌株致病性强，能直接引起人类的急性腹泻，根据其致病机制分为五种类型：①肠产毒型大肠埃希菌（ETEC）是婴幼儿和旅游者腹泻的主要致病菌。该菌株可产生 ST 和 LT 两种肠毒素。ST 可通过激活肠粘膜细胞上的鸟苷酸环化酶，使胞内 cGMP 水平升高，导致肠液分泌而发生腹泻。LT 为蛋白质，由 1 个 A 亚单位和 5 个 B 亚单位构成；A 亚单位又分为 A1 和 A2 两部分，A1 是毒性部分。LT 的抗原性和致泻机制与霍乱肠毒素相似。②肠致病型大肠埃希菌（EPEC）是引起婴幼儿腹泻的主要致病菌，该菌不产生肠毒素，主要粘附于小肠粘膜表面微绒毛，并大量繁殖，致使刷状缘破坏、微绒毛萎缩、上皮细胞排列紊乱和功能受损，造成严重水样腹泻。③肠侵袭型大肠埃希菌（EIEC）主要引起较大儿童和成人的腹泻。该菌不产生肠毒素，依靠侵袭力侵入结肠粘膜上皮细胞内生长繁殖，产生内毒素破坏细胞，形成炎症和溃疡，导致腹泻，大便为粘液血性，类似细菌性痢疾。④肠出血型大肠埃希菌（EHEC）为出血性结肠炎和溶血性尿毒综合征的致病菌，该菌能产生志贺样毒素，依靠菌毛粘附于回肠、盲肠和结肠上皮细胞，释放毒素，引起出血性结肠炎。10岁以下的患儿可并发表现为急性肾衰竭、血小板减少、溶血性贫血的溶血性尿毒综合征。⑤肠集聚型大肠埃希菌（EaggEC），该菌经菌毛粘附肠粘膜上皮细胞，在其表面聚集形成砖块状排列，可产生肠集聚耐热肠毒素（EAST），引起婴儿持续性水样腹泻，脱水，偶有血便。

4. 卫生细菌学检查　卫生细菌学常检查细菌总数和大肠菌群指数。①细菌总数是指每毫升或克样品中所含的细菌数，采用倾注培养法计算。我国的卫生标准为每毫升饮用水、汽水、果汁中不得超过100个。每毫升游泳池水中不得超过1000个。②大肠菌群指数是指每升样品中的大肠菌群数，采用乳糖发酵法检测。凡在37℃培养25小时发酵乳糖产酸产气者均为大肠菌群，包括大肠埃希菌、枸橼酸杆菌、克雷伯菌和产气杆菌等。我国的卫生标准为每升饮用水中不得超过3个，瓶装汽水、果汁等每100ml中不得超过5个，每升游泳池水不得超过100个。

三、沙门菌属

1. 生物学特性　沙门菌都有周身鞭毛；一般无荚膜，不形成芽胞，多数有菌毛。不分解乳糖，故在SS琼脂或中国蓝平板上形成无色菌落。有O、H、Vi抗原。O抗原为LPS，性质较稳定，以阿拉伯数字表示，每种沙门菌常含有数种O抗原，分类时将具有相同O抗原的沙门菌归为一个组，O抗原刺激机体产生的抗体主要为IgM类抗体。H抗原为鞭毛蛋白质，性质不稳定，有特异相（第1相）和非特异相（第2相）两相，前者用a、b、c…表示，后者用1、2、3…表示。每一组沙门菌根据H抗原不同，可进一步分成不同种和型。H抗原刺激机体产生的抗体主要为IgG类抗体。Vi抗原，又称毒力抗原，为不耐热的酸性多糖聚合体，新分离的伤寒与希氏沙门菌等少数菌具有Vi抗原，它可阻止O抗原与相应抗体的凝集反应。

2. 致病因素　包括侵袭力（Vi抗原）、内毒素和肠毒素。

3. 所致疾病

（1）肠热症：又称伤寒或副伤寒。主要由伤寒、甲型副伤寒、肖氏和希氏等沙门菌引起，传染源为病人或带菌者。细菌随食物、水经口感染，细菌以菌毛吸附在小肠粘膜表面，而后侵入粘膜下肠壁固有层的淋巴组织，在吞噬细胞内生长繁殖，并经淋巴管、胸导管入血引起第一次菌血症。随后细菌经血流扩散至肝、脾、肾、胆囊、骨髓等器官，被吞噬细胞吞噬，在其内继续大量繁殖后可再次入血造成第二次菌血症，并释放内毒素，引起临床症状。伤寒或副伤寒病后可获牢固的免疫力，主要为细胞免疫。

（2）食物中毒：因食入含有大量鼠伤寒沙门菌、猪霍乱沙门菌、肠炎沙门菌的食物所致。

（3）败血症：多由猪霍乱沙门菌、希氏沙门菌、鼠伤寒沙门菌、肠炎沙门菌等引起，常发生于儿童和免疫力低下的成年人。

4. 临床标本的细菌学检查　肠热症病人在发病1周内取血液，第2～3周取粪便或尿液，第1～3周取骨髓液；食物中毒病人取粪便和可疑食物；败血症病人取血液。

5. 免疫学检查　常用肥达反应，即用已知的伤寒沙门菌H、O诊断抗原，甲型副伤寒、肖氏和希氏等沙门菌的H诊断抗原分别与患者血清作定量凝集试验，以测定患者血清中有无相应抗体以及相应抗体的含量，来辅助诊断肠热症。判定结果时要注意以下情况：①本地区人群的正常值，伤寒沙门菌O凝集效价在1∶80以上，H凝集效价在1∶160以上，甲型副伤寒、肖氏和希氏沙门菌H凝集效价在1∶80以上时才有诊断价值。②动态观察：在病程中应逐周复查，若效价逐次增强或恢复期效价比初次增高4倍或4倍以上时有诊断意义。③H与O抗体增高的不同意义：O抗体为IgM类，出现较早，维持时间短（约半年）；而H抗体多为IgG类，出现较晚，但维持时间可长达数年。因此，若H、O凝集效价均高，则患肠热症的可能性大；若二者均低，患病可能性小；若O高H不高则可能是感染早期或是与伤寒沙门菌O抗原有交叉反应的其他沙门菌感染；若O不高H高，有可能是预防接种或非特异性回忆反应。

四、志贺菌属

1. 生物学特性　本菌无鞭毛及动力，无荚膜，不形成芽胞，有菌毛。能分解葡萄糖产酸但不产气。依据O抗原的不同将志贺菌属分为痢疾志贺菌、福氏志贺菌、鲍氏志贺菌和宋内志贺菌四群。我国以福氏志贺菌多见，其次是宋内志贺菌。

2. 致病因素　包括侵袭力（菌毛、K抗原）、内毒素和外毒素（志贺毒素）。

3. 所致疾病　引起细菌性痢疾，传染源是病人和带菌者。细菌性痢疾可分为急性菌痢、慢性菌痢、中毒性菌痢三种类型。病后可获得一定程度的免疫力，但维持时间短且不稳固。

4. 快速诊断法　①荧光免疫菌球法，将标本接种于含有荧光素标记的志贺菌诊断血清液体培养基中，37℃培养4～8小时。若标本中有志贺菌，则生长繁殖后与标记荧光素的抗体凝集成为带荧光的菌球，可在低倍或高倍荧光显微镜下观察。②协同凝集试验，用志贺菌的IgG抗体与富含A蛋白的葡萄球菌结合，以此测定患者粪便滤液中志贺菌的可溶性抗原。

五、其他肠道杆菌

1. 肺炎克氏菌　为革兰阴性短粗杆菌，常端对端成对排列，无鞭毛，无芽胞，有较厚的荚膜，多数菌株有菌毛。营养要求不高，能发酵乳糖，形成有色菌落。肺炎克氏菌是目前仅次于大肠埃希菌的重要条件致病菌，已成为医源性感染的重要细菌。约有5%健康人的呼吸道和肠道中存在肺炎克氏菌。当机体免疫功能下降、应用免疫抑制剂或长期大量应用抗菌药物导致菌群失调时，可引起感染。常引起肺炎、支气管炎、泌尿道和创伤感染，有时也可导致严重的败血症、脑膜炎、腹膜炎等。

2. 变形杆菌属　为革兰阴性杆菌，两端钝圆，有明显的多形态性，有时呈球形或丝状，无芽胞，无荚膜，有周身鞭毛，运动活泼；需氧或兼性厌氧，营养要求不高，在普通琼脂培养基上常呈扩散生长，形成以接种部位为中心的厚薄交替、同心圆型的波状菌苔，称为迁徙生长现象。某些特殊菌株如X_{19}、X_2、X_K菌株含有的O抗原与某些立克次体有共同抗原成分，故可替代立克次体抗原与患者血清进行凝集反应，称为外斐试验，用来辅助诊断有关的立克次体感染。本属细菌为条件致病菌，是引起泌尿道感染的常见致病菌之一；也可引起创伤感染、慢性中耳炎、肺炎、腹膜炎、脑膜炎和败血症等。该菌产生的尿素酶可分解尿素产氨，使尿液pH增高，促进磷酸铵镁结石形成，碱性条件又有利于变形杆菌的生长，故一般认为该菌与肾结石、膀胱结石有关。

测试题

一、名词解释

1. IMViC试验
2. 大肠菌群指数
3. 细菌总数
4. Vi抗原

5. 肥达反应
6. 外斐反应
7. O 抗原
8. H 抗原
9. 定植因子
10. 致病性大肠埃希菌

二、填空题

1. 大多数肠道杆菌为肠道的正常菌群，但当侵犯__________组织时可引起化脓性感染。少数肠道杆菌如__________、__________、__________等可致人类某些肠道传染病。
2. 在 SS 琼脂上，肠道非致病菌能分解乳糖产酸，形成__________菌落，而肠道致病菌多不分解乳糖，形成__________菌落。
3. 肠道杆菌的抗原构造复杂，主要有__________、__________和__________三种。
4. 大肠埃希菌能分解乳糖__________，IMViC 试验为__________。
5. 大肠埃希菌的侵袭因素是__________和__________。
6. 伤寒沙门菌能分解葡萄糖__________。
7. 在 SS 琼脂上生长的大肠埃希菌的菌落为__________菌落，而伤寒沙门菌、痢疾志贺菌的菌落为__________菌落。
8. 大肠埃希菌血清型的表示方式为__________或__________。
9. 我国的卫生标准大肠菌群数为每升饮水中__________个、每升游泳池水中__________个。
10. 沙门菌属中能引起食物中毒的细菌是__________、__________和__________。
11. 志贺菌属引起的细菌性痢疾可分为__________、__________和__________三型。
12. 肠产毒型大肠埃希菌产生的肠毒素可分为__________和__________两种。
13. 致病性沙门菌可引起人类的__________、__________和__________等疾病。
14. 肠热症病后获得的免疫力__________，主要是__________；而细菌性痢疾病后获得的免疫力__________，主要是__________。
15. 在普通培养基上变形杆菌可呈__________生长现象，而肺炎克氏菌则可形成__________菌落。
16. 常用于肠道杆菌的鉴别培养基有__________、__________等。

三、单项选择题

1. 常用于鉴别肠道杆菌有无致病性的初步试验是(　　)
   A. 动力试验
   B. 甲基红试验
   C. 乳糖发酵试验
   D. 靛基质试验
   E. V-P 试验
2. 志贺菌属与沙门菌属、埃希菌属的最大区别是(　　)
   A. 无鞭毛无动力
   B. 不发酵乳糖
   C. 分解葡萄糖产酸不产气
   D. H_2S 试验阴性
   E. V-P 试验阴性
3. 下列哪种细菌缺乏 H 抗原(　　)
   A. 大肠埃希菌
   B. 伤寒沙门菌
   C. 鼠伤寒沙门菌
   D. 福氏志贺菌
   E. 普通变形杆菌
4. 引起婴儿腹泻的主要致病菌是(　　)
   A. 痢疾志贺菌
   B. 肠致病型大肠埃希菌
   C. 肠侵袭型大肠埃希菌

D. 鼠伤寒沙门菌

E. 肠炎沙门菌

5. 下列对大肠埃希菌的叙述哪项是错误的(　　)

A. 能分解乳糖产酸产气

B. 多有周身鞭毛，能运动

C. 均为条件致病菌

D. 引起的肠外感染以泌尿系感染最常见

E. 是埃希菌属中最常见的临床分离菌

6. 下列有关伤寒沙门菌的叙述，正确的是(　　)

A. 不分解乳糖是与其他沙门菌的区别之一

B. 侵入机体后可引起菌血症

C. 是沙门菌属中导致败血症最常见的致病菌之一

D. 可污染食物导致食物中毒

E. 吲哚试验阳性

7. 在肠热症病人发病1周内取下列哪种标本进行病原学检查(　　)

A. 粪便

B. 尿液

C. 血液

D. 精液

E. 胆汁

8. 伤寒沙门菌导致肠热症时的主要致病因素是(　　)

A. Vi抗原

B. 内毒素

C. 肠毒素

D. H抗原

E. 细菌素

9. 下列哪项检查结果对伤寒具有诊断意义(　　)

A. H为1∶160　O为1∶80

B. H为1∶160　O为1∶160

C. H为1∶80　O为1∶80

D. H为1∶320　O为1∶80

E. H为1∶320　O为1∶320

10. 决定志贺菌致病性的首要因素是(　　)

A. 侵袭力

B. 内毒素

C. 外毒素

D. 荚膜

E. 与其他肠道菌联合感染

11. 下列哪项与细菌的毒力无关(　　)

A. 大肠埃希菌的K抗原

B. 肺炎克氏菌K抗原

C. 志贺菌的O抗原

D. 伤寒沙门菌的Vi抗原

E. 志贺菌的K抗原

12. 肠道杆菌的共同特性是(　　)

A. 革兰阴性杆菌，多数有周身鞭毛和菌毛

B. 均可分解葡萄糖产酸产气

C. 均为条件致病菌

D. 在肠道鉴别与选择培养基上形成有色菌落

E. 多数能分解乳糖

13. 大肠埃希菌的侵袭物质是(　　)

A. 内毒素

B. 菌毛

C. H抗原

D. 耐热肠毒素

E. 不耐热肠毒素

14. 肠道致病菌的特征是(　　)

A. 均有H、O抗原

B. 均可分解乳糖

C. 均可产生肠毒素

D. 均可产生H_2S

E. 以上均不对

15. 沙门菌属的致病因素不包括(　　)

A. Vi抗原

B. 菌毛

C. 内毒素

D. 肠毒素

E. 溶血素

16. 下列哪种细菌毒素不是外毒素(　　)

A. 肠出血型大肠埃希菌产生的志贺样毒素

B. 肠产毒型大肠埃希菌产生的耐热肠毒素

C. 伤寒沙门菌的LPS

D. 志贺菌产生的志贺毒素

E. 鼠伤寒沙门菌产生的肠毒素

17. 引起败血症的沙门菌一般不包括(　　)

A. 猪霍乱沙门菌

B. 希氏沙门菌

C. 鼠伤寒沙门菌

D. 肠炎沙门菌

E. 甲型副伤寒沙门菌

18. 下列肠道杆菌感染时的微生物学检查哪项是不必要的(　　)

A. 乳糖发酵

B. 血清学试验

C. 直接涂片革兰染色

D. 伤寒病人发病1周内取血液进行培养

E. 菌痢可用荧光免疫菌球法快速诊断

19. 下列哪种细菌具有鞭毛(　　)

A. 肠侵袭型大肠埃希菌

B. 肺炎克氏菌

C. 宋内志贺菌

D. 肠产毒型大肠埃希菌

E. 痢疾志贺菌

20. 能产生肠毒素的细菌是(　　)

A. 肠侵袭型大肠埃希菌

B. 肺炎克氏菌

C. 鼠伤寒沙门菌

D. 伤寒沙门菌

E. 肠致病型大肠埃希菌

四、问答题

1. 简述肠道杆菌的共同特性。
2. 简述大肠埃希菌的致病因素及所致疾病。
3. 具有致病性的沙门菌有哪些？有哪些致病因素？可导致哪些疾病？
4. 在分析肥达反应结果时要注意哪些问题？
5. 简述志贺菌属的主要生物学特性及致病因素。
6. 为何对细菌性痢疾病人做病原学检查时，必须采取新鲜粪便立即送检？

参考答案

一、名词解释

4. Vi抗原：是一种表面抗原，因与毒力（virulence）有关而得名，为不耐热的酸性多糖聚合体，加热60℃30min或经石炭酸处理即被破坏。新分离的伤寒与希氏沙门菌等少数菌具有Vi抗原，人工培养传代后易消失。它可阻止O抗原与相应抗体的凝集反应。

6. 外斐反应：即用某些变形杆菌菌株（X_{19}、X_2、X_k）的O抗原（与某些立克次体有共同抗原成分）代替立克次体抗原与患者血清进行的辅助诊断有关立克次体病的定量凝集反应。

7. O抗原：即菌体（O）抗原，为细胞壁的脂多糖，耐热，100℃数小时不被破坏，具有属、种特异性。其特异性取决于脂多糖分子末端的特异多糖糖残基种类和排列。长期人工培养后易失去O抗原，其菌落将发生S-R变异。

8. H抗原：即鞭毛（H）抗原，为鞭毛蛋白质，不耐热，60℃30min即被破坏。其特异性取决于多肽链上氨基酸的排列顺序和空间构型。失去鞭毛后O抗原外露，是为H-O变异。

9. 定植因子：即可使细菌粘附于肠粘膜表面的菌毛，某些大肠埃希菌菌株菌毛的粘附作用高度专一，又称为定植因子。

10. 致病性大肠埃希菌：大肠埃希菌为肠道正常菌群，在婴儿出生后几小时，就可进入肠道，并终生伴随，还可合成维生素B和K等供人体吸收利用，但某些血清型菌株具有毒力因子能导致腹泻，称之为致病性大肠埃希菌。

二、填空题

1. 肠外　伤寒沙门菌　痢疾志贺菌　致病性大肠埃希菌
2. 红色　无色
3. O 抗原　H 抗原　微荚膜或包膜抗原
4. 产酸产气　＋＋－－
5. K 抗原　菌毛
6. 产酸不产气
7. 红色　无色
8. O∶K∶H　O∶H
9. 不得超过 3　不得超过 100
10. 鼠伤寒沙门菌　猪霍乱沙门菌　肠炎沙门菌
11. 急性菌痢　慢性菌痢　中毒性菌痢
12. 耐热肠毒素（ST）　不耐热肠毒素（LT）
13. 肠热症（伤寒与副伤寒）　食物中毒　败血症
14. 牢固持久　细胞免疫　维持时间短　局部 SIgA
15. 迁徙状　粘液型
16. SS 琼脂　中国蓝琼脂

三、单项选择题

1. C	2. A	3. D	4. B	5. C	6. B	7. C	8. B
9. E	10. A	11. C	12. A	13. B	14. E	15. E	16. C
17. E	18. C	19. D	20. C				

四、问答题

1. 答案参见重点难点内容一。

2. 答案参见重点难点内容二、2. 3. 。

3. 伤寒、甲型副伤寒、肖氏和希氏等沙门菌可引起肠热症；鼠伤寒、猪霍乱与肠炎等沙门菌可引起食物中毒；猪霍乱、鼠伤寒与肠炎等沙门菌可引起败血症。沙门菌的致病因素：①菌毛、Vi 抗原为侵袭因素；②毒素有内毒素和肠毒素。

4. 答案参见重点难点内容三、5. 。

5. 答案参见重点难点内容四、1. 2. 。

6. 因痢疾杆菌怕酸，在酸性环境中很快死亡。如采集的粪便不新鲜或不能立即送检，则粪便中的其他肠道菌分解糖产酸，而导致痢疾杆菌死亡。故必须采集新鲜粪便并立即送检。

（王　红　陈育民）

第二十六章　弧菌属与弯曲菌

重点难点内容

一、霍乱弧菌

1. 生物学特性　霍乱弧菌为革兰阴性，菌体弯曲呈弧形或逗点状，菌体一端有一根单鞭毛，运动活泼。标本直接涂片可见呈鱼群状排列，穿梭样运动的细菌。不形成芽胞、有菌毛，有些菌株（O-139）有荚膜。兼性厌氧，营养要求不高，耐碱不耐酸，在 pH8.4～9.0 碱性蛋白胨水中生长良好；可在无盐环境中生长，其他致病性弧菌则不能。依据 O 抗原可分为 O-1 群、不典型 O-1 群和非 O-1 群三大类。O-1 群产生肠毒素，包括古典生物型和 El Tor 生物型两个流行菌株。不典型 O-1 群不产生肠毒素，无致病性。非 O-1 群一般不致病，有些菌株如 O-139 菌株可产生肠毒素，引起散发性胃肠炎即轻型霍乱样腹泻。O-1 群霍乱弧菌又根据 O 抗原所含群特异性抗原 A 和型特异性抗原 B 与 C 不同而分为原型（别名稻叶型含 A、C)、异型（别名小川型含 A、B)、中间型（别名彦岛型含 A、B、C）三个血清型；每个血清型又可分为古典生物型和 El Tor 生物型。

2. 致病因素　本菌的致病因素有鞭毛、菌毛和霍乱肠毒素。鞭毛运动可使细菌穿过肠粘膜粘液层，有毒株能产生粘液素酶液化粘液，利于细菌穿过粘液层。菌毛可使细菌粘附于肠粘膜上皮细胞，并在其上迅速繁殖。霍乱肠毒素由 1 个 A 亚单位与 4～6 个 B 亚单位结合而成。A 亚单位是毒性单位，又分 A_1 和 A_2 两个组分。A_1 是毒性部分，A_2 与 B 亚单位结合在一起。B 亚单位是结合单位，可与小肠粘膜上皮细胞上 GM1 神经节苷脂受体结合，使毒素分子变构，A 亚单位脱离 B 亚单位后进入细胞内，A_1 组分活化，作用于腺苷酸环化酶，使细胞内 cAMP 增高，主动分泌 Na^+、K^+、HCO_3^- 和水，导致严重腹泻与呕吐。

3. 所致疾病　霍乱为烈性肠道传染病，为我国法定的甲类传染病、国际检疫疾病，主要通过污染的水源或食物经口感染。病菌通过胃到达小肠，穿过肠粘膜粘液层，粘附于肠粘膜上皮细胞上迅速繁殖，产生肠毒素作用于肠粘膜表面受体而致病。一般在吞食病菌 2～3 天出现剧烈腹泻（米泔水样便）和呕吐，导致严重脱水、电解质紊乱（低钠、低钾、低钙)、代谢性酸中毒、微循环衰竭，严重者因肾功能衰竭、休克而死亡。El Tor 生物型感染病情较轻，死亡率低。O-139 群霍乱弧菌感染比 O-1 群严重。病后可获得牢固免疫力，再感染者少见。主要免疫力为 SIgA，可保护肠粘膜免受霍乱弧菌及其肠毒素的侵袭。

4. 微生物学检查　取病人“米泔水”样粪便、呕吐物，直接涂片染色镜检，观察有无“鱼群状”排列；或悬滴检查是否有“穿梭样”运动的细菌。

二、副溶血性弧菌

为弧菌属其他弧菌中的一种嗜盐性弧菌，该菌无荚膜，不形成芽胞，有端鞭毛一根，运动活泼。在无盐环境中不能生长，但在 NaCl 高于 8%时也不能生长，以含 3.5%NaCl 最为适宜。致病菌株可产生耐热直接溶血素和耐热相关溶血素，溶血与否是鉴定其有无致病性的一项重要指标。人因食入未煮熟的海产品（如海蟹、海鱼、海虾、黄泥螺及各种贝类）或污染本菌的盐腌食物而引起食物中毒。主要症状为腹痛、腹泻、呕吐及发热，粪便多呈水样或糊状，少数为粘液血便。病程较短，一般为 1～7 天，恢复快，病后免疫力不强，可重复感染。

三、弯曲菌属

弯曲菌属是一类呈逗点状或 S 形的革兰阴性菌，对人致病的主要有空肠弯曲菌、大肠弯曲菌、胎儿弯曲菌。菌体一端或两端有单鞭毛，运动活泼，无荚膜，不形成芽胞。微需氧，在 5% O_2、10%CO_2、85%N_2气体环境与 37℃条件下生长良好；空肠弯曲菌、大肠弯曲菌在 42～43℃生长，26℃不生长；胎儿弯曲菌在 26℃生长，42～43℃不生长；营养要求高，需供给血液或血清。空肠弯曲菌是人类散发性细菌性肠炎最常见的致病菌之一，主要传染源是鸟类、禽类、牛、羊、狗等动物。人类感染主要是通过食入被污染的食物、水、牛奶，或接触感染动物与病人粪便等。该菌也可产生细胞毒素和不耐热的霍乱样肠毒素。胎儿弯曲菌胎儿亚种是引起牛、羊流产的重要致病菌，很少导致人类疾病。但当机体免疫功能低下或在新生儿期可引起全身感染，发生败血症、脑膜炎、心内膜炎等。

四、幽门螺杆菌

幽门螺杆菌菌体细长弯曲呈螺形、S 形或海鸥展翅状，革兰染色阴性，在胃粘膜粘液中常呈鱼群样排列。菌体一端或两端可有多根带鞘鞭毛，运动活泼。微需氧，营养要求高，具有丰富的脲酶，快速脲酶试验阳性。该菌有较强的粘附力和穿透力，借助其形态和鞭毛的动力，穿过粘液层，定植于胃粘膜表面，引起炎症。产生的脲酶分解尿素产氨，可中和菌体周围的胃酸，有助于细菌定植；且对组织细胞有毒性作用。该菌产生的细胞毒素相关蛋白、空泡毒素以及 LPS 等均可破坏组织细胞，导致炎症和溃疡的发生。

测试题

一、名词解释

1. 霍乱肠毒素
2. 快速脲酶试验

二、填空题

1. 弧菌可分为__________和__________，对人类致病的主要有__________和__________。
2. 引起霍乱流行的霍乱弧菌是__________、__________和__________。
3. 霍乱弧菌与其他致病性弧菌的区别是__________，霍乱弧菌生长时的最适酸碱度为__________。
4. 人类是霍乱弧菌的__________，主要通过污染的__________或__________经口感染。
5. 霍乱弧菌的致病因素主要是__________、__________和__________等。
6. 霍乱肠毒素由__________与__________结合而成，其中__________是毒性亚单位。

7. 霍乱病人的腹泻物呈________样，内含大量霍乱弧菌，直接涂片染色镜检，可见呈________排列的细菌。
8. 依据O抗原不同可将霍乱弧菌分为________、________、________三大类。
9. O-1群霍乱弧菌可分为________和________两个生物型。
10. 副溶血性弧菌为一种________弧菌，在________环境中不生长，可引起人类________，鉴定其有无致病性的一项重要指标是________。
11. 空肠弯曲菌、幽门螺杆菌均为________菌，必须在含________、________和________环境中方可生长。
12. 培养空肠弯曲菌、胎儿弯曲菌和幽门螺杆菌时的温度分别是________、________、________。

三、单项选择题

1. 关于霍乱弧菌不正确的叙述是(　　)
   A. 革兰阴性逗点状
   B. 耐碱不耐酸
   C. 兼性厌氧菌
   D. 具有周身鞭毛，运动非常活泼
   E. 具有O与H抗原
2. 霍乱弧菌O-139菌株(　　)
   A. 属于不典型O-1群霍乱弧菌
   B. 不引起人类的霍乱流行
   C. 无荚膜、无菌毛、有单鞭毛
   D. 属于其他弧菌
   E. 有荚膜所致感染比O-1群严重
3. 副溶血性弧菌属于(　　)
   A. O-1群霍乱弧菌
   B. 不典型O-1群霍乱弧菌
   C. 其他弧菌
   D. 非O-1群霍乱弧菌
   E. O-139群霍乱弧菌
4. 下列对霍乱弧菌致病性的叙述错误的是(　　)
   A. 人是唯一易感者
   B. 霍乱肠毒素的B亚单位可活化腺苷酸环化酶
   C. 病后可获牢固免疫力
   D. El Tor生物型感染病情较轻
   E. 鞭毛运动与其致病性有关
5. 典型霍乱病人的粪便是(　　)
   A. 脓血粘液便
   B. 水样便
   C. 米泔水样便
   D. 陶土样便
   E. 果酱样便
6. 霍乱弧菌(　　)
   A. 无盐环境中不生长
   B. 供给血液方可生长
   C. 对热、干燥敏感
   D. 微需氧菌
   E. 是唯一能引起人类疾病的弧菌
7. 下列哪种细菌感染奶牛后可经乳汁排出(　　)
   A. 幽门螺杆菌
   B. 空肠弯曲菌
   C. 副溶血性弧菌
   D. 霍乱弧菌
   E. 创伤弧菌
8. 霍乱弧菌与副溶血性弧菌的主要区别(　　)
   A. 端鞭毛霍乱弧菌有一根，副溶血性弧菌有一束
   B. 所致疾病均可引起世界性大流行
   C. 在水中霍乱弧菌不能生存，而副溶血性弧菌则能生存
   D. 无盐环境中霍乱弧菌能生长，而副溶血性弧菌则不能生长
   E. 霍乱弧菌有荚膜而副溶血性弧菌无荚膜
9. 具有荚膜的致病菌是(　　)

A. 霍乱弧菌 O-1 群
B. 副溶血性弧菌
C. 胎儿弯曲菌
D. 霍乱弧菌 O-139 群
E. 幽门螺杆菌

10. 下列哪种细菌不属于微需氧菌(　　)
A. 副溶血性弧菌
B. 空肠弯曲菌
C. 幽门螺杆菌
D. 大肠弯曲菌
E. 胎儿弯曲菌

11. 25℃生长而 42℃不生长的细菌是(　　)
A. 霍乱弧菌
B. 副溶血性弧菌
C. 幽门螺杆菌
D. 空肠弯曲菌
E. 胎儿弯曲菌

12. 在淡水中存活时间较短的弧菌是(　　)
A. 副溶血性弧菌
B. 非 O-1 群霍乱弧菌
C. 不典型 O-1 群霍乱弧菌
D. O-1 群霍乱弧菌的古典生物型
E. O-1 群霍乱弧菌的 El Tor 生物型

13. 下列哪种细菌生长缓慢(　　)
A. O-1 群霍乱弧菌
B. 非 O-1 群霍乱弧菌
C. 副溶血性弧菌
D. 空肠弯曲菌
E. 幽门螺杆菌

四、问答题

1. 简述霍乱弧菌的抗原构造与分型。
2. 霍乱弧菌的致病因素有哪些?
3. 霍乱弧菌所致的疾病及致病机制是什么?

参考答案

一、名词解释

2. 快速脲酶试验：又称为快速尿素分解试验，幽门螺杆菌含有丰富的脲酶，能快速分解尿素，在胃镜活检采样后立即将组织块放入一定量尿素溶液中，如培养基由黄变红为阳性，几分钟至 24 小时出结果。

二、填空题

1. 霍乱弧菌　其他弧菌　霍乱弧菌　副溶血性弧菌
2. O-1 群古典生物型　O-1 群 El Tor 生物型　O-139 群
3. 可在无盐环境中生长　pH8.4～9.0
4. 唯一易感者　水　食物
5. 鞭毛　菌毛　霍乱肠毒素
6. A 亚单位　B 亚单位　A 亚单位
7. 米泔水　鱼群状
8. O-1 群　不典型 O-1 群　非 O-1 群
9. 古典生物型　El Tor 生物型
10. 嗜盐性　无盐　食物中毒　溶血

11. 微需氧菌　5% O_2　10% CO_2　85% N_2

12. 42℃　25℃　37℃

三、单项选择题

1. D　2. E　3. C　4. B　5. C　6. C　7. B　8. D
9. D　10. A　11. E　12. A　13. E

四、问答题

1. 答案参加重点难点内容一、1.。

2. 答案参加重点难点内容一、2.。

3. 答案参加重点难点内容一、2.3.。

（陈育民）

第二十七章 厌氧性细菌

重点难点内容

一、厌氧芽胞梭菌属

包括破伤风梭菌、产气荚膜梭菌和肉毒梭菌等。均为革兰阳性、有芽胞专性厌氧细菌。

1. 破伤风梭菌　具有周鞭毛，不形成荚膜。芽胞正圆、比菌体粗、位于菌体顶端，成鼓槌状，为本菌典型特征。营养要求不高，菌落边缘不整齐，疏松似羽毛。有迁徙生长。感染条件是伤口具有厌氧微环境。经伤口感染后在局部生长繁殖产生毒素——破伤风痉挛毒素。该毒素对中枢神经系统有高度亲合力，毒素通过运动神经终板吸收，利用突触逆向运输进入脊髓前角细胞，上行至脑干细胞。毒素也可经淋巴吸收，通过血液到达中枢神经。毒素的作用机制是阻止甘氨酸能中间神经元和 γ-氨基丁酸能神经元释放抑制性介质甘氨酸和 γ-氨基丁酸，致使屈肌、伸肌同时强烈收缩，骨骼肌强直痉挛，造成破伤风特有的角弓反张、牙关紧闭、苦笑面容等症状。预防可给易感人群接种破伤风类毒素进行人工主动免疫；也可注射破伤风抗毒素（TAT）进行人工被动免疫。

2. 产气荚膜梭菌　无鞭毛，有荚膜。芽胞椭圆形，位于次极端，小于菌体。在牛乳培养基中分解乳糖产酸而使酪蛋白凝固，同时产生大量气体（H_2、CO_2），可将凝固的酪蛋白冲成蜂窝状，将液面封固的凡士林层上推，甚至冲开管口棉塞，气势凶猛，称“汹涌发酵”。感染方式和致病条件与破伤风梭菌基本相同。能产生 10 余种外毒素，根据产生的毒素不同可将本菌分为 A、B、C、D、E 5 个毒素型。对人致病的主要为 A 型。毒素以 α 毒素最重要，能分解细胞膜上磷脂与蛋白形成的复合物，造成红细胞、白细胞、血小板和内皮细胞溶解，引起血管通透性增加伴大量溶血、组织坏死、肝心功能受损。所致疾病有：①气性坏疽：细菌经伤口感染后，经 8～48 小时潜伏期，在局部繁殖产生多种毒素和酶，引起肌肉组织坏死，分解组织中糖类，产生大量气体，造成气肿，同时血管通透性增加，水分渗出，局部水肿，水气夹杂，触摸有捻发感，最后产生大块组织坏死，并有恶臭。②食物中毒：主要由产肠毒素的 A 型菌株引起，因食入被大量该菌污染的食物而发病，临床表现为腹痛、腹胀、水样腹泻；无热、无恶心呕吐。1～2 天后自愈。

3. 肉毒梭菌　为革兰阳性粗短杆菌，有鞭毛，无荚膜，芽胞呈椭圆形，宽于菌体，位于次极端，使菌体呈汤匙状或网球拍状。在庖肉培养基中可消化肉渣，使之变黑并产生腐败恶臭。本菌侵袭力不强，主要依靠神经外毒素致病。在菌细胞内产生前体毒素，细菌死亡后释放，在胰蛋白酶等作用后解离出有毒性作用的肉毒毒素。由肠道吸收后，经淋巴和血液扩散，作用于颅神经核和外周神经肌肉接头处，阻碍乙酰胆碱释放，导致肌肉松弛性麻痹。可出现复视、斜视、眼睑下垂、吞咽、咀嚼困难、口干、口齿不清，严重者因膈肌麻痹、呼吸困难直至呼吸停止而死亡。在食品制作过程中被肉毒梭菌芽胞污染，制成后未彻底灭菌，芽胞在厌氧环境中发芽繁殖，产生毒素，食前又未经加热处理，食入后发生食物中毒。

二、无芽胞厌氧菌

无芽胞厌氧菌是一大类寄生于人和动物体内的正常菌群，G^+球菌、G^+杆菌、G^-球菌和G^-杆菌。在人体正常菌群中厌氧菌占绝对优势，为非厌氧菌的10～1000倍。在正常情况下，厌氧菌对人体无害，但在某些特定状态下，作为条件致病菌可引起内源性感染，甚至危及生命。无芽胞厌氧菌感染非常普遍，涉及临床各科。该类细菌对氧极为敏感，对氨基糖苷类抗生素不敏感，给诊断和治疗带来困难。

1. 致病条件　①寄居部位改变；②宿主免疫力下降；③菌群失调；④局部形成厌氧微环境。

2. 致病物质　①通过菌毛、荚膜等表面结构吸附和侵入上皮细胞和各种组织；②产生多种毒素、胞外酶和可溶性代谢物，如脆弱类杆菌产生的肠毒素、胶原酶、蛋白酶、纤溶酶、透明质酸酶、DNA酶、溶血素等；③释放内毒素。

3. 感染特征　①内源性感染，多呈慢性过程，感染部位可遍及全身；②无特定病型，大多为化脓性感染，形成局部脓肿和组织坏死，也可侵入血流引起败血症；③分泌物或脓液粘稠有色（乳白、粉红、血色或棕黑）伴有恶臭或气体；④使用氨基糖苷类抗生素长期无效；⑤直接涂片可见细菌，但普通培养法无细菌生长。

4. 所致疾病：见表26-1

表26-1　厌氧菌感染部位、疾病类别及感染率

感染部位	疾病名称或感染原因	厌氧菌占%
口腔	溃疡性牙龈炎、牙周炎、坏疽性口腔炎等	75
腹腔	由于创伤、手术、肠道感染、肠穿孔等原因引起	60～100
盆腔	盆腔脓肿、输卵管及卵巢脓肿、脓毒性流产等	60～100
肺部和胸膜	肺脓肿、吸入性肺炎、坏死性肺炎、脓胸等	50～80
颅内	由于慢性中耳炎、乳突炎、鼻窦炎等直接扩散引起	60～90
败血症	原发灶可能是盆腔或腹腔感染	10～20
皮肤软组织感染	由外伤、手术、局部缺血等原因引起	40～60

测试题

一、名词解释

1. 汹涌发酵
2. 气性坏疽
3. 肉毒毒素
4. 破伤风痉挛毒素

二、填空题

1. 厌氧芽胞梭菌主要包括________、________、________。
2. 破伤风梭菌芽胞呈________形，位于菌体顶端，宽于菌体，似________。
3. 破伤风梭菌经________感染，其感染条件是伤口要具备________。致病因素是________。
4. 破伤风的预防可接种________进行人工主动免疫或接种________进行紧急预防。
5. ________是气性坏疽的主要病原菌。

6. 目前已知毒性最强的生物毒素是________。
7. 无芽胞厌氧菌的致病条件包括________、________、________、________。
8. 无芽胞厌氧菌的致病物质包括________、________、________。

三、单项选择题

1. 人体肠道正常菌群中占绝对优势的细菌是( )
   A. 大肠埃希菌
   B. 无芽胞厌氧菌
   C. 链球菌
   D. 变形杆菌
   E. 白色念珠菌
2. 破伤风特异性治疗可应用( )
   A. 抗生素
   B. 抗毒素
   C. 类毒素
   D. 细菌素
   E. 破伤风菌苗
3. 下述哪项不是破伤风梭菌的特点( )
   A. 革兰阳性，具周鞭毛
   B. 芽胞正圆形宽于菌体，位于顶端
   C. 通过伤口感染，细菌侵入血流而致病
   D. 芽胞抵抗力强
   E. 可产生嗜神经毒素即痉挛毒素引起骨骼肌痉挛
4. 关于梭状芽胞杆菌，下列哪项是错误的( )
   A. 均为革兰阳性杆菌
   B. 芽胞不宽于菌体
   C. 都能通过伤口感染
   D. 都是厌氧菌
   E. 主要分布于土壤
5. 关于产气荚膜梭菌的致病性，错误的是( )
   A. 可引起严重的创伤感染
   B. 以组织气肿、水肿、坏死为主要病理表现
   C. 致病因素为荚膜、毒素和酶
   D. 可致食物中毒
   E. 可导致严重的败血症
6. 下列哪项不是肉毒梭菌的特点( )
   A. 肉毒毒素是毒性最强的物质
   B. 肉毒毒素主要作用于颅脑神经核和外周神经肌肉接头处，阻碍乙酰胆碱的释放
   C. 食入含有肉毒毒素的食物致病
   D. 革兰染色阳性，形成芽胞、有荚膜
   E. 肉毒中毒死亡率高
7. 破伤风抗毒素治疗破伤风的机制是( )
   A. 中和游离的外毒素
   B. 中和与神经细胞结合的外毒素
   C. 抑制破伤风梭菌生长
   D. 在补体参与下溶解破坏破伤风梭菌
   E. 减轻临床症状
8. 下列不属于无芽胞厌氧菌感染的是( )
   A. 局部炎症
   B. 脓肿
   C. 组织坏死
   D. 食物中毒
   E. 败血症
9. 正常情况下无芽胞厌氧菌不存在的部位是( )
   A. 子宫腔
   B. 尿道
   C. 肠道
   D. 阴道
   E. 上呼吸道
10. 下列能产生细胞毒物质的细菌是( )
    A. 破伤风梭菌
    B. 产气荚膜梭菌
    C. 肉毒梭菌
    D. 结核分枝杆菌
    E. 幽门螺杆菌

四、问答题

1. 试述无芽胞厌氧菌的致病条件。
2. 无芽胞厌氧菌的感染特征包括哪些?
3. 试述破伤风梭菌的致病条件、致病机制。
4. 简述肉毒毒素的作用机制。
5. 试述产气荚膜梭菌的致病性。
6. 比较肉毒毒素中毒与一般细菌性食物中毒的主要不同点。

参考答案

二、填空题

1. 破伤风梭菌　产气荚膜梭菌　肉毒梭菌
2. 正圆　鼓槌状
3. 伤口　厌氧微环境　破伤风痉挛毒素
4. 破伤风类毒素　破伤风抗毒素
5. 产气荚膜梭菌
6. 肉毒毒素
7. 寄居部位改变　宿主免疫力下降　菌群失调　局部形成厌氧微环境
8. 菌毛、荚膜等表面结构　外毒素与胞外酶　内毒素

三、单项选择题

1. B　2. B　3. C　4. B　5. E　6. D　7. A　8. D
9. A　10. B

四、问答题

1. 答案参见重点难点内容二、1.。

2. 答案参见重点难点内容二、3.。

3. 答案参见重点难点内容一、1.。

4. 答案参见重点难点内容一、3.。

5. 产气荚膜梭菌为人畜肠道正常菌群，广泛存在于自然界。该菌能产生10余种强烈的外毒素，有些外毒素即为胞外酶。其中以α毒素（亦称卵磷脂酶）最重要，能分解细胞膜上磷脂与蛋白形成的复合物，破坏细胞膜，溶解红细胞、白细胞和血管内皮细胞，引起血管通透性增加伴大量溶血、组织坏死、肝、心功能受损。所致疾病主要有气性坏疽、食物中毒及坏死性肠炎。

6. 主要不同点是：肉毒毒素中毒是食入含有肉毒毒素的食物，毒素经消化道吸收，经淋巴和血液扩散，作用于颅脑神经核和外周神经肌肉接头处，阻碍乙酰胆碱释放，导致肌肉松弛性麻痹，很少有消化道症状；而一般细菌性食物中毒如沙门菌食物中毒，是食入被大量细菌污染的食物而致病，且以消化道症状为主。

（曹明耀）

第二十八章　分枝杆菌属

重点难点内容

一、主要生物学特点

结核杆菌主要包括人型和牛型结核杆菌。菌体细长略弯，为抗酸菌，用药后可呈多形态性。有时可见革兰阳性颗粒，称穆赫（Much）颗粒。专性需氧。营养要求高，常用罗氏（Lowenstein Jensen）培养基培养。生长缓慢。对干燥、染料等抵抗力强，耐受6%硫酸、3%盐酸、4%氢氧化钠30min。对湿热、紫外线及酒精敏感。

二、致病性

本菌无内外毒素、荚膜、菌毛等。其致病主要与菌体成分有关。①磷脂：能刺激单核细胞增生，并能抑制蛋白酶对组织的分解作用，从而使病灶组织不完全液化，形成干酪样坏死。②索状因子：为6，6-双分枝菌酸海藻糖。可破坏线粒体膜，抑制白细胞游走，与慢性肉芽肿形成有关。③蜡质D：有佐剂作用，刺激机体产生迟发型超敏反应。④硫酸脑苷脂：可抑制吞噬溶酶体的形成。结核杆菌通过呼吸道、消化道及破损的皮肤侵入机体，可侵犯全身各个器官，以肺结核多见。

三、免疫性与超敏反应

结核杆菌的免疫主要为细胞免疫，属于传染性免疫。机体在产生对结核杆菌特异性免疫的同时，也可有迟发型超敏反应的发生，二者均为T细胞介导的结果。尽管近年研究表明诱导机体免疫与迟发型超敏反应的物质不同，但因为结核杆菌感染机体时以完整的菌体进入机体，故可同时刺激二者的产生。所以通过测定机体对结核杆菌有无超敏反应，即可测定对之有无免疫力。

四、结核菌素试验

1. 结核菌素　有两种，一是旧结核菌素（OT），系将结核杆菌接种于甘油肉汤培养基，培养4～8周后加热浓缩过滤而成。另一种是纯蛋白衍生物（PPD）：是OT经三氯醋酸沉淀后的纯化物。

2. 试验方法与结果分析　取OT或PPD注入前壁掌侧面皮内，48～72小时后观察结果。注射部位红肿硬结直径大于0.5cm时为阳性，表明机体对结核杆菌有免疫力。红肿硬结直径大于1.5cm时为强阳性，表明机体可能有活动性结核，应进一步检查。红肿硬结直径小于0.5cm为阴性，表明机体对结核杆菌无免疫力。但应注意在某些情况下可能出现假阴性反应。

3. 实际应用　选择卡介苗的接种对象及接种后效果的观察；作为婴幼儿结核病的辅助诊断手段；在未接种卡介苗人群中作结核杆菌感染的流行病学调查；测定肿瘤患者的细胞免疫功能。

五、微生物学检查

1. 标本采集　根据感染部位采取不同的标本如痰、尿、脑脊液、腹水等。

2. 检验方法　标本直接涂片或集菌后涂片经抗酸染色后镜检，若有抗酸菌即可做出初步诊断。此外视情况做分离培养，根据菌落、形态染色特点及动物试验等作出最后鉴定。

六、预　防

接种卡介苗。卡介苗（BCG）是卡介（Calmette Guerin）二人将有毒力的牛型结核杆菌在含胆汁、甘油和马铃薯的培养基中反复传代230次，历时13年所获得的一株毒力减弱而免疫原性完整的变异株。

测试题

一、名词解释

1. BCG
2. 抗酸菌
3. 索状因子
4. 结核菌素试验
5. PPD

二、填空题

1. 引起人类结核病的结核分枝杆菌主要包括__________、__________。
2. 结核分枝杆菌对干燥、酸碱抵抗力强，但对__________、__________、__________较敏感。
3. 结核分枝杆菌与致病有关的类脂主要有__________、__________、__________、__________。
4. 结核分枝杆菌侵入机体的途径有__________、__________、__________等。最常见的结核病为__________。抗结核免疫为__________，属于__________。
5. 结核菌素有__________、__________两种。结核菌素试验阳性说明__________；预防结核病可接种__________。

三、单项选择题

1. 下述不是结核分枝杆菌的生物学特点的是（　　）
   A. 抗酸染色呈红色，故为抗酸菌
   B. 专性需氧，营养要求高，生长缓慢
   C. 耐酸碱，6%硫酸中可存活30min
   D. 菌落干燥，颗粒状
   E. 耐煮沸，100℃ 5min
2. 下列各细菌胞壁中含脂量最多的是（　　）
   A. 结核分枝杆菌
   B. 白喉杆菌
   C. 放线菌
   D. 霍乱弧菌
   E. 幽门螺杆菌
3. 培养结核分枝杆菌常用的培养基是(　　)
   A. 鲍金培养基
   B. 罗氏培养基
   C. 庖肉培养基
   D. 巧克力色培养基
   E. 亚碲酸钾培养基
4. 卡介苗是(　　)
   A. 经甲醛处理后的人型结核分枝杆菌
   B. 保持抗原性的人型结核分枝杆菌

C. 发生了抗原变异的牛型结核分枝杆菌
D. 保持免疫原性的减毒牛型结核分枝杆菌
E. 保持免疫原性的减毒人型结核分枝杆菌

5. 下述各成分与结核分枝杆菌的致病性有关，除外的是(　　)
A. 索状因子
B. 磷脂
C. 内毒素
D. 蜡质 D
E. 硫酸脑苷脂

6. 下列与结核结节和干酪样坏死有关的物质是(　　)
A. 分枝菌酸
B. 蜡质 D
C. 磷脂
D. 索状因子
E. 硫酸脑苷脂

7. 关于结核菌素试验错误的是(　　)
A. 可用来选择卡介苗接种对象
B. 检测机体细胞免疫和体液免疫状况
C. 作为婴幼儿结核病的辅助诊断
D. 红肿硬结直径大于 0.5cm 为阳性
E. 试验阳性说明已有免疫力

8. 结核分枝杆菌可通过以下方式侵入机体，除外的是（　　）
A. 呼吸道
B. 消化道
C. 皮肤
D. 泌尿道
E. 媒介昆虫

9. 结核分枝杆菌常用的染色法是(　　)
A. 革兰染色
B. 抗酸染色
C. 镀银染色
D. 瑞氏染色
E. 鞭毛染色

10. 结核分枝杆菌的致病因素是(　　)
A. 内毒素
B. 外毒素
C. 侵袭性酶类
D. 菌体成分
E. 荚膜

四、问答题

1. 试述结核菌素试验原理及意义。
2. 试述结核菌类脂成分在致病中的作用。
3. 对疑似活动性肺结核患者，采取什么标本？怎样检验帮助诊断？

参考答案

一、名词解释

2. 抗酸菌：用一般染色法染色不易着色，若经加温或延长染色时间而着色后能抵抗强脱色剂盐酸酒精的脱色的细菌称为抗酸菌。
4. 结核菌素试验：结核菌素试验是应用结核菌素进行皮肤试验来测定机体对结核分枝杆菌是否能引起超敏反应的一种试验。
5. PPD：纯蛋白衍生物（PPD）是结核杆菌培养物经三氯醋酸沉淀析出的纯结核分枝杆菌蛋白，目前作结核菌素试验的有人结核分枝杆菌制成的 PPD-C 和卡介苗制成的 BCG-PPD 两种。

二、填空题

1. 人型结核分枝杆菌　牛型结核分枝杆菌
2. 湿热　紫外线　酒精
3. 磷脂　索状因子　蜡质D　硫酸脑苷脂
4. 呼吸道　消化道　皮肤　肺结核　抗感染免疫　细胞免疫
5. OT　PPD　机体对结核分枝杆菌有免疫力　BCG

三、单项选择题

1. E　2. A　3. B　4. D　5. C　6. C　7. B　8. E
9. B　10. D

四、问答题

1. 结核菌素试验是应用结核菌素进行皮肤试验来测定机体对结核分枝杆菌是否能引起超敏反应的一种试验。结核分枝杆菌诱导机体产生超敏反应和免疫的物质不同，前者主要由结核菌素蛋白和蜡质D共同引起，而后者则由结核分枝杆菌核糖体RNA引起。由于在感染时是完整的菌体侵入机体，可同时诱导细胞免疫和迟发型超敏反应，故可通过用结核菌素测定机体对结核分枝杆菌的超敏反应来判断机体对结核分枝杆菌有无免疫力。结核菌素试验的主要意义是：①选择卡介苗接种对象及接种后效果的观察。②辅助诊断结核病。③测定肿瘤患者的细胞免疫功能。

2. 结核分枝杆菌的脂质在其致病中具有重要意义。①磷脂：能刺激单核细胞增生，并能抑制蛋白酶对组织的分解作用，从而使病灶组织溶解不完全，形成干酪样坏死。②分枝菌酸与抗酸性有关。③索状因子因能使结核杆菌在液体培养基中生长时相连成索而得名。能破坏线粒体膜，抑制白细胞游走，与慢性肉芽肿形成有关。④蜡质D：有佐剂作用，能刺激机体产生迟发型超敏反应。⑤硫酸脑苷脂：有毒菌株胞壁上的一种成分，可抑制吞噬溶酶体的形成，有利用细菌在细胞内长时间生存。

3. 对疑是活动性肺结核的患者，可取其痰进行微生物学检查帮助临床诊断。一是直接涂片或经过集菌后涂片经抗酸法染色，若找到抗酸阳性菌即可作出初步诊断；第二，分离培养并可进一步通过生化反应等对其作出鉴定；第三，可通过动物实验证实所采取标本中是否存在结核分枝杆菌。

（宋鸿儒）

第二十九章　其他致病菌

重点难点内容

一、炭疽杆菌

属需氧芽胞杆菌属。革兰阳性大杆菌，两端平切。人工培养后可呈链状排列，状如竹节。无鞭毛、菌毛。可形成荚膜。在氧气充足、温度适宜时形成芽胞，呈椭圆形，位于菌体中央，小于菌体宽度。芽胞抵抗力强。

致病因素主要为荚膜和炭疽毒素。后者由保护性抗原、致死因子和水肿因子三种蛋白构成。以上三种蛋白单独存在时无作用。混合时可致微血管内皮损伤，增强毛细血管壁通透性，引起微循环障碍，最后导致 DIC、休克、死亡。炭疽杆菌主要导致草食动物得炭疽病。人亦可被其感染，主要有三种类型：①皮肤炭疽：最常见。病菌通过皮肤微小伤口侵入，初在局部形成小疖，继之变为水疱、脓疱，最后中心出现黑色坏死、焦痂，故名“炭疽”。②肺炭疽：吸入炭疽杆菌芽胞所致。表现为严重的支气管肺炎症状。死亡率高。③肠炭疽：由于食入未煮熟的病畜肉所致。表现为连续性呕吐、便血和严重的全身中毒症状，2～3 天内死于毒血症。炭疽病后可获持久免疫力。

临床实验室检查可采取渗出液、血液、痰、粪便等标本。标本经直接涂片镜检或分离培养鉴定。病畜不宜解剖。此菌在含 0.05～0.5μ/ml 青霉素的培养基中可发生形态变化，菌体肿大呈球状，似串珠，称为串珠试验。

二、鼠疫耶氏菌

属于肠杆菌科的耶尔森菌属，为革兰阴性杆菌，两端钝圆浓染，有荚膜，不形成芽胞。在陈旧培养物中呈多形态性，镜下可见着色极为浅淡的菌影。

致病因素主要有荚膜、鼠毒素、内毒素、V/W 抗原等。鼠毒素是一种外毒素，菌体裂解后释放，可引起组织坏死和毒血症。此菌主要寄生于啮齿类动物。在人类鼠疫发生之前先在鼠间流行，经鼠蚤传染给人。临床上有以下三种类型：①腺鼠疫：细菌经鼠蚤叮咬人时传染给人。主要引起淋巴结肿大、坏死和溃疡。好发于腹股沟、腋下及颈部。此型常见。②肺鼠疫：可继发于腺鼠疫，也可原发于呼吸道感染。病变主要在肺部。③败血型鼠疫：多继发于腺鼠疫或肺鼠疫。鼠疫是一种烈性传染病，死亡率极高。在病人临死前皮肤高度发绀，故有“黑死病”之称。病后可获持久免疫力。

三、布鲁菌属

布鲁菌属有六个生物种，我国流行的主要是羊、牛、猪布鲁菌三种。以羊布鲁菌最多见。引起布鲁菌病。布鲁菌为革兰阴性小杆菌，无鞭毛，不形成芽胞，有荚膜，含 M、A 两种抗原。

致病因素主要是内毒素，此外还有荚膜、透明质酸酶等。本菌侵袭力强，在动物主要引起母畜流产。人类感染主要通过接触病畜分泌物或被污染的畜产品，经皮肤、消化道、呼吸道、眼结膜等途径侵入机体，为胞内寄生菌。临床主要表现为间歇性发热、乏力、关节痛等症状，也称为波状热。

炭疽杆菌、鼠疫杆菌、布鲁菌均为动物源性细菌，可引起人畜共患病，即由共同病原体引起的动物和人类的某些传染病。

四、军团菌属

是军团菌病的病原体，目前有 30 多个种，40 多个血清型，其中嗜肺军团菌是目前流行的主要菌种，分布于全世界。军团菌为革兰阴性杆菌，可呈丝状，有菌毛和单端鞭毛，需氧，培养困难，培养基中需提供 L-半胱氨酸和铁才能生长。

军团菌为胞内寄生菌，以气溶胶经呼吸道传播，致病因素较复杂，菌毛及毒素和酶均参与致病作用。所致疾病有两种临床类型：①军团菌肺炎（军团病）。②庞蒂亚克热。后者症状比前者轻。我国也有此病爆发流行或散发。

五、白喉棒状杆菌

属于棒状杆菌属，是白喉的病原体，为革兰阳性、细长略弯杆菌，一端或两端膨大呈棒状，故名。该菌无特殊结构，有异染颗粒，常用凝固血清培养基（吕氏培养基）培养。在含 0.03%～0.04%亚碲酸钾血平板上，能吸收亚碲酸盐并使之还原为金属碲，从而形成黑色菌落。据此特点及生化反应可将白喉杆菌分为重、轻、中间型三型。我国以轻型多见。此分型与疾病严重程度无关。白喉杆菌对干燥、寒冷抵抗力强，对湿热敏感。

致病物质为白喉外毒素，由携带β-棒状杆菌噬菌体的菌株产生。毒素由 A、B 两个亚单位组成。B 亚单位与易感细胞表面受体结合，通过易位作用使 A 亚单位进入细胞，后者可以使 NAD^+ 上的腺苷二磷酸核糖（ADPR）与肽链延长因子 2（EF_2）结合，使 EF_2 失去活性，从而抑制细胞蛋白质的合成，造成细胞功能受损。

白喉杆菌经呼吸道传播，在粘膜表面形成假膜，是由于粘膜上皮细胞坏死、血管扩张、炎性细胞浸润，使得纤维蛋白原渗出并将炎性细胞、粘膜坏死组织和细菌网在一起形成的。细菌不侵入血流，但白喉外毒素入血并迅速与易感细胞结合导致其损害。最常受累器官为心肌和周围神经，也可累及肝、肾和肾上腺。病后可获持久免疫力，主要为抗毒素免疫。

锡克（Schick）试验　根据毒素中和原理，用 0.1ml 白喉外毒素注入受试者一侧前臂掌侧面皮内，同时在另一侧注射 0.1ml 经加热破坏毒力后的同样毒素作为对照。结果判定如下：①阴性反应：双侧注射部位均无红肿，表示机体对白喉杆菌有免疫力。②阳性反应：对照侧无变化，试验侧出现红肿硬结，直径 1～2cm，4～7 天达高峰并逐渐消退（迟发迟退），表明机体对白喉杆菌无免疫力。③假阳性反应：两侧注射部位均于 6～18 小时出现红肿硬结，1～2 天消退（早发早退）。表明机体对白喉杆菌有免疫力，同时对毒素有变态反应。④混合反应：两侧注射部位均于 6～18 小时出现红肿，但对照侧于 1～2 天后消退，而试验侧于第四日达高峰。表明机体对白喉杆菌无免疫力，对毒素有变态反应。

通过接种白喉类毒素进行特异性预防。

六、铜绿假单胞菌

属于假单胞菌属的革兰阴性小杆菌，端鞭毛 1～3 根，不形成芽胞，需氧，营养要求不高，血平板上形成溶血环，能产生水溶性色素，主要包括绿脓素和荧光素，对外界环境抵抗力强。抵抗多种抗生素和消毒剂。

本菌为条件致病菌。致病因素有菌毛、内毒素、弹性蛋白酶、碱性蛋白酶等。感染多见于皮肤粘膜受损部位如烧伤、创伤等处。可侵入血流引起败血症。

七、百日咳鲍特菌

百日咳鲍特菌俗称百日咳杆菌，是人类百日咳的病原菌。本菌为革兰阴性球杆菌，无鞭毛，不形成芽胞，光滑型菌株有荚膜和菌毛；为需氧菌，常用含甘油、马铃薯、血液的鲍金培养基培养。致病物质有荚膜、内毒素、百日咳毒素、菌毛等。传染源是病人，病菌主要通过飞沫传播。病菌侵入机体后，借菌毛粘附在支气管上皮细胞表面生长繁殖，释放毒性物质，进而抑制纤毛运动，导致上皮细胞坏死、白细胞浸润引起支气管和间质性肺炎。临床表现为早期轻度咳嗽、发热、喷嚏等，1～2周后出现阵发性、痉挛性咳嗽，呈现特殊的"鸡鸣样"吼声，伴有呕吐、呼吸困难、发绀等。因其病程较长，故名百日咳。病后可获持久免疫力。预防常用百白破三联疫苗进行人工主动免疫。

八、流感嗜血杆菌

流感嗜血杆菌简称流感杆菌，为革兰阴性短小杆菌，无鞭毛，不形成芽胞，多数菌株有菌毛，毒力菌株产生荚膜；营养要求高，培养时需X和V因子。X因子是一种高铁血红素，V因子是辅酶Ⅰ或辅酶Ⅱ。血液中此因子通常处于抑制状态，经80～90℃加热10min破坏红细胞膜上的不耐热抑制物，可使V因子释放，故常用巧克力色培养基培养流感杆菌。当流感嗜血杆菌与金黄色葡萄球菌一起培养时，由于后者可产生V因子，故距葡萄球菌菌落近的流感杆菌菌落较大，远则渐小，称为"卫星现象"。

流感嗜血杆菌的致病因素为菌毛、荚膜、内毒素。可致以下感染：①原发感染，多为b型菌株所致的急性化脓性炎症，如脑膜炎、鼻咽炎、心包炎、气管炎、肺炎等；②继发感染，常在流感、麻疹、百日咳、肺结核等感染后发生。

测试题

一、名词解释

1. 人畜共患病病原体
2. 串珠试验
3. 炭疽毒素
4. 白喉毒素
5. 假膜
6. 卫星现象

二、填空题

1. 炭疽芽胞杆菌的致病因素主要有__________、__________，引起的疾病有__________、__________、__________三种类型。
2. 鼠疫是一种__________的烈性传染病，通过__________传染给人。临床病型有__________、__________、__________。
3. 我国流行的布鲁菌有__________、__________、__________，其中最常见的是__________。
4. 布鲁菌侵袭力强，主要经__________、__________、__________、__________等途径侵入机体，引起波状热。
5. 军团菌是__________的病原体，培养时需提供__________和铁时才能生长，主要通过__________传播。
6. 培养白喉棒状杆菌的培养基有__________、__________，在__________培养基上形成黑色菌落。
7. 白喉毒素由__________产生，其毒性片段是__________，能使__________灭活，从而抑制易感细胞蛋白质的合成。
8. 锡克试验根据__________的原理，阳性反应说明__________，阴性反应说明__________，假阳性反应说明__________，混合反应说明__________。
9. 白喉的特异性预防方法是__________。
10. 铜绿假单胞菌可产生多种水溶性色素，主要有__________、__________。此菌主要通过__________传染，故应特别防止__________。
11. 培养百日咳鲍特菌的培养基常用__________。该菌主要通过________传播，引起________。病后可获__________免疫力。预防用__________。
12. 异染颗粒在鉴别__________时具有重要意义。

三、单项选择题

1. 关于炭疽芽胞杆菌，下列描述错误的是(　　)
   A. 革兰阴性大杆菌，可形成芽胞
   B. 有荚膜，其与该菌致病力有关
   C. 是人畜共患病病原体
   D. 临床可致皮肤炭疽、肺炭疽和肠炭疽
   E. 炭疽毒素由保护性抗原、致死因子和水肿因子三种成分构成
2. 下列疾病病后不能获得牢固免疫力的是(　　)
   A. 白喉
   B. 百日咳
   C. 炭疽
   D. 霍乱
   E. 痢疾
3. 抗菌免疫中，下列不以细胞免疫为主的细菌是(　　)
   A. 结核杆菌
   B. 军团菌
   C. 布鲁菌
   D. 伤寒杆菌
   E. 白喉棒状杆菌
4. 下列不是白喉棒状杆菌特点的是(　　)
   A. 有异染颗粒
   B. 吕氏血清斜面中生长迅速
   C. 在动物体内可形成荚膜
   D. 革兰阳性
   E. 外毒素致病
5. 关于铜绿假单胞菌，下列诸项中错误的是(　　)
   A. 产生水溶性色素
   B. 对多种抗生素不敏感
   C. 革兰阴性杆菌
   D. 营养要求不高
   E. 多引起原发感染
6. 不以菌毛作为致病因素之一的细菌是(　　)
   A. 百日咳鲍特菌
   B. 淋病奈瑟菌
   C. 炭疽芽胞杆菌
   D. 布鲁菌
   E. 痢疾杆菌
7. 关于鼠疫耶氏菌下列描述错误的是(　　)
   A. 鼠是重要传染源传播媒介
   B. 陈旧培养物中菌体可呈多形态性
   C. 可通过鼠蚤传染给人
   D. 临床类型有肺鼠疫、腺鼠疫和败血型鼠疫
   E. 病人微循环障碍，有“黑死病”之称
8. 下述组合中错误的是(　　)
   A. 布鲁菌—肝浸液培养基
   B. 军团菌—培养时需提供 L-半胱氨酸和铁
   C. 白喉棒状杆菌—吕氏血清斜面
   D. 百日咳鲍特菌—鲍金培养基
   E. 流感嗜血杆菌—罗氏培养基
9. 下列细菌中不以荚膜为致病因素的细菌是(　　)
   A. 炭疽芽胞杆菌
   B. 布鲁菌
   C. 肺炎链球菌

D. 白喉棒状杆菌
E. 百日咳鲍特菌

10. 下列可致婴幼儿脑膜炎的细菌是(　　)
A. 炭疽芽胞杆菌
B. 布鲁菌
C. 百日咳鲍特菌
D. 流行性感冒杆菌
E. 白喉棒状杆菌

11. 下列细菌感染时能引起败血症的是(　　)
A. 白喉棒状杆菌
B. 破伤风梭菌
C. 铜绿假单胞菌
D. 痢疾杆菌
E. 百日咳鲍特菌

12. 下列不是人畜共患病病原体的是(　　)
A. 鼠疫耶氏菌
B. 布鲁菌
C. 炭疽芽胞杆菌
D. 莫氏立克次体
E. 百日咳鲍特菌

13. 关于白喉外毒素下列叙述不正确的是(　　)
A. 只有携带β-棒状杆菌噬菌体的白喉棒状杆菌才能产生
B. 使 EF_2 失活
C. 其产生与铁离子有关
D. 心脏、外周神经易受累
E. 破坏线粒体

14. 下列细菌中侵袭力最强的是（　　）
A. 破伤风梭菌
B. 白喉棒状杆菌
C. 布鲁菌
D. 军团菌
E. 流感嗜血杆菌

15. 下列动物不是布鲁菌宿主的是（　　）
A. 山羊
B. 绵羊
C. 猪
D. 牛
E. 兔

16. 布鲁菌感染时，细菌可反复入血形成(　　)
A. 菌血症
B. 败血症
C. 毒血症
D. 脓毒血症
E. 休克

17. 炭疽芽胞杆菌形成芽孢的最适温度(　　)
A. 10～20℃
B. 15～25℃
C. 25～30℃
D. 25～35℃
E. 30～37℃

18. 不产芽胞的细菌是(　　)
A. 鼠疫耶氏菌
B. 炭疽芽胞杆菌
C. 破伤风梭菌
D. 肉毒梭菌
E. 艰难梭菌

19. 革兰阳性人畜共患病病原菌是(　　)
A. 鼠疫耶氏菌
B. 结肠炎耶氏菌
C. 炭疽芽胞杆菌
D. 空肠弯曲菌
E. 布鲁菌

20. 下列细菌中致医院内感染最重要的细菌是(　　)
A. 铜绿假单胞菌
B. 布鲁菌
C. 炭疽芽胞杆菌
D. 军团菌
E. 流感嗜血杆菌

四、问答题

1. 试述炭疽芽胞杆菌的致病物质及所致疾病。
2. 试述白喉外毒素的作用机制。
3. 简述锡克试验原理及结果分析。

参考答案

一、名词解释

1. 人畜共患病病原体：由一种病原菌同时可引起动物和人类的某些传染病，称为人畜共患病。能引起人畜共患病的病原体称为人畜共患病病原体。

二、填空题

1. 荚膜　炭疽毒素　皮肤炭疽　肠炭疽　肺炭疽
2. 自然疫源性　鼠蚤　腺鼠疫　肺鼠疫　败血型鼠疫
3. 牛布鲁菌　猪布鲁菌　羊布鲁菌　羊布鲁菌
4. 皮肤　呼吸道　消化道　眼结膜
5. 军团病　L-半胱氨酸　呼吸道
6. 吕氏血清培养基　亚碲酸钾培养基　亚碲酸钾培养基
7. 携带β-棒状杆菌噬菌体的白喉棒状杆菌　A片段　EF_2
8. 抗毒素中和毒素　机体对白喉棒状杆菌无免疫力　机体对白喉棒状杆菌有免疫力　有免疫力　无免疫力
9. 接种白喉类毒素
10. 绿脓素　荧光素　接触　医源性感染
11. 鲍金培养基　呼吸道　百日咳　牢固　百日咳鲍特菌死疫苗接种
12. 白喉棒状杆菌

三、单项选择题

1. A	2. E	3. E	4. C	5. E	6. C	7. A	8. E
9. D	10. D	11. C	12. E	13. E	14. C	15. E	16. A
17. C	18. A	19. C	20. A				

四、问答题

1. 答案参见重点难点内容一。

2. 白喉棒状杆菌的致病物质为白喉外毒素，由携带β-棒状杆菌噬菌体的菌株产生。毒素由A、B两个亚单位组成。B亚单位与易感细胞表面受体结合，通过易位作用使A亚单位进入细胞，后者可以使NAD^+上的腺苷二磷酸核糖（ADPR）与肽链延长因子2（EF_2）结合，使EF_2失去活性，从而抑制细胞蛋白质的合成，造成细胞功能受损。许多真核细胞，特别是心肌和神经细胞上都有白喉毒素的受体，所以，白喉患者可有中毒性心肌炎和神经症状。

3. 答案参见重点难点内容五。

（宋鸿儒）

第三十章　呼吸道病毒

重点难点内容

一、呼吸道病毒的概念与种类

呼吸道病毒是指一大类可通过呼吸道侵入机体，引起呼吸道局部感染；或仅以呼吸道为侵入门户，主要引起呼吸道外症状的病毒，包括流感病毒、副流感病毒、呼吸道合胞病毒、麻疹病毒、腮腺炎病毒、腺病毒、风疹病毒、鼻病毒、冠状病毒和呼肠病毒等。

二、流行性感冒病毒

1. 形态与结构　流感病毒呈球形或丝状，球形直径约 80～120nm。病毒体是由内部的核衣壳和外部的包膜组成的包膜病毒体。

（1）核衣壳：由核酸、核蛋白及 RNA 聚合酶构成。核酸为单股负链 RNA，分节段。每个 RNA 节段外包绕核蛋白（NP）构成核衣壳（RNP）。NP 具有型特异性，抗原性稳定。

（2）包膜：有两层，内层为基质蛋白（M 蛋白），具有型特异性，抗原性稳定；外层上镶嵌有血凝素（HA）和神经氨酸酶（NA）两种糖蛋白刺突。HA 呈柱状突起，与病毒吸附和穿入宿主细胞有关；HA 能引起红细胞凝集，简称血凝素；HA 可诱导产生血凝抑制抗体和中和抗体。NA 呈蘑菇状突起，促进成熟的流感病毒从细胞膜上解离释放；NA 刺激机体产生的抗体可阻止病毒的释放与扩散，但无中和作用。

2. 分型与变异　根据 RNP 和 M 蛋白抗原性可将流感病毒分为甲、乙、丙三型。甲型流感病毒最易发生变异，根据 HA 和 NA 抗原性不同将甲型流感病毒分为若干亚型。流感病毒抗原变异有两种形式：①抗原性漂移，变异幅度小，属于量变，由点突变造成，是抗原性的微小变化，所形成的新病毒变异株，只在小范围内引起甲型流感病毒中、小型流行。②抗原性转变，可能是不同亚型之间或不同种属的流感病毒发生基因重排，变异幅度大，属质变，导致新亚型的出现。由于人群普遍缺少对新变异株的免疫力，因而新亚型出现时易引起大范围流行，甚至世界性大流行。

3. 致病与免疫特点　传染源是急性期患者，病毒随飞沫经呼吸道进入机体。发病初期，病毒在呼吸道上皮细胞内大量增殖，细胞坏死脱落、粘膜局部充血水肿，导致患者鼻塞、流涕、咽痛、干咳等上呼吸道感染症状。病毒释放毒素样物质入血，引起发热、头疼、全身酸痛等中毒反应。年老体弱者可继发细菌性肺炎。病后机体可产生抗 HA 的中和抗体和呼吸道粘膜 SIgA 抗体，对同型流感病毒有短暂免疫力，而对新亚型及抗原性变异株无抵抗力。

4. 防治原则　增强个人抵抗力，流行期间尽量减少人群聚集，公共场所和居室用化学消毒剂（如乳酸水溶液 0.2～0.4ml/m^3）熏蒸。接种流感灭活疫苗即三价裂解疫苗，效果较好。金刚烷胺可用于甲型流感的预防和早期治疗，但对乙型及丙型流感无效。除对症治疗外，继发细菌性感染时需用抗生素治疗。

三、副粘病毒

1. 副粘病毒的特点　①核酸不分节段，为一条完整的 RNA 分子，不易发生基因重排和变异，基因组编码的蛋白质与流感病毒不同。②包膜糖蛋白由大刺突和小刺突组成，后者即融合蛋白（F 蛋白），可促进病毒与细胞间相互融合，形成多核巨细胞。大刺突不完全相同，例如有 HN 蛋白、H 蛋白和 G 蛋白等，分别具有不同的生物学作用。③病毒体较正粘病毒大。

2. 麻疹病毒　麻疹病毒是麻疹的病原体，为球形、有包膜的单股负链 RNA 病毒，核衣壳呈螺旋对称，包膜上含血凝素（HA）和融合蛋白（F 蛋白）两种糖蛋白刺突，可分别凝集和溶解红细胞，F 蛋白还可引起细胞融合，形成多核巨细胞。人是麻疹病毒唯一的自然宿主，急性期患者为传染源。病毒主要通过飞沫直接传播，传染性极强，发病率可达 100%，隐性感染少见。经病毒血症，病毒扩散至全身皮肤、粘膜。前驱期患儿颊粘膜处柯氏（Koplik）斑有助于早期诊断。前驱期后，病人全身皮肤相继出现红色斑丘疹。极少数患儿病后若干年出现并发症——亚急性硬化性全脑炎（SSPE）。麻疹病毒抗原性强，只有一个血清型，病后可获牢固免疫力。接种减毒活疫苗能有效的预防麻疹。我国对 8 月龄婴儿普遍实行初次免疫接种，7 岁时复种一次，免疫力可维持 10～15 年。对易感者，用丙种球蛋白或胎盘球蛋白进行紧急预防，能阻止发病或减轻症状。

3. 腮腺炎病毒　病毒呈球形，直径 100～200nm，核酸为单股负链 RNA，衣壳螺旋对称，包膜上有 HN 蛋白和 F 蛋白。人是腮腺炎病毒唯一自然宿主，5～15 岁少儿易感，病毒通过飞沫经呼吸道感染，在呼吸道上皮细胞中增殖，形成病毒血症，侵犯唾液腺，常引起腮腺肿大。病毒也可侵犯胰腺、睾丸、卵巢等。病后免疫力牢固，接种减毒活疫苗为有效的预防措施。

4. 呼吸道合胞病毒　呼吸道合胞病毒（RSV）是婴幼儿急性下呼吸道感染的主要病因，多表现为毛细支气管炎和肺炎，严重病例可导致婴儿猝死。年长儿及成人感染 RSV 可表现为鼻炎、感冒等上呼吸道症状。至今尚无有效的疫苗。

四、其他呼吸道病毒

1. 腺病毒　病毒呈球形、无包膜，核酸为双股线状 DNA，衣壳呈 20 面体立体对称，衣壳蛋白具有毒素样活性，可引起细胞病变。已知能感染人的血清型有 40 多种，不同型别引起不同的临床疾病。腺病毒主要通过呼吸道、胃肠道，或污染眼结膜等密切接触方式传播。主要感染儿童，可表现为急性咽炎、肺炎、胃肠炎和小儿腹泻、角膜结膜炎、出血性膀胱炎、急性心肌炎、脑膜脑炎、肝炎等病症。

2. 风疹病毒　为有包膜的单股正链 RNA 病毒，以球形多见。包膜上的短刺突具有血凝素样活性。风疹病毒只有一个血清型。人是该病毒的唯一自然宿主。病毒经呼吸道传播，经病毒血症播散全身。儿童是主要易感者，表现为发热，麻疹样出疹，伴淋巴结肿大。风疹病毒感染可引起垂直传播，引起胎儿畸形或先天性风疹综合征。婴儿出生后表现为先天性心脏病、先天性耳聋、白内障等综合征。感染后可获得持久免疫力。预防风疹的有效措施是接种风疹减毒活疫苗。

3. 冠状病毒　是一类有包膜的单股正链 RNA 病毒，因包膜上有类似日冕或皇冠状的突起而得名。宿主范围广，包括人类、禽类和野生动物等。冠状病毒外形不规则，直径约 60～220nm。包膜上有刺突蛋白、包膜蛋白和膜蛋白等三种主要蛋白。刺突蛋白与细胞受体结合，介导细胞融合。冠状病毒可经接触呼吸道分泌物、粪-口途径等方式传播。在人类，冠状病毒主要引起呼吸道感染，是成人普通感冒的主要病原之一；在儿童可以引起上呼吸道感染，一般为轻度的自限性疾病。SARS冠状病毒是2003年3月发现的一种新型冠状病毒，是严重急性呼吸道综合征（SARS）的病原体，其来源尚不清楚。SARS在我国又称为传染性非典型肺炎，该病传染性极强，SARS病毒主要通过咳嗽和喷嚏产生的飞沫传播，或通过手接触污染物等途径传播，主要表现为发热、干咳、呼吸困难（气促）、头痛、低氧血症，以及X线检查肺部出现片状密度增高阴影等，而且病情迁延难愈，严重者可因肺泡损伤引起的进行性呼吸衰竭及其他多脏器衰竭而死亡。

测试题

一、名词解释

1. 抗原性漂移
2. 抗原性转变
3. 血凝素

二、填空题

1. 根据__________和__________抗原性不同，流感病毒可分为__________、__________、__________三个型，其中__________型流感病毒根据__________和__________抗原性不同，可进一步分为不同的亚型。
2. 甲型流感病毒的核心由__________、__________、__________组成，基因组共分__________节段。
3. 流感病毒的包膜刺突有两种，即呈柱状的__________和呈蘑菇状的__________，二者是甲型流感病毒分亚型的依据。
4. 目前应用的流感疫苗主要有__________和__________。__________采用皮下注射接种，__________采用鼻咽喷雾接种。
5. 成人普通感冒主要由__________和__________感染引起。
6. 先天性风疹综合征包括__________、__________和__________。
7. 只有一个血清型、病后有牢固免疫力的呼吸道病毒有__________、__________、__________。
8. 冠状病毒可引起__________和__________（或称SARS）。

三、单项选择题

1. 引起普通感冒的常见病毒是（　　）
   A. 流感病毒
   B. 副流感病毒
   C. 腺病毒
   D. 呼吸道合胞病毒
   E. 冠状病毒和鼻病毒
2. 一般**不引起**病毒血症的是（　　）
   A. 流感病毒
   B. 麻疹病毒
   C. 腺病毒
   D. 风疹病毒
   E. 腮腺炎病毒
3. 甲型流感病毒分亚型的依据是（　　）
   A. HA
   B. NA
   C. 核蛋白
   D. M蛋白
   E. HA和NA
4. 流感病毒分离培养可采用（　　）
   A. 鸡胚绒毛尿囊膜
   B. 鸡胚羊膜腔和卵黄囊
   C. 鸡胚尿囊腔和羊膜腔

D. 鸡胚卵黄囊和尿囊腔

E. 鸡胚绒毛尿囊膜和卵黄囊

5. 造成流感世界性大流行的主要原因是(　　)

A. 流感病毒型别多、毒力强

B. 甲型流感病毒易形成新亚型

C. HA和NA间易发生基因重组

D. HA和NA易发生突变

E. 甲型流感病毒易发生抗原漂移

6. 有关流感病毒血凝素的叙述，错误的是(　　)

A. 可以凝集人和动物的红细胞

B. 甲型流感病毒分亚型的依据

C. 具有酶活性，水解宿主细胞膜表面糖蛋白

D. 可与宿主细胞膜表面受体结合

E. 可刺激产生中和性抗体

7. 有关流感病毒神经氨酸酶的叙述，错误的是(　　)

A. 结构为蘑菇状的糖肽四聚体

B. 有膜融合活性，促使病毒释放

C. 可破坏细胞膜上特异性受体，使病毒释放

D. 易产生抗原性变异

E. 相应抗体可阻止病毒释放

8. 抗流感病毒再感染的主要免疫因素是(　　)

A. 血凝素抗体

B. 神经氨酸酶抗体

C. 细胞免疫

D. 干扰素

E. 核蛋白抗体

9. 流感病后的免疫力不包括(　　)

A. 可产生多种抗体

B. 中和抗体为血凝素抗体

C. 中和抗体各亚型之间有交叉免疫

D. 呼吸道粘膜局部的SIgA是抵抗再感染的最主要抗体

E. 细胞免疫对清除病毒具有重要作用

10. 流感病毒最易发生变异的抗原结构是(　　)

A. 甲型流感病毒的NA

B. 甲型流感病毒的HA

C. 乙型流感病毒的NA

D. 乙型流感病毒的HA

E. M蛋白

11. 甲型流感病毒易发生变异的原因是(　　)

A. 核酸分节段，易于基因重排

B. 核蛋白易受理化因素影响而变构

C. 与相应抗体结合而导致失活

D. 基质蛋白受干扰素影响合成受阻

E. 核酸与宿主细胞基因重组

12. 多发生隐性感染的病毒是(　　)

A. 腮腺炎病毒

B. 流感病毒

C. 麻疹病毒

D. 呼吸道合胞病毒

E. 脊髓灰质炎病毒

13. MMR三联疫苗是(　　)

A. DNA疫苗

B. 麻疹-腮腺炎-风疹三联疫苗

C. 甲、乙、丙型流感三联疫苗

D. 白喉-百日咳-破伤风三联疫苗

E. 麻疹-脊髓灰质炎-疱疹三联疫苗

14. 胎儿或新生儿患先天性风疹综合征是因为(　　)

A. 孕妇在孕期1～5个月患风疹

B. 孕妇在孕期6～7个月患风疹

C. 孕妇在孕期8～9个月患风疹

D. 孕妇在分娩期患风疹

E. 胎儿或新生儿患风疹

15. 我国麻疹减毒活疫苗初次接种时间是(　　)

A. 新生儿出生24小时内

B. 婴儿2个月时

C. 婴儿6个月时

D. 婴儿8个月时

E. 婴儿满1岁时

16. 引起亚急性硬化性全脑炎的病毒是(　　)

A. 狂犬病病毒

B. 麻疹病毒

C. 疱疹病毒

D. 脊髓灰质炎病毒
E. 乙型脑炎病毒

17. 青春期患腮腺炎常见的并发症是(　　)
A. 脑膜炎
B. 肺炎
C. 肾炎
D. 心肌炎
E. 睾丸炎或卵巢炎

18. 感染早期引起口腔柯氏斑的病毒是(　　)
A. 腮腺炎病毒
B. 麻疹病毒
C. 副流感病毒
D. 腺病毒
E. 呼吸道合胞病毒

19. 只有一个血清型的病毒**不包括**(　　)
A. 麻疹病毒
B. 腮腺炎病毒
C. 流感病毒
D. 呼吸道合胞病毒
E. 风疹病毒

20. 接种风疹减毒活疫苗的**禁忌**人群是(　　)
A. 未婚女青年
B. 育龄期妇女
C. 妊娠期妇女
D. 注射过抗风疹病毒免疫球蛋白的育龄期妇女
E. 一岁以上儿童

21. 核酸类型为 DNA 的呼吸道病毒是(　　)
A. 副流感病毒
B. 腺病毒
C. 腮腺炎病毒
D. 风疹病毒
E. 麻疹病毒

22. 引起婴幼儿急性下呼吸道感染常见的病毒是(　　)
A. 呼吸道合胞病毒
B. 副粘病毒
C. 腮腺炎病毒
D. 风疹病毒
E. 麻疹病毒

23. 正粘病毒和副粘病毒的区别点**不包括**(　　)
A. 传播途径不同
B. 包膜蛋白刺突不同
C. 病毒体大小不同
D. 所致的疾病不同
E. 病毒 RNA 存在形式不同

24. 呼吸道合胞病毒的特性**不包括**(　　)
A. 有包膜的 RNA 病毒
B. 可在细胞内增殖形成合胞体
C. 婴幼儿病毒性肺炎的主要病因
D. 也可引起消化道感染
E. 尚无疫苗应用

25. 传染性非典型肺炎的病原体是(　　)
A. 冠状病毒
B. 鼻病毒
C. 肺炎衣原体
D. SARS 冠状病毒
E. 副粘病毒

四、问答题

1. 简述流感病毒的结构及其功能。
2. 简述甲型流感病毒易引起世界性大流行的原因?
3. 简述甲型流感病毒的防治原则。
4. 比较麻疹病毒、风疹病毒和腮腺炎病毒在致病性、免疫性和预防方面的异同点。

参考答案

二、填空题

1. 核蛋白　M蛋白　甲　乙　丙　甲　HA　NA
2. RNA　核蛋白　RNA聚合酶　8个
3. 血凝素　神经氨酸酶
4. 减毒活疫苗　灭活疫苗　灭活疫苗　减毒活疫苗
5. 鼻病毒　冠状病毒
6. 先天性心脏病　先天性白内障　先天性耳聋
7. 麻疹病毒　腮腺炎病毒　风疹病毒
8. 普通感冒　重症急性呼吸综合征

三、单项选择题

1. E	2. A	3. E	4. C	5. B	6. C	7. B	8. A
9. C	10. B	11. A	12. E	13. B	14. A	15. D	16. B
17. E	18. B	19. C	20. C	21. B	22. A	23. A	24. D
25. D							

四、问答题

1. 答案参见重点难点内容二、1.。

2. 答案参见重点难点内容二、2.。

3. 答案参见重点难点内容二、4.。

4. (1) 麻疹病毒：①人是唯一的自然宿主，急性期患者为传染源，主要经飞沫直接传播，传染性极强，发病率可达100%。②前驱期患儿颊粘膜处可见柯氏斑，前驱期后病人全身皮肤相继出现红色斑丘疹。出疹后体温下降，皮疹消退。极少数患儿病后若干年出现亚急性硬化性全脑炎(SSPE)。③麻疹病毒抗原性强，只有一个血清型，病后可获牢固免疫力。④接种麻疹病毒减毒活疫苗能特异性预防麻疹。我国对8月龄婴儿普遍实行初次免疫接种，7岁时复种一次，免疫力可维持10～15年。对易感者，用丙种球蛋白或胎盘球蛋白进行紧急预防，能阻止发病或减轻症状。
(2) 腮腺炎病毒：①人是腮腺炎病毒唯一自然宿主，5～15岁少儿易感，病毒通过飞沫经呼吸道感染。②病毒在呼吸道上皮细胞中增殖，形成病毒血症，侵犯唾液腺，常引起腮腺肿大。病毒也可侵犯胰腺、睾丸、卵巢等。③病后免疫力牢固。④接种减毒活疫苗为有效的预防措施。
(3) 风疹病毒：①风疹病毒只有一个血清型。人是该病毒的唯一自然宿主。②病毒经呼吸道传播，儿童为主要易感者，表现为发热、麻疹样出疹、伴淋巴结肿大。可垂直传播引起胎儿畸形或先天性风疹综合征。③感染后可获得持久免疫力。④预防风疹的有效措施是接种风疹减毒活疫苗。

（刘学恩　彭宜红）

第三十一章 经肠道感染的病毒

重点难点内容

一、肠道病毒的共同特点

1. 生物学性状 ①病毒体为无包膜的小球形颗粒，直径约24～30nm。②由核心加衣壳构成。核心为单股正链RNA，核酸有感染性。衣壳为20面体立体对称。③抵抗力强，尤其对肠道环境有较强抵抗力，耐pH、耐蛋白水解酶、耐胆汁和其他脂溶剂等，在污水和粪便中可存活数月，在疾病流行上有重要意义。肠道病毒对氧化剂敏感，可被1%高锰酸钾、1%双氧水、漂白粉灭活。

2. 致病性 ①可通过粪便污染手、食物、食具或水源，经口感染引起流行甚至爆发流行。②隐性感染多见。肠道病毒虽在肠道增殖并从粪便排毒，但一般不引起腹泻。婴幼儿或免疫力低下的成人感染，病毒可侵入血流并播散至其他组织和神经系统，引起多种临床疾病。

二、脊髓灰质炎病毒

1. 致病特点 ①隐性感染为最主要的感染类型。②病毒经两次病毒血症，穿过血—脑屏障到达中枢神经系统，侵犯脊髓、脑干的运动神经细胞，引起脊髓灰质炎，使受损神经支配的肌肉发生弛缓性瘫痪，严重者（延髓麻痹型）可因呼吸肌麻痹等造成死亡。③脊髓灰质炎病毒在神经元细胞内的大量复制和释放，可阻断神经细胞的正常代谢，最终造成神经细胞的裂解死亡。

2. 免疫特点 ①无论隐性或显性感染，机体对同型病毒都可产生持久免疫力。②保护性免疫以体液免疫为主。鼻咽及肠粘膜局部SIgA是最主要的中和抗体，可阻止病毒血症发生。SIgA还可通过初乳传递给新生儿。血清中IgG、IgA和IgM可阻止病毒通过血流播散侵入中枢神经系统，防止麻痹的发生。③6个月内婴儿有母体抗体的保护，因而较少发生感染。

三、急性胃肠炎病毒

引起急性胃肠炎的病毒主要包括轮状病毒、肠道腺病毒和诺瓦克病毒。轮状病毒和肠道腺病毒是引起婴幼儿腹泻的最主要病原。诺瓦克病毒是引起较大儿童和成人非细菌性腹泻的主要病原。

测试题

一、填空题

1. 肠道病毒包括__________、__________、__________和新型肠道病毒__________型至__________型。
2. 肠道病毒对外界和肠道环境的抵抗力均__________，对胃液中的__________、胰液中的__________和胆汁中的__________均有抵抗力。但对__________敏感。__________、__________、__________可灭活病毒。

3. 脊髓灰质炎病毒的特异性预防我国主要采用________疫苗，实行________价________次基础免疫。初次免疫年龄为________，加强免疫年龄为________。

二、单项选择题

1. 不属于肠道病毒共同特点的是(　　)
   A. 为裸露的小核糖核酸病毒
   B. 耐酸、耐乙醚
   C. 核酸有感染性
   D. 只在肠道增殖并引起腹泻
   E. 可侵犯神经系统及其他组织
2. 脊髓灰质炎病毒多引起(　　)
   A. 隐性或轻症感染
   B. 瘫痪型感染
   C. 延髓麻痹型感染
   D. 慢性感染
   E. 迁延型感染
3. 脊髓灰质炎病毒的感染方式是(　　)
   A. 经媒介昆虫叮咬
   B. 经口食入
   C. 经呼吸道吸入
   D. 经血液输入
   E. 经皮肤接触
4. 脊髓灰质炎病人的传染性排泄物主要是(　　)
   A. 鼻咽分泌物
   B. 血液
   C. 粪
   D. 尿
   E. 唾液
5. 能耐受脂溶剂的病毒为(　　)
   A. 流感、副流感病毒
   B. 风疹病毒
   C. 脊髓灰质炎病毒
   D. 呼吸道合胞病毒
   E. 麻疹病毒
6. 与口服 OPV 注意事项不符的是(　　)
   A. 注意疫苗是否失效
   B. 勿用热开水和母乳送服
   C. 疫苗在运输途中要注意冷藏
   D. 连续服用三次，每次间隔一年
   E. 为避免其他肠道病毒干扰，宜在冬季服用
7. 引起病毒性胃肠炎的病毒有(　　)
   A. 肠道病毒 70 型
   B. 肠道病毒 72 型
   C. 轮状病毒和诺瓦克病毒
   D. 柯萨奇病毒 B 组
   E. 脊髓灰质炎病毒
8. 脊髓灰质炎病毒的致病特点不包括(　　)
   A. 传播方式主要是粪-口途径
   B. 可形成二次病毒血症
   C. 易侵入中枢神经系统造成肢体痉挛性瘫痪
   D. 多表现为隐性感染
   E. 易感者多为五岁以下幼儿
9. 急性出血性结膜炎的病原是(　　)
   A. 肠道病毒 70 型
   B. 埃可病毒
   C. 腺病毒
   D. 肠道病毒 69 型
   E. 柯萨奇病毒
10. 婴幼儿腹泻最常见的病原是(　　)
    A. 柯萨奇病毒
    B. 埃可病毒
    C. 轮状病毒
    D. 腺病毒
    E. 呼肠病毒
11. 核酸型为双股 RNA 的病毒为(　　)
    A. 轮状病毒
    B. 腺病毒
    C. 柯萨奇病毒
    D. 脊髓灰质炎病毒
    E. 埃可病毒
12. 最常引起病毒性心肌炎的是(　　)
    A. 脊髓灰质炎病毒
    B. 柯萨奇病毒 A 组
    C. 柯萨奇病毒 B 组
    D. 埃可病毒
    E. 轮状病毒
13. 最常引起儿童疱疹性咽炎的是(　　)
    A. 单纯疱疹病毒
    B. 柯萨奇病毒 A 组
    C. 柯萨奇病毒 B 组

D. 埃可病毒
E. 新型肠道病毒 70 型

14. 肠道病毒的核酸类型是(　　)
A. (－) ssRNA
B. (＋) ssRNA
C. dsRNA
D. dsDNA
E. ssDNA

15. 肠道病毒对下述哪种物质敏感(　　)
A. 75%乙醇
B. 胃酸
C. 蛋白酶
D. 氧化剂
E. 胆盐

16. 不属脊髓灰质炎病毒免疫特点的是(　　)
A. 抗原性稳定，感染后机体免疫力牢固
B. 肠道局部 SIgA 可阻止野毒株的入侵
C. 血清 IgG 可阻止病毒入侵中枢神经系统
D. 只有显性感染才能获得免疫力
E. SIgA 可通过初乳传递给新生儿

三、问答题

1. 肠道病毒有哪些共同的生物学性状?
2. 肠道病毒有哪些共同的致病特点?
3. 脊髓灰质炎病毒在致病性和免疫性上有何特点?
4. 可引起人类病毒性急性胃肠炎的病毒有哪些?

参考答案

一、填空题

1. 脊髓灰质炎病毒　柯萨奇病毒　埃可病毒　68　71
2. 强　胃酸　蛋白水解酶　胆盐（脂溶剂）　氧化剂　1%高锰酸钾　1%双氧水　漂白粉
3. 口服减毒活　三　三　2 月龄　4 岁

二、单项选择题

1. D	2. A	3. B	4. C	5. C	6. D	7. C	8. C
9. A	10. C	11. A	12. C	13. B	14. B	15. D	16. D

三、问答题

1. 答案参见重点难点内容一、1.。

2. 答案参见重点难点内容一、2.。

3. 答案参见重点难点内容二、1.2.

4. 可引起人类病毒性急性胃肠炎的病毒主要包括轮状病毒、肠道腺病毒和诺瓦克病毒。轮状病毒和肠道腺病毒是引起婴幼儿腹泻的最主要病原。诺瓦克病毒是引起较大儿童和成人非细菌性腹泻的主要病原。

（陈海伦）

第三十二章　肝炎病毒

重点难点内容

一、甲型肝炎病毒（HAV）与戊型肝炎病毒（HEV）

HAV 和 HEV 均可经消化道感染引起病毒性肝炎。

1. 主要生物学性状　均为无包膜的小球形颗粒，其核酸类型均为（+）ssRNA。HAV 衣壳为 20 面体立体对称；HEV 表面有锯齿状刻缺和突起，形似杯状。HAV 抵抗力比一般肠道病毒更强；HEV 抵抗力相对较弱，对反复冻融敏感，4～8℃保存 3～5 天病毒可自行裂解。HAV 只有一个血清型，且抗原性稳定。

2. 致病性与免疫性

（1）传染源：均为病人及隐性感染者。两者均通过粪→口途径传播。

（2）易感人群：HAV 的显性感染多发生于儿童及青少年。HEV 的显性感染多见于成人。

（3）感染类型：两者显性感染均表现为急性肝炎，不转为慢性和抗原携带状态。

（4）免疫特点：HAV 感染后可获牢固免疫力，抗 HAV-IgG 类中和抗体可在体内维持多年甚至终生。HAV 已有特异性疫苗，而 HEV 尚无特异性预防措施。

二、乙型肝炎病毒（HBV）、丙型肝炎病毒（HCV）、丁型肝炎病毒（HDV）和庚型肝炎病毒（HGV）

四型肝炎病毒均可通过血液传播引起病毒性肝炎。

1. 主要生物学性状

（1）形态结构：均为球形包膜病毒体，HBV 的核酸为 dsDNA；HCV、HDV 和 HGV 的核酸均为 ssRNA；HDV 基因有缺陷。

（2）Dane 颗粒即 HBV 病毒体，为直径 42nm 的大球形颗粒，具有双层衣壳和核心。①外衣壳相当于病毒包膜，由脂质双层和蛋白质构成，含病毒表面抗原（HBsAg）。②内衣壳呈 20 面体立体对称，衣壳蛋白即病毒的核心抗原（HBcAg）。③核心由病毒基因即部分双股环状 DNA 和 DNA 聚合酶（DNAP）构成。

（3）HBV 的抗原结构：有 HBsAg、HBcAg 和 HBeAg 三种。①HBsAg 是 HBV 的外衣壳抗原，由 S、preS1 和 preS2 蛋白构成，存在于 Dane 颗粒外衣壳、小球形和管形颗粒上。因其存在于感染者血中，故是检查受 HBV 感染的主要指标。HBsAg 是 HBV 吸附宿主细胞的结构，可刺激机体产生中和抗体。②HBcAg 是 HBV 的内衣壳抗原，其表面覆有 HBsAg，故难以在血清中检测到。HBcAg 可在受感染肝细胞膜上表达，是 CTL 识别和攻击的主要靶抗原。其相应抗体阳性表示体内病毒复制。③HBeAg 为 C 基因和前 C 基因整体转录翻译的酶解产物，可表达在感染肝细胞膜上并分泌至血清中，与 HBV 的 DNAP 消长呈平行关系。阳性表示病毒复制，血清有强传染性。其相应抗体有一定保护作用。

2. 致病特点和免疫特点

（1）传染源：均为病人和抗原携带者。

（2）传播途径：①四型均主要通过输血及血制品等途径传播。②HBsAg 和 HBeAg 阳性的母亲可通过胎盘、分娩、哺乳等途径传染其婴儿。③HBV 也可通过日常生活中的密切接触和性接触传播。

（3）临床特点：①随机体年龄和免疫状况、入侵病毒数量及毒力的不同，可导致不同临床类型：从抗原携带者，到急性、慢性、活动性肝炎，直至肝硬化和肝癌，均可发生；且易转为慢性。②HCV 感染更易转为慢性和肝硬化，是目前输血后肝炎的最主要病原。③HDV 为缺陷病毒，必须在嗜肝 DNA 病毒的辅助下才能引起感染。HDV 与 HBV 共同感染时，常可干扰 HBV 的复制而表现为自限性的急性肝炎；若为 HBV 感染后又重叠感染 HDV，常可使原有疾病加重或恶化。④共用注射器的静脉药瘾者常发生这四型病毒之间的混合感染，如 HBV 和 HCV、HCV 和 HGV 共同感染，使病情加重。

（4）免疫特点：①中和抗体：HBV 感染后，机体产生的保护性抗体主要为抗 HBs-IgG。纯化 HBsAg 制备的疫苗可抵抗 HBV 和 HDV 的感染。HDV 因为其包膜是 HBsAg，因此特异性抗 HD 抗体无中和作用。HCV 的免疫原性较弱，易于变异，因此不能刺激机体产生中和抗体有效预防再感染，也无疫苗。HGV 感染后，机体产生的抗包膜 E2 蛋白抗体有保护作用，因此可利用 E2 蛋白制备疫苗。②诊断抗体：抗 HBc-IgM 为机体感染 HBV 后较早产生的抗体，有早期诊断价值，阳性表示体内有病毒复制，血清有传染性。抗-HCV 抗体检测可快速筛选献血员并诊断丙肝。抗 HDV 抗体持续高效价可诊断慢性丁型肝炎。③细胞免疫：CTL 对靶细胞的杀伤有利于细胞内病毒的清除，但也造成肝细胞的损伤。免疫逃逸及免疫抑制：HBV 可侵犯淋巴细胞，导致机体免疫功能下降，使病毒持续存在而不被清除。幼龄感染 HBV 可表现为免疫耐受，成为抗原携带者。HBV、HCV 和 HGV 均可通过抗原变异逃避免疫识别和攻击。

3. HBV 抗原-抗体系统的检测及应用

（1）HBV 抗原测定：临床主要检测 HBsAg 和 HBeAg。近年发现的 preS2、preS1 和 DNAP 也可在血清中测到。无论其中哪一项抗原阳性，都表示有 HBV 感染。其中仅 HBsAg 一项阳性，可见于表面抗原携带者或感染早期。e 抗原、preS2 和 preS1 阳性多表示病毒有活动性复制，血清有高度传染性。

（2）HBV 抗体测定：临床主要检测抗 HBs、抗 HBc 及抗 HBe。发病早期即可测到抗 HBc-IgM，表示体内有 HBV 复制，是早期诊断的重要指标。抗 HBc-IgG 见于恢复期和慢性感染。抗 HBs 是主要的中和抗体，阳性预示病情开始好转。抗 HBe 阳性预示 HBV 的复制停止（出现变异株例外）。

（3）用途：①诊断乙肝及判断乙肝病人的预后及转归。②筛选献血员。凡表面抗原、e 抗原和核心抗体任何一项阳性者，均不得作为献血员。③对饮食、保育及饮水管理等行业人员定期进行健康检查。④判断乙肝疫苗免疫效果。⑤对 HBV 感染的流行病学调查。

三、肝炎病毒的致病机理

各型肝炎病毒感染肝细胞后，引起的肝炎病理变化无明显区别。肝细胞的损伤除与病毒的复制增殖和病毒蛋白的毒性作用有关外，如 HCV 和 HDV 在肝细胞内的长期存在与复制，可能对肝细胞直接造成损伤；同时也与机体免疫应答清除细胞内的病毒时殃及细胞有关。肝细胞受损的机制可能有以下几种：

1. 肝细胞膜表面的抗原性改变　肝细胞膜带有病毒抗原如 HBsAg、HBeAg、HBcAg 等。肝细胞受损伤以后暴露出肝细胞特异性脂蛋白（LSP）抗原。肝细胞表面的病毒抗原和自身抗原可刺激机体产生各类抗体和致敏淋巴细胞，通过 CTL 直接杀伤或激活补体、NK 细胞和 ADCC 等机制溶解、破坏靶细胞。

2. 免疫复合物的沉积　血清中 HBsAg 和 HBeAg 可分别与相应抗体结合形成免疫复合物（IC）。IC 可沉积于肝内或肝外小血管，如肾小球基底膜、关节滑膜等，激活补体，释放多种活性介质，造成血管炎症。慢性肝炎常同时伴有肾小球肾炎、关节炎、结节性多发性血管炎等症状，即由 IC 沉积引发的Ⅲ型超敏反应所致。IC 若沉积在肝，可导致急性肝坏死。在 HAV、HCV 的感染中，亦可见到类似情况。

3. 病毒基因的整合引起肝细胞的转化导致肝细胞癌变　HBV、HCV 与原发性肝癌关系密切。通过核酸杂交技术，已从肝癌细胞 DNA 中检出 HBV 的 DNA。流行病学调查也证明 HBsAg 携带者发生肝癌的阳性率比非携带者高 200 余倍。在某些国家的肝癌患者中，抗 HCV 抗体阳性率达 50%～70%。在癌组织中提取的 RNA 中，可检测到 HCV 的 RNA。

4. 病毒的免疫抑制和免疫逃逸功能　HBV 感染可抑制细胞产生干扰素和 IL-2，并使细胞表面 HLA-Ⅰ类抗原的表达减少。CTL 对靶细胞的杀伤需双重识别，既要识别病毒特异性抗原，也要识别 HLA-Ⅰ类抗原。因此，受感染细胞表面 HLA-Ⅰ类抗原的减少，使得 CTL 不能正常发挥杀伤作用，严重妨碍机体对病毒的清除，使感染迁延不愈。HBV 和 HCV 均可因病毒的变异而导致免疫逃逸，从而使病变加重或转为慢性。

测试题

一、名词解释

1. HBsAg
2. 抗 HBs
3. HBcAg
4. 抗 HBc
5. HBeAg
6. 抗 HBe
7. δ 因子
8. HDV 的联合感染
9. HDV 的重叠感染

二、填空题

1. 肝炎病毒中，可通过输血传播的有__________、__________和__________三种类型。
2. 肝炎病毒中，通过粪—口途径传播的有__________和__________；属于 DNA 病毒的有__________；属于缺损病毒的是__________；通过疫苗可主动免疫的是__________和__________。
3. 为防止输血后肝炎，筛选献血员时必须检测__________、__________、__________和__________。
4. HBV 的外衣壳由__________、__________和__________蛋白组成，构成 HBV 的__________抗原；内衣壳蛋白由__________构成。

三、单项选择题

1. 乙型肝炎病毒的核酸类型是(　　)
A. 单股 RNA
B. 双股 RNA
C. 双股线状 DNA
D. 双股环状 DNA
E. 单股 DNA

2. 可致慢性肝炎或肝硬化的病毒为(　　)
A. HAV、HBV 和 HCV
B. HBV、HCV 和 HDV
C. HCV、HDV 和 HEV
D. HDV、HEV 和 HAV
E. HEV、HAV 和 HBV

3. 可传播 HBV 的途径有(　　)
A. 分娩和哺乳
B. 共用牙刷、剃须刀等
C. 输血和血浆及血液制品
D. 性接触
E. 以上均可

4. HBV 导致 CTL 对肝细胞的杀伤是由于(　　)
A. 病毒蛋白直接杀伤细胞
B. 病毒抑制机体免疫功能
C. 病毒改变细胞表面抗原
D. 免疫复合物引起Ⅲ型超敏反应
E. 病毒基因的整合引起细胞转化

5. 不符合血清 HBsAg（＋）、HBeAg（＋）和抗 HBc（＋）的解释是(　　)
A. 急性乙型肝炎
B. 慢性乙型肝炎
C. 乙型肝炎恢复期
D. 无症状抗原携带者
E. 血清有强传染性

6. 关于甲型肝炎病毒，错误的叙述是(　　)
A. 单股正链 RNA 病毒
B. 能在体外组织细胞中培养
C. 特异性预防可接种疫苗
D. 抵抗力弱，对脂溶剂敏感
E. 隐性感染多见

7. 感染后最易引起慢性化的病毒是(　　)
A. HAV
B. HBV
C. HCV
D. HDV
E. HEV

8. 对 HBV 核心抗原叙述有误的是(　　)
A. 存在于 Dane 颗粒的内部
B. 具有较强抗原性
C. 不易在血循环中检出
D. 相应抗体具有保护作用
E. 可在感染肝细胞膜上表达

9. 可抵抗 HBV 感染的抗体主要是(　　)
A. 抗 HBs-IgA
B. 抗 HBs-IgG
C. 抗 HBe-IgA
D. 抗 HBc-IgM
E. 抗 HBc-IgG

10. 属于缺损病毒的是(　　)
A. HAV
B. HBV
C. HCV
D. HDV
E. HEV

11. 血液中不易查到的 HBV 抗原是(　　)
A. HBsAg
B. HBcAg
C. HBeAg
D. preS1
E. preS2

12. 高度传染乙肝的血液中含(　　)
A. HBsAg、HBcAg、HBeAg
B. HBsAg、抗 HBe、抗 HBc
C. HBsAg、抗 HBs、HBeAg
D. 抗 HBe、抗 HBs、抗 HBc
E. HBsAg、抗 HBc、HBeAg

13. HAV 感染者粪便排毒高峰期是(　　)
A. 潜伏期早期

B. 潜伏期末期

C. 黄疸期

D. 转氨酶高峰期

E. 急性期末

14. 对抗 HBc-IgM 的正确叙述是(　　)

A. 由 HBV 的表面抗原刺激产生

B. 阳性具有早期诊断价值

C. 有抗 HBV 感染的作用

D. 在血清中可长期存在

E. 阳性表示疾病开始恢复

15. HBIg 被动免疫的对象除外(　　)

A. 母亲为 HBsAg 阳性的新生儿

B. 输入 HBsAg 阳性血液者

C. 体表破损处沾染 HBeAg 阳性血清者

D. 无症状 HBsAg 携带者

E. 接受 HBsAg 阳性器官移植者

16. 孕妇感染后病死率高的病毒是(　　)

A. HAV

B. HBV

C. HCV

D. HDV

E. HEV

四、问答题

1. 通过消化道感染引起急性肝炎的病毒有哪些？其生物学性状方面有哪些异同？
2. 甲型肝炎病毒（HAV）与戊型肝炎病毒（HEV）在致病性和免疫性方面有哪些异同？
3. 通过血液感染引起肝炎的病毒有哪些？其在形态结构和传播途径方面有哪些异同？
4. 何谓 Dane 颗粒？简述其形态结构。
5. HBV、HCV 和 HDV 引起的肝炎在临床表现方面有何异同？
6. HBV、HCV 和 HDV 在免疫性方面有何特点？
7. 简述 HBV 的抗原结构。
8. 临床检测 HBV 抗原抗体系统包含哪些项目？各有何临床意义？
9. 检测 HBV 抗原-抗体系统有何用途？
10. 结合 HBV 的传播途径谈怎样预防 HBV 的感染。
11. 试述肝炎病毒的致病机制。

参考答案

一、名词解释

7. δ因子：即丁型肝炎病毒，是一种缺陷病毒，需在 HBV 或其他嗜肝 DNA 病毒的辅助下才能进行复制增殖，其包膜由 HBV 的表面抗原构成。
8. HDV 的联合感染：即 HDV 和 HBV 同时感染。若感染为一次接触污染血或血制品等，多表现为自限型的急性肝炎，预后良好。若为多次接触（如静脉药瘾者或性乱者）造成的联合感染，则可发展成暴发性肝炎。
9. HDV 的重叠感染：即在已有 HBV 感染的基础之上再感染 HDV，多表现为病情恶化或转为慢性，尤以慢性活动性肝炎和肝硬化多见。目前认为，HDV 在肝细胞内的复制可直接损伤肝细胞。

二、填空题

1. HBV　HCV　HDV

2. HAV　HEV　HBV　HDV　HAV　HBV
3. HBsAg　HBeAg　抗 HBc　抗 HCV-IgM
4. S　中　大　HBsAg　HBcAg

三、单项选择题

1. D	2. B	3. E	4. C	5. C	6. D	7. C	8. D
9. B	10. D	11. B	12. E	13. B	14. B	15. D	16. E

四、问答题

1. 答案参考重点难点内容一、1.。

2. 答案参考重点难点内容一、2.。

3. 答案参考重点难点内容二、1.（1）2.（1）（2）。

4. 答案参考重点难点内容二、1.（2）。

5. 答案参考重点难点内容二、2.（3）。

6. 答案参考重点难点内容二、2.（4）。

7. 答案参考重点难点内容二、1.（3）。

8. 答案参考重点难点内容二、3.（1）（2）。

9. 答案参考重点难点内容二、3.（3）。

10. 预防 HBV 感染的主要措施包括：
（1）切断传播途径，主要是严格筛选献血员；凡接触血液和体液的医疗操作均需严格消毒灭菌。
（2）接种乙肝疫苗进行特异性预防。
（3）人工被动免疫，主要对象是 HBsAg（+）和 HBeAg（+）母亲所生的新生儿及接触了污染血液的人员。

11. 答案参考重点难点内容三。

（陈海伦）

第三十三章　疱疹病毒

重点难点内容

一、疱疹病毒的共同特点

疱疹病毒的共同特点：①为有包膜球形颗粒，核心为双股线形 DNA，衣壳为立体对称 20 面体。②在细胞核内复制并形成核内嗜酸性包涵体、多核巨细胞等细胞病变。③病毒感染细胞后可表现为增殖性感染和潜伏感染。前者使细胞破坏；后者遇机体抵抗力降低可转为增殖性感染。④可通过垂直传播感染胎儿和新生儿，造成胎儿畸形、流产或死胎；出生者可有发育迟缓、智力低下。⑤除水痘外，原发感染多为隐性感染。

二、人类疱疹病毒的主要种类与所致疾病

1. 单纯疱疹病毒Ⅰ型　原发感染引起龈口炎等，复发感染引起唇疱疹。先天感染可引起流产、早产、死胎和先天畸形。

2. 单纯疱疹病毒Ⅱ型　引起成人生殖器疱疹。可通过产道引起新生儿疱疹。

3. EB 病毒　青春期后的初次感染表现为传染性单核细胞增多症。EBV 与鼻咽癌、非洲儿童恶性淋巴瘤关系密切。

4. 水痘—带状疱疹病毒　原发感染引起幼儿水痘；复发感染引起带状疱疹。孕妇感染可殃及胎儿。

5. 巨细胞病毒　先天感染是造成胎儿畸形的最常见病毒。患儿可表现为巨细胞包涵体病(肝大、脾大、黄疸、血小板减少、溶血性贫血等)、先天畸形（小头畸形、耳聋、神经精神障碍、智力低下)，重者可导致流产或死胎。后天感染可导致输血后单核细胞增多症和肝炎、间质性肺炎、脑膜脑炎等。

测试题

一、名词解释

1. 人疱疹病毒
2. EBNA
3. LMP
4. EA
5. VCA
6. MA

二、填空题

1. 最常引起胎儿先天感染的疱疹病毒是__________；与鼻咽癌有关的病毒是__________。

2. 人疱疹病毒包括__________、__________、__________、__________、__________、

__________、__________、__________等。

3. HSV 中易引起龈口炎的为__________型，易引起生殖器疱疹的为__________型，与宫颈癌有关的为__________型。

4. 传染性单核细胞增多症主要由疱疹病毒中的__________病毒引起。

5. EBV 增殖性感染相关的抗原有__________、__________和__________。

6. EBV 潜伏感染时表达的病毒抗原主要有__________和__________。

7. 能经唾液传播的人疱疹病毒有__________、__________、__________等。

8. HSV-1 主要潜伏于__________和__________，HSV-2 主要潜伏于__________，VZV 可长期潜伏于__________和__________。

三、单项选择题

1. VCA-IgA 阳性有助于哪种疾病诊断(　　)
   A. 麻疹
   B. 狂犬病
   C. AIDS
   D. 鼻咽癌
   E. 水痘

2. 单纯疱疹病毒致病性错误的是(　　)
   A. 病人和健康携带者为传染源
   B. 主要通过接触途径传播
   C. 免疫低下者在原发感染后形成潜伏感染
   D. HSV-Ⅱ主要通过性传播
   E. 婴幼儿感染 HSV-I 多无临床症状

3. 与 Kaposi 肉瘤相关的病毒是(　　)
   A. HSV-1
   B. HSV-2
   C. EBV
   D. HHV-6
   E. HHV-8

4. HSV-1 在体内的潜伏部位主要是(　　)
   A. 疱疹复发部位的末梢神经细胞
   B. 口腔粘膜毛细血管内皮细胞
   C. 局部淋巴结
   D. 三叉神经节
   E. 阴道粘膜细胞

5. 可引起带状疱疹的是(　　)
   A. HSV
   B. HHV-6
   C. CMV
   D. HHV-8
   E. VZV

6. 疱疹病毒潜伏感染的正确叙述是(　　)
   A. 原发感染大多是显性感染
   B. 多由 dsRNA 病毒引起
   C. 体内始终均能检出病毒
   D. 病毒通过逆转录方式转化细胞
   E. 妊娠可激活病毒增殖并危及胎儿

7. 主要通过性接触传播的病毒是(　　)
   A. HSV-1
   B. HSV-2
   C. EBV
   D. VZV
   E. HHV-6

8. 可导致胎儿先天畸形的一组病毒是(　　)
   A. 风疹病毒，巨细胞病毒，单纯疱疹病毒
   B. 风疹病毒，流感病毒，麻疹病毒
   C. 风疹病毒，乙脑病毒，麻疹病毒
   D. 巨细胞病毒，腺病毒，麻疹病毒
   E. 巨细胞病毒，麻疹病毒，腮腺炎病毒

9. 不属于疱疹病毒的是(　　)
   A. HSV
   B. VZV
   C. CMV
   D. HCV
   E. EBV

10. 下列哪种疾病不是由 CMA 感染所导致的(　　)
    A. 肝炎
    B. 先天畸形

C. 间质性肺炎

D. 输血后单核细胞增多症

E. Burkitt 淋巴瘤

11. 与鼻咽癌有关的病毒是(　　)

A. 鼻病毒

B. Epstein-Barr 病毒

C. 人类嗜 T 细胞病毒

D. 人乳头瘤病毒

E. 巨细胞病毒

12. 经输血传播而致感染的疱疹病毒有(　　)

A. HSV-1

B. HSV-2

C. CMV

D. VZV

E. HHV-6

13. 核酸为 DNA 的病毒是(　　)

A. HIV

B. HAV

C. HSV

D. HCV

E. HEV

14. 体外培养只能在 B 细胞中增殖的病毒是(　　)

A. CMV

B. HSV-1

C. HSV-2

D. EBV

E. VZV

15. 体外培养只能在人成纤维细胞中增殖的病毒是(　　)

A. CMV

B. HSV-1

C. HSV-2

D. EBV

E. VZV

四、问答题

1. 简述人类疱疹病毒的种类及所致疾病。
2. 简述 EBV 的抗原种类及相应抗体检测的意义。
3. 简述 HSV 由“原发—潜伏—增殖”感染的机制。

参考答案

一、名词解释

1. 人疱疹病毒：人疱疹病毒（HHV）是疱疹病毒科中能致人类疾病的疱疹病毒。疱疹病毒是一群中等大小有许多共同特征的有包膜的 DNA 病毒，能感染多种动物和人。
2. EBNA：为 EBV 核抗原， 是 EBV 潜伏感染时表达的一种病毒抗原，存在于 EBV 感染和转化的 B 细胞核内。
3. LMP：为潜伏感染膜蛋白，是 EBV 在潜伏感染 B 细胞时出现的膜抗原。
4. EA：为 EBV 早期抗原，是 EBV 增殖性感染时表达的一种相关抗原，为病毒增殖早期诱导的非结构蛋白。
5. VCA：为 EBV 衣壳抗原，是病毒增殖后期合成的结构蛋白。
6. MA：为 EBV 膜抗原，是一种中和性抗原。

二、填空题

1. HSV　EBV

2. HHV-1　HHV-2　HHV-3　HHV-4　HHV-5　HHV-6　HHV-7　HHV-8
3. HSV-1　HSV-2　HSV-2
4. 巨细胞
5. EA（EBV 早期抗原）　VCA（EBV 衣壳抗原）　MA（EBV 膜抗原）
6. EBNA（EBV 核抗原）　LMP（潜伏感染膜蛋白）
7. CMV（HHV-4）　HHV-6　HHV-7
8. 三叉神经节　颈上神经节　骶神经节　脊髓后根神经节　颅神经节

三、单项选择题

1. D	2. C	3. E	4. D	5. E	6. E	7. B	8. A
9. D	10. E	11. B	12. C	13. C	14. D	15. A	

四、问答题

1. 人类疱疹病毒的种类及所致疾病：①单纯疱疹病毒Ⅰ型：原发感染引起龈口炎等，复发感染引起唇疱疹。先天感染可引起流产、早产、死胎和先天畸形。②单纯疱疹病毒Ⅱ型：引起成人生殖器疱疹。可通过产道引起新生儿疱疹。③EB 病毒：青春期后的初次感染表现为传染性单核细胞增多症。EBV 与鼻咽癌、非洲儿童恶性淋巴瘤关系密切。④水痘-带状疱疹病毒：原发感染引起幼儿水痘；复发感染引起带状疱疹。孕妇感染可殃及胎儿。⑤巨细胞病毒：先天感染是造成胎儿畸形的最常见病毒。患儿可表现为巨细胞包涵体病（肝大、脾大、黄疸、血小板减少、溶血性贫血等）、先天畸形（小头畸形、耳聋、神经精神障碍、智力低下），重者可导致流产或死胎。后天感染可导致输血后单核细胞增多症和肝炎、间质性肺炎、脑膜脑炎等。⑥HHV-6、7：急疹及急性发热症等。⑦HHV-8：Kaposoi 肉瘤。

2. EBV 的抗原种类：①EBV 核抗原（EBNA）：存在于 EBV 感染和转化的 B 细胞核内。②潜伏感染膜蛋白（LMP）：在潜伏感染 B 细胞出现的膜抗原。③EBV 早期抗原（EA）：是病毒增殖早期诱导的非结构蛋白。④EBV 衣壳抗原（VCA）：是病毒增殖后期合成的结构蛋白。⑤EBV 膜抗原（MA）：是一种中和性抗原。
EBV 相应抗体检测的意义：①EBV 特异性抗体（VCA-IgA 或 EA-IgA 抗体）检测：抗体效价≥1∶5～1∶10或效价持续上升者，对鼻咽癌有辅助诊断意义，也是鼻咽癌早期发现，早期诊断，预后监测及大规模普查的敏感、可靠、简便方法。②异嗜性抗体（IgM 型抗体）检测：主要用于传染性单核细胞增多症的辅助诊断。抗体效价在发病 3～4 周内达高峰，于恢复期迅速下降，不久即消失。

3. 半岁以后的婴儿易发生 HSV-Ⅰ的原发感染。HSV 感染后，机体可产生特异性免疫力而康复，但不能彻底清除病毒，病毒从侵入部位，沿感觉神经髓鞘上行到神经节，HSV-Ⅰ主要潜伏于三叉神经节和颈上神经节，HSV-Ⅱ潜伏于骶神经节。以潜伏感染的形式长期存在于宿主体内，不出现临床症状。当人体受到各种非特异性（发热、寒冷、日晒、月经、某些病原体感染或免疫功能降低）刺激，潜伏的病毒被激活，病毒可沿感觉神经元轴突移行至末梢部位的粘膜或上皮细胞内继续增殖，导致局部疱疹复发。两型病毒均可侵犯内脏器官。

（李　波　陈育民）

第三十四章　逆转录病毒

重点难点内容

一、人类免疫缺陷病毒

人类免疫缺陷病毒（HIV）是获得性免疫缺陷综合征（AIDS，音译为艾滋）的病原体，包括 HIV-1 和 HIV-2。

1. 形态结构　HIV 为直径 100～120nm 的球形颗粒，内部有一致密的圆柱状核心，由两条相同单股正链 RNA、逆转录酶和核蛋白等构成，衣壳蛋白为 p24， 与核心构成核衣壳。核衣壳外包有两层膜结构，内层是内膜蛋白（p17），外层是脂质双层包膜， 包膜表面有糖蛋白刺突 gp120 和 gp41。

2. 传染源和传播途径　艾滋病的传染源是 HIV 携带者及病人，主要传播途径有：①同性或异性间性接触；②输入带有 HIV 的血液或血液制品，包括器官或骨髓移植、人工授精、静脉药瘾者共用 HIV 污染的注射器和针头等；③垂直传播：包括经胎盘、产道传播，或经哺乳等方式母婴传播。

3. 临床表现　①原发感染急性期，初次感染后 3～6 周，病毒在机体内大量复制，引起高病毒血症，可出现发热、咽炎、淋巴结肿大、皮肤斑丘疹和粘膜溃疡等症状；②无症状潜伏期，最长可达 10 年。多数无临床症状，外周血中一般不能或很少检测到 HIV 抗原；③AIDS 相关综合征，患者出现发热、盗汗、全身倦怠、慢性腹泻、持续性淋巴结肿大、鹅口疮，口腔粘膜白斑病和血小板减少性紫癜等非特异性临床症状；④典型 AIDS，主要表现为合并感染和恶性肿瘤的发生，如白色念珠菌、分枝杆菌、巨细胞病毒、人类疱疹病毒-8、EB 病毒、卡氏肺孢子虫等感染症，部分病人可并发肿瘤，如 Kaposi 肉瘤及恶性淋巴瘤等。

4. 儿童艾滋病的临床表现　①生长发育异常；②神经系统损害；③慢性腹泻和营养不良；④最多见的是卡氏肺孢子虫性肺炎和慢性淋巴性间质性肺炎，为小儿艾滋病常见并导致死亡的主要原因；⑤皮肤和粘膜感染；⑥淋巴结和腮腺肿大；⑦恶性肿瘤多为淋巴瘤，Kaposi 肉瘤在艾滋病患儿中罕见。

5. HIV 致病机制　HIV 主要侵害的靶细胞是 $CD4^+$ T 细胞，HIV 通过其 gp120 与靶细胞的 CD4 分子结合，引起 gp41 分子构象的改变，病毒包膜与细胞膜发生融合而使病毒进入胞内。感染的早期，HIV 在宿主细胞内慢性或持续性感染，外周血中 HIV 病毒血症一般不易检测到。随着感染时间延长，当机体因某些因素激发病毒大量增殖复制，出芽释放，并重新感染新的靶细胞，导致大量 $CD4^+$ T 细胞受病毒感染而遭破坏，直至最终 $CD4^+$ T 细胞耗竭，引起细胞免疫功能低下及包括其他免疫细胞在内的免疫调节功能紊乱，可迅速发展成 AIDS 相关综合征及 AIDS。

机体在 HIV 原发感染后，可引起体液免疫和细胞免疫。抗 gpl20 的中和抗体有一定的保护作用，但不能彻底清除体内的病毒。特异性 CTL 对杀伤 HIV 感染细胞及阻止病毒扩散有一定作用，但不能清除 HIV 潜伏感染的细胞，致使 HIV 一经感染便终生携带。

6. 微生物学检查法　常用ELISA试验：①筛查HIV抗体，阳性者必须用蛋白印迹法或放射免疫沉淀法（RIP）等进一步确证；②检测HIV的核心蛋白p24，在感染的急性期出现，潜伏期常为阴性，典型AIDS期又可重新出现。用RT-PCR定量测定血浆中HIV RNA，对判断病情的发展和药物治疗效果有一定的价值。

7. 防治原则　预防：①建立HIV感染的监测网络，控制疾病的流行蔓延；②对艾滋病预防知识进行宣教普及，认识其传染方式及其严重危害性。取缔娼妓，严禁吸毒等高危行为；③对供血者进行HIV抗体检查，确保输血和血液制品的安全；④对高危人群进行HIV抗体检测，对艾滋病病人积极治疗。治疗：①核苷类逆转录酶抑制剂，②非核苷类逆转录酶抑制剂，③蛋白酶抑制剂，临床上常使用两种以上药物联合治疗（俗称鸡尾酒疗法），比单一药物治疗效果好。

二、人类嗜T细胞病毒

人类嗜T细胞病毒分为Ⅰ型（HTLV-Ⅰ）和Ⅱ型（HTLV-Ⅱ），属于逆转录病毒科肿瘤病毒亚科。HTLV为直径100nm的球形颗粒，核心含RNA和逆转录酶，衣壳由p18和p24两种蛋白组成，其外为病毒的包膜，包膜糖蛋白gp120能与CD4受体结合，介导病毒感染和进入细胞等过程。

HTLV可通过血液、性、母婴等方式传播。HTLV只感染$CD4^+$ T淋巴细胞，在受染细胞中生长繁殖并导致其转化，演变成为T淋巴细胞白血病细胞。HTLV-Ⅰ主要引起成人T细胞白血病。HTLV-Ⅱ则导致毛细胞白血病和慢性$CD4^+$细胞淋巴瘤。

实验室诊断主要依据病毒的分离和特异性抗体的测定。应用免疫印迹法可区别HTLV-Ⅰ、HTLV-Ⅱ和HIV三种病毒的抗体。目前尚无有效疫苗。AZT对感染有一定的疗效。

测试题

一、名词解释

1. AIDS
2. gp120
3. “鸡尾酒”疗法

二、填空题

1. 逆转录病毒中对人类有致病作用的亚科有__________和__________。
2. HIV与易感细胞结合的表面结构是__________，宿主细胞膜上HIV受体是__________，有该受体的细胞还有__________、__________、__________等。
3. HIV感染初筛试验用__________方法，确诊试验用__________或__________方法。
4. HIV感染的临床特点是__________、__________和__________。
5. HIV感染的高危人群是__________、__________、__________。
6. HIV感染常合并各种类型机会感染，常见的病原种类有__________、__________、__________和__________。
7. HIV感染的传染源是__________和__________，传播方式主要有__________、__________和__________。

三、单项选择题

1. 艾滋病（AIDS）的病原体是(　　)
   A. 泡沫病毒
   B. 人类嗜T细胞病毒Ⅰ型和Ⅱ型
   C. 人类免疫缺陷病毒Ⅰ型和Ⅱ型
   D. 人类乳头瘤病毒
   E. 单纯疱疹病毒
2. HIV结构是(　　)
   A. 核心为单股正链RNA，外有20面体对称衣壳
   B. 核心为双股RNA，外有蛋白衣壳和包膜
   C. 核心为二条相同单股正链RNA，外有蛋白衣壳和包膜
   D. 核心为双股DNA，外有20面体对称的衣壳
   E. 核心为单股负链RNA，外有20面体对称的衣壳
3. 关于HIV，正确的是(　　)
   A. 含*gag*，*pol*，*env*三个结构基因和*tat*等6个调节基因
   B. *gag*基因编码逆转录酶，整合酶和蛋白水解酶
   C. *env*基因编码衣壳蛋白p24和内膜蛋白p17
   D. *pol*基因编码gp120和gp41包膜蛋白
   E. 含*gag*，*pol*，*env*三个调节基因和*tat*，*rev*，*nef*三个结构基因
4. 艾滋病的传染源是(　　)
   A. 同性恋者
   B. 吸毒者
   C. 卖淫者和嫖娼者
   D. AIDS病人和HIV携带者
   E. 受血者
5. HIV的传播途径不包括(　　)
   A. 同性或异性性接触
   B. 垂直传播
   C. 静脉注射吸毒者
   D. 经血传播
   E. 日常生活一般接触
6. HIV主要侵犯的细胞是(　　)
   A. T淋巴细胞
   B. B淋巴细胞
   C. 红细胞
   D. 血小板
   E. 嗜酸性粒细胞
7. 人感染HIV后，典型病程为(　　)
   A. 原发感染急性期，无症状潜伏期，AIDS相关综合征及典型AIDS
   B. 原发感染急性期，无症状潜伏期，典型AIDS及相关综合征
   C. 无症状潜伏期，原发感染急性期，AIDS相关综合征及典型AIDS
   D. 无症状潜伏期，原发感染急性期，典型AIDS及相关综合征
   E. 无症状潜伏期，AIDS相关综合征及典型AIDS
8. 引起AIDS机会感染常见的病原生物有(　　)
   A. 细菌、病毒、真菌、衣原体
   B. 细菌、病毒、立克次体、寄生虫
   C. 细菌、病毒、寄生虫、螺旋体
   D. 细菌、病毒、寄生虫、支原体
   E. 细菌、病毒、真菌、原虫
9. 儿童AIDS的主要表现应除外(　　)
   A. 临床表现以生长发育异常为主
   B. 主要来源于母婴传播
   C. Kaposi肉瘤在患儿中罕见
   D. 肺部病变为小儿AIDS主要死因
   E. 儿童AIDS潜伏期比成人长
10. HIV致病性最重要的因素是(　　)
   A. 病毒基因和宿主基因整合
   B. 病毒引起各种类型机会感染
   C. 病毒引起各种肿瘤而致死
   D. 病毒易变异，逃避免疫系统攻击
   E. 病毒主要侵犯T淋巴细胞，造成严重免疫缺陷

11. HIV 致病机理，错误的是(　　)
A. HIV 主要侵犯 $CD4^+$ T 淋巴细胞，通过 gp120 蛋白与 CD4 分子结合
B. 大量 $CD4^+$ T 细胞受感染破坏，引起细胞免疫功能低下
C. HIV 可随单核-巨噬细胞播散到全身各种脏器组织引起病变
D. HIV 感染后体内产生中和抗体和细胞免疫不能彻底清除病毒
E. T 细胞是 HIV 唯一的靶细胞
12. 常用筛查 HIV 感染的检测方法是(　　)
A. ELISA 检测 HIV 抗原
B. ELISA 检测 HIV 抗体
C. RT-PCR 检测 HIV RNA
D. HIV 病毒分离鉴定
E. 蛋白印迹法检测 HIV 抗体
13. HIV 感染的实验室检查的确诊方法是(　　)
A. 分离培养 HIV
B. 放射免疫实验（RIA）
C. 免疫荧光实验（IF）
D. 酶联免疫吸附实验（EIA）
E. 蛋白印迹实验（Western blot）
14. 人感染 HIV 后，在 3～5 年内可以不发病，主要取决于(　　)
A. 病毒在细胞内呈潜伏状态
B. 病毒毒力较弱
C. 病毒尚未破坏免疫系统
D. 病毒变异
E. 病毒大部分被清除
15. 目前预防 HIV 感染的主要措施是(　　)
A. 接种减毒活疫苗
B. 接种 HIV 核酸疫苗
C. 接种亚单位疫苗
D. 阻断传播途径为主的综合措施
E. 注射抗 HIV 特异性免疫球蛋白
16. 目前用于 AIDS 治疗最有效的方法是(　　)
A. 中草药制剂
B. 核苷类逆转录酶抑制剂
C. 蛋白酶抑制剂
D. “鸡尾酒”疗法
E. 非核苷类逆转录酶抑制剂
17. 叠氮脱氧胸苷（AZT）治疗 AIDS 的机理是(　　)
A. 抑制病毒的逆转录
B. 抑制病毒核酶
C. 抑制病毒蛋白质合成
D. 抑制病毒出芽释放
E. 干扰病毒的合成
18. 人类嗜 T 细胞病毒引起的疾病有(　　)
A. T 淋巴细胞白血病
B. 人类免疫缺陷综合征
C. 血友病
D. 自身免疫病
E. 淋巴肉芽肿病

四、问答题

1. HIV 感染的传播途径和主要临床特征？
2. AIDS 防治原则？

参考答案

二、填空题

1. 肿瘤病毒亚科　慢病毒亚科
2. gp120　CD4 受体　单核—巨噬细胞　树突状细胞　神经胶质细胞
3. 酶联免疫吸附试验　蛋白印迹法　放射免疫沉淀法

4. 潜伏期长　严重的免疫系统损伤　伴有各种类型机会感染和肿瘤
5. 男同性恋和性乱者　静脉药瘾者　血友病患者
6. 原虫　细菌　病毒　真菌
7. HIV 感染者　AIDS 患者　性传播　血液传播　母婴传播

三、单项选择题

1. C	2. C	3. A	4. D	5. E	6. A	7. A	8. E
9. E	10. E	11. E	12. B	13. E	14. A	15. D	16. D
17. A	18. A						

四、问答题

1. 答案参考重点难点内容一、2. 3. 。

2. 答案参考重点难点内容一、7. 。

（刘学恩　彭宜红）

第三十五章　其他病毒

重点难点内容

一、狂犬病毒

1. 主要生物学性状　①属弹状病毒科。形似子弹。螺旋对称的衣壳和单股负链 RNA 构成核衣壳，外裹包膜和血凝素刺突。②宿主范围广，可感染野生动物、家畜和人。在中枢神经细胞浆内增殖，形成嗜酸性包涵体，又称内基小体，具有诊断价值。③野毒株或街毒株易侵入脑组织和唾液腺内，毒力强。固定毒株对人及犬的致病力减弱，可用于制备疫苗。④碘及肥皂水可灭活病毒。

2. 致病性和免疫特点　①传染源和传播途径：主要是疯狗。病毒存在于病兽唾液中。人被病兽咬伤、抓伤而受感染。②致病机制：病毒进入体内可沿神经播散，在中枢神经细胞内增殖并引起神经细胞病变。表现为神经兴奋性增高，轻微刺激均可引发极度痛苦的痉挛，故又名"恐水病"。③免疫特点：病毒的包膜糖蛋白和核衣壳蛋白可刺激机体产生中和抗体和致敏淋巴细胞，在疫苗接种后诱生的抗狂犬病毒免疫中起重要作用。但病毒若已侵入中枢神经系统则无保护作用。

二、黄病毒科的共同特点

黄病毒科是一大群具有包膜的单正链 RNA 病毒。黄病毒科包括黄病毒属、丙肝病毒属等，我国流行的乙型脑炎病毒、登革病毒均属黄病毒属。此外，森林脑炎病毒、西尼罗病毒、中欧脑炎病毒等也是黄病毒属的成员。

黄病毒科的共同特点：①呈小球状，直径 40～70nm。②核酸为单股正链 RNA，外面是 20 面体对称衣壳，最外层为脂质包膜，其上镶嵌有血凝素刺突。③抵抗力弱，对热、脂溶剂、酸及紫外线均敏感。④节肢动物是病毒的传播媒介，又是储存宿主，所以疾病有明显的季节性和地域性。⑤致病力强，引起疾病潜伏期短、发病急、病情重。

三、流行性乙型脑炎病毒（乙脑病毒）

1. 主要生物学性状　①形态结构：小球形，直径 20～40nm。有包膜及血凝素刺突；衣壳为 20 面体立体对称；核酸类型为单股正链 RNA。②抗原性与免疫性：抗原性稳定，很少变异。③抵抗力：弱。室温及一般化学消毒剂易使病毒灭活。含病毒的待检材料应置于 50%甘油盐水中 4℃保存。④培养与分离：在多种细胞中均可生长并引起明显的细胞病变。乳鼠脑内接种可用于病毒分离。

2. 致病特点　①库蚊既是该病毒的传播媒介，又是储存宿主。②幼猪是乙脑最重要的传染源。③以隐性感染和顿挫感染为主，脑炎发生率仅为 0.1%。④病毒经蚊叮咬进入人体血液和淋巴液，可能先在局部毛细血管壁内皮细胞及淋巴结内繁殖，经两次病毒血症后穿过血—脑屏障进入脑细胞内繁殖，引起脑实质和脑膜病变。

3. 免疫特点 ①隐性感染或患病都可获得牢固的免疫力。②保护性免疫主要依靠体液免疫的中和抗体。③完整的血—脑屏障和细胞免疫功能对防止病毒进入脑部也很重要。

四、汉坦病毒（流行性出血热病毒）

1. 主要生物学性状 ①形态结构：病毒体呈球形或多形性；有包膜和血凝素刺突；衣壳为螺旋对称；核酸类型为单股负链 RNA。②抗原构造：病毒包膜刺突糖蛋白 G1 和 G2 是主要的中和抗原和血凝素抗原，可刺激机体产生中和抗体。③可在多种细胞中生长，易感动物是黑线姬鼠等啮齿类动物。

2. 致病特点 ①鼠类为汉坦病毒的主要储存宿主和传染源。病毒可随感染鼠的唾液、尿和粪便排出体外污染环境。②主要通过人与感染鼠的血液及其排泄物接触而感染；螨虫叮咬和垂直感染也可传播本病毒。③起病急骤，主要症状为高热、皮下出血和肾损害。

3. 免疫特点 ①感染机体可较快产生抗体。IgM 类抗体于发热第二天即可检测到，可用于早期诊断。②起保护作用的主要是 IgG 类中和抗体，在体内维持时间长。③隐性感染所获免疫力不强。

五、人乳头瘤病毒（HPV）

1. 主要生物学特性 ①为 20 面立体对称，呈球形，无包膜。病毒基因组为双股环状 DNA。②只能感染人的皮肤和粘膜上皮细胞。HPV 的复制周期受细胞分化状态限制。

2. 致病性与免疫性 ①传播途径：直接接触感染者病损部位或间接接触被病毒污染的物品。生殖器感染主要由性交传播。新生儿可在通过产道时受感染。②病毒感染仅停留于局部皮肤和粘膜中，不产生病毒血症。③不同型别的 HPV 侵犯的部位和所致疾病不尽相同。④HPV 感染后，机体可产生特异性抗体，但该抗体无保护作用。⑤非特异性免疫功能异常者，如免疫抑制、免疫缺陷及皮肤过敏反应低下者，易患青年扁平疣。

六、朊粒

1. 主要生物学特性 ①不具病毒体结构，也未检出核酸。分子量为 2.7 万～3 万；②对蛋白酶、福尔马林、加热 80℃、电离辐射和紫外线的抵抗力均强；③PrP^{SC} 在感染的细胞中如何增殖尚不清楚。

2. 致病性与免疫性 朊粒疾病的共同特点是：①潜伏期长（可达 30 年）；②引起致死性中枢神经系统的慢性退化性疾病，有的表现为小脑共济失调；③病理表现为神经细胞空泡变性和死亡，星状胶质细胞增生，可见海绵状退化；④临床一旦出现症状，则为亚急性进行性过程，终致死亡；⑤感染者对朊粒缺乏有效的免疫应答。

测试题

一、名词解释

1. 固定毒株
2. 内基小体
3. 朊粒

二、填空题

1. 狂犬病毒的宿主动物主要是________，此外还有________、________、________等，人患狂犬病是由________所致。
2. 乙脑病毒的传播媒介是________和________，新疆出血热病毒的传播媒介是________，登革病毒的传播媒介是________和________。
3. 乙脑病毒、森林脑炎病毒、登革病毒等均是________病毒属的成员。
4. 乙脑病毒进入脑组织需经过________次病毒血症，并穿过________到达脑内。
5. 汉坦病毒是________的病原体，其宿主动物主要是________。
6. 携带汉坦病毒的动物可通过________、________、________等排出病毒。
7. 我国已发现的导致出血热的病毒主要有________、________、________等。
8. 人进入流行性出血热疫区可通过________、________和________等途径而受到感染。

三、单项选择题

1. 乙脑病毒与登革病毒的核酸均是(　　)
   A. 双链 DNA
   B. 单链 DNA
   C. 双链 RNA
   D. 单正链 RNA
   E. 单负链 RNA
2. 狂犬病毒与汉坦病毒的核酸均是(　　)
   A. 双链 DNA
   B. 单链 DNA
   C. 双链 RNA
   D. 单正链 RNA
   E. 单负链 RNA
3. 人乳头瘤病毒的核酸是(　　)
   A. 双链 DNA
   B. 单链 DNA
   C. 双链 RNA
   D. 单正链 RNA
   E. 单负链 RNA
4. 乙脑病毒、狂犬病毒、汉坦病毒与人乳头瘤病毒等均具有(　　)
   A. 双链 DNA
   B. 单链 DNA
   C. 包膜
   D. 双链 RNA
   E. 单链 RNA
5. 下列不引起病毒血症的病毒是(　　)
   A. 乙脑病毒
   B. 麻疹病毒
   C. 狂犬病毒
   D. 巨细胞病毒
   E. 人类免疫缺陷病毒
6. 对狂犬病毒的正确叙述是(　　)
   A. 兽发病前 10 天唾液开始排毒
   B. 抵抗力强，不被碘、乙醇、肥皂水等灭活
   C. 可用灭活疫苗预防
   D. 固定毒株接种动物发病所需潜伏期长
   E. 可在感染细胞浆内形成嗜碱性包涵体
7. 内基小体是(　　)
   A. 衣原体包涵体
   B. 麻疹病毒包涵体
   C. 腺病毒包涵体
   D. 狂犬病毒包涵体
   E. 疱疹病毒包涵体
8. 被狂犬咬伤后，最正确的处理措施是(　　)
   A. 注射狂犬病毒免疫血清＋抗病毒药物
   B. 注射大剂量丙种球蛋白＋抗病毒药物
   C. 清创＋抗生素
   D. 清创＋接种疫苗＋注射狂犬病毒免疫血清
   E. 清创＋注射狂犬病毒免疫血清
9. 狂犬疫苗的接种对象是(　　)

A. 儿童
B. 犬
C. 被野犬咬伤者
D. 儿童与被野犬咬伤者
E. 犬与被野犬咬伤者

10. 可经库蚊叮咬传播的病毒是(　　)
A. 乙脑病毒
B. 登革病毒
C. 汉坦病毒
D. 新疆出血热病毒
E. 狂犬病毒

11. 早期诊断乙型脑炎常用的方法是(　　)
A. 脑脊液中分离病毒
B. 测定补体结合抗体
C. 测定中和抗体
D. 测定体内特异性 IgM 抗体
E. 血液中分离病毒

12. 在乙脑的流行环节中蚊子是(　　)
A. 传染源
B. 中间宿主
C. 储存宿主
D. 传播媒介和储存宿主
E. 传染源和储存宿主

13. 对乙脑病毒的错误叙述是(　　)
A. 用血凝抑制试验鉴定病毒
B. 抗原易变
C. 传播媒介是蚊
D. 隐性感染多见
E. 猪是重要的中间宿主

14. 可通过螨类传播的病毒是(　　)
A. 流行性乙型脑炎病毒
B. 肾综合征出血热病毒
C. 新疆出血热病毒
D. 登革病毒
E. 森林脑炎病毒

15. 流行性乙型脑炎的传播是通过(　　)
A. 吸入含病毒的尘埃
B. 食入病毒污染的食品
C. 输血途径
D. 昆虫粪便进入伤口
E. 蚊叮咬人或动物

16. 流行性乙型脑炎的病原体是(　　)
A. 脑膜炎双球菌
B. 森林脑炎病毒
C. 东部马脑炎病毒
D. 西部马脑炎病毒
E. 日本脑炎病毒

17. 汉坦病毒的传播途径不包括(　　)
A. 吸入含病毒的空气
B. 食入含病毒的食物
C. 皮肤粘膜接触污染物
D. 蜱叮咬
E. 螨叮咬

18. 汉坦病毒可存在于感染鼠的(　　)
A. 血液
B. 尿液
C. 粪便
D. 唾液
E. 以上均可

四、问答题

1. 简述黄病毒科的共同特点。
2. 人被狂犬咬伤后，如何正确处理伤口？
3. 简述流行性乙型脑炎病毒的致病特点。
4. 简述汉坦病毒的致病特点。

参考答案

一、名词解释

1. 固定毒株：是狂犬病毒野毒株在兔脑内连续传50代后，致病潜伏期从2～4周缩短为4～5日，不引起动物发病，可用以制备疫苗的毒株。
2. 内基小体：狂犬病毒有嗜神经细胞性，易在其中大量增殖，形成胞浆内嗜酸性、圆形或椭圆形包涵体，称内基小体。
3. 朊粒：又称传染性蛋白粒子，主要成分是一种蛋白酶抗性蛋白。可引起中枢神经系统的慢性退化性疾病，以海绵状脑病为主要特征。

二、填空题

1. 野犬　狼　狐狸　家畜　患病动物咬伤
2. 三带喙库蚊　白纹伊蚊　蜱　埃及伊蚊　白纹伊蚊
3. 黄
4. 二　血—脑屏障
5. 肾综合征出血热（流行性出血热）　鼠
6. 唾液　尿　粪便
7. 汉坦病毒　新疆出血热病毒　登革病毒
8. 呼吸道　消化道　直接接触

三、单项选择题

1. D	2. E	3. A	4. C	5. C	6. C	7. D	8. D
9. E	10. A	11. D	12. D	13. B	14. B	15. E	16. E
17. D	18. E						

四、问答题

1. 答案参见重点难点内容二。

2. 人被动物咬伤后，伤口局部处理要及时、彻底，立即用20%肥皂水、0.1%新洁尔灭或清水反复冲洗伤口，再用70%酒精及碘酒涂擦。高效价抗狂犬病毒血清于伤口周围与底部浸润注射及肌注，可做被动免疫。及时接种狂犬疫苗可以预防发病，我国现使用地鼠肾原代细胞或二倍体细胞培养制备的灭活病毒疫苗，于第1、3、7、14、28天各肌注1ml，免疫效果好，副作用少。

3. 答案参见重点难点内容三、2.。

4. 答案参见重点难点内容四、2.。

（李　波　陈育民）

第三十六章　其他原核细胞型微生物

重点难点内容

一、支原体

1. 支原体的概念　支原体是一类无细胞壁、可通过除菌滤器、能在无生命培养基中生长繁殖的最小的原核细胞型微生物。对人有致病作用的主要有支原体属的肺炎支原体和脲原体属的溶脲脲原体。此外，支原体还经常污染培养的细胞，给病毒分离等工作带来一定困难。

2. 生物学特性

(1) 形态与结构：支原体没有细胞壁，具高度多形态性，常见球形、杆形和丝状三种基本形态。革兰染色阴性，但不易着色。常用Giemsa染色，呈淡紫色。支原体细胞膜分三层，内、外层含蛋白质及糖类；中间层含脂质，其中胆固醇含量较多，约占36%。

(2) 培养特性：支原体主要以二分裂繁殖，营养要求较高，在含10%～20%动物血清及酵母浸膏的低琼脂培养基中培养，2～3天后形成“油煎蛋”样菌落。

(3) 抵抗力：对热、干燥及对石炭酸、来苏等化学消毒剂敏感。作用于细胞壁的抗生素对支原体无效。

3. 致病机制　致病性支原体一般通过顶端结构的表面蛋白质紧密粘附在宿主细胞表面，通过吸取宿主细胞膜的胆固醇与脂质作为营养物质，并产生一些毒性代谢产物，如神经毒素、H_2O_2等，使宿主细胞受损。此外，溶脲脲原体可通过粘附在精子表面而影响精子运动，引起不育；并可分解尿素产生大量氨，既具有细胞毒作用，也可促使结石的形成。

4. 主要病原性支原体

(1) 肺炎支原体：主要经呼吸道传播，可引起支原体肺炎（亦称原发性非典型性肺炎）及上呼吸道感染和慢性支气管炎等。支原体肺炎患者血清中可产生一种冷凝集素，可在4℃条件下，使O型人红细胞凝集，在37℃条件下凝集消失。冷凝集试验，可用于肺炎支原体感染的辅助诊断。

(2) 溶脲脲原体：主要经性接触传播，引起非淋球菌性尿道炎、盆腔炎、阴道炎、输卵管炎等；亦可通过胎盘传给胎儿，引起早产、死胎；或分娩时经产道感染新生儿。

二、衣原体

1. 衣原体的概念　衣原体是一类严格真核细胞内寄生，有独特发育周期，能通过细菌滤器的原核细胞型微生物。

2. 衣原体的主要特征

(1) 有DNA和RNA两种核酸。

(2) 胞壁组成与革兰阴性菌类似。

(3) 以二分裂方式增殖，有特殊的发育周期。原体小，有细胞壁，为成熟的衣原体，有传染性，但无繁殖能力，进入宿主细胞后被包围成空泡，逐渐发育增大成始体。始体无胞壁，较大、无感染性，是发育周期中的繁殖型，在胞内以二分裂法增殖形成许多子代原体，聚集成各种形态的包涵体。成熟子代原体释放后再感染易感细胞，开始新的发育周期。

（4）有核糖体和基本的酶类，但缺乏代谢所需的能量，需宿主细胞提供，故有严格细胞内寄生性；可接种鸡胚卵黄囊、易感动物及传代细胞培养。

（5）对四环素、红霉素等多种抗生素敏感。

（6）根据抗原构造和DNA同源性，衣原体属可分为沙眼衣原体、肺炎衣原体、鹦鹉热衣原体和兽类衣原体四个种。其中沙眼衣原体有三个亚种，即沙眼生物亚种、性病淋巴肉芽肿亚种（LGV）和鼠亚种。

3. 所致疾病

（1）沙眼：由沙眼生物亚种A、B、Ba及C血清型引起。经眼-眼或眼-手-眼方式直接或间接传播，是世界上致盲的第一病因。

（2）包涵体结膜炎：由沙眼生物亚种D-K血清型引起。婴儿经产道感染引起化脓性结膜炎，不侵犯角膜，经数周或数月可痊愈。成人经手-眼途径，或因污染的游泳池水而感染引起滤泡性结膜炎。

（3）泌尿生殖道感染：经性接触传播引起非淋球菌性泌尿生殖道炎症。男性多表现为尿道炎，多数为慢性感染并周期性加重，可合并附睾炎、直肠炎等；女性可引起尿道炎、宫颈炎、盆腔炎等及输卵管炎，与不孕有关。衣原体性泌尿生殖道炎症是目前世界最严重的性传播疾病（STD）之一。

（4）性病淋巴肉芽肿：人是LGV的自然宿主。经性接触传播。男性常侵犯腹股沟淋巴结，引起化脓性淋巴结炎和慢性淋巴肉芽肿。女性能侵犯会阴、肛门及直肠组织，引起会阴-肛门直肠组织狭窄。

（5）上呼吸道感染：由鹦鹉热衣原体和肺炎衣原体引起。前者主要引起鸟类或家禽的自然感染和人上呼吸道感染或肺炎。肺炎衣原体只引起人类，尤其是青少年急性呼吸道感染，可导致肺炎、支气管炎、鼻咽炎等。

三、立克次体

1. 立克次体的概念　立克次体是一类专性活细胞内寄生、革兰阴性的原核细胞型微生物。为了纪念首先发现并在研究斑疹伤寒病原体时不幸感染而牺牲的H. T. Ricketts（美）而命名。

2. 立克次体的共同特征　①专性细胞内寄生，以二分裂方式繁殖。②含有DNA和RNA两类核酸。③有多种形态，主要为球杆状，革兰阴性。④大小介于细菌与病毒之间，普通光镜下可看到。⑤对抗生素敏感。⑥大多是人畜共患病的病原体。对人致病的立克次体有五个属，我国发现的立克次体病主要有斑疹伤寒、恙虫病和Q热等。

3. 外斐反应　斑疹伤寒等立克次体的脂多糖与变形杆菌某些X菌株的菌体抗原有共同的耐热多糖抗原。因此，利用这些变形杆菌菌株代替立克次体抗原，进行非特异性定量凝集反应，测定人或动物血清中相应的抗体，称为外斐反应（Weil-Fellix reaction），用来辅助诊断立克次体病。

4. 传播途径　人类感染立克次体主要通过节肢动物如人虱、鼠蚤、蜱或螨的叮咬而传播。Q热立克次体可经接触、呼吸道或消化道途径感染人体。

5. 致病物质　主要有内毒素和磷脂酶A。内毒素的主要成分是脂多糖，其活性与肠道杆菌内毒素相似，如致热原性，损伤内皮细胞，致微循环障碍和中毒性休克等。磷脂酶 A 能溶解宿主细胞膜或细胞内吞噬体膜，有利于立克次体穿入宿主细胞并在其中生长繁殖。立克次体表面粘液层结构有利于粘附到宿主细胞表面和抗吞噬作用，可增强对易感细胞的侵袭力。

6. 所致疾病

(1) 流行性斑疹伤寒：由普氏立克次体引起，人虱为媒介，在人与人之间传播，流行于冬春季节。除高热、头痛、皮疹外，可伴有神经系统、心血管系统的损伤。

(2) 地方性斑疹伤寒：由莫氏立克次体引起，以鼠蚤为媒介从鼠传给人。很少累及神经系统和心血管系统。

(3) 恙虫病：由恙虫病立克次体引起，以恙螨为媒介传播。该病的特征是先在叮咬局部出现红色丘疹，再变成水疱并破裂，溃疡中央呈黑色焦痂。

(4) Q 热：由贝纳柯克斯体引起，在动物间传播媒介是蜱，当感染动物的尿及粪便污染环境后，可经呼吸道或消化道使人受染，出现发热、头痛、腰痛等临床症状。

7. 微生物学检查　分离病原体应在发病的早期或用药前采集病人血液，作免疫学试验（外斐反应）应采集急性期和恢复期双份血清以观察抗体效价的动态变化。一般单份标本的抗体效价在 1∶160 以上，或恢复期效价比急性期增高 4 倍以上时有诊断意义。

四、螺旋体

1. 钩端螺旋体

(1) 主要生物学特性：①菌体为圆柱形，在暗视野显微镜下可见螺旋盘绕细密、规则，形似一串发亮的微细串珠，菌体一端或两端弯曲成钩状。②菌体最外层为外膜，其内是螺旋状的肽聚糖层和胞质膜包绕着细胞质，在外膜和肽聚糖层之间，有周浆鞭毛，运动活泼。③革兰染色阴性，Fontana 镀银染色法染成棕褐色。④营养要求不高，Korthof 培养基培养生长良好，可见液体培养基呈半透明云雾状生长。

(2) 致病物质：有溶血素、内毒素样物质和细胞毒性因子等。

(3) 所致疾病：钩体病是人畜共患的传染病。鼠类和猪为主要传染源和储存宿主，在肾曲小管中生长繁殖，不断从尿中排出，污染水源和土壤。人类接触污染处，钩体穿过正常或破损的皮肤和粘膜侵入人体而受感染。

2. 梅毒螺旋体

(1) 生物学特性：①纤细，螺旋致密规则，两端尖直，有轴丝，运动活泼。②菌体表面有荚膜样粘多糖，最外层为外膜。用 Fontana 镀银染色为棕褐色。③人工培养基至今尚未真正培养成功。④抵抗力极弱。⑤抗原复杂，有表面特异性抗原、类属抗原和复合抗原（使机体产生抗磷脂的自身抗体，称之为反应素）。

(2) 致病因素：有粘多糖、唾液酸、透明质酸酶。

(3) 所致疾病：梅毒。在自然情况下，梅毒病人是唯一传染源。

3. 伯氏疏螺旋体　有 5～10 个稀疏且不规则的螺旋，在暗视野显微镜下扭曲、翻转，运动活泼。革兰染色阴性，Giemsa 染色为淡紫色，镀银法呈棕褐色。营养要求较高，常用 BSK 培养基，分裂繁殖一代约 12 小时。是 Lyme 病的病原体，经硬蜱传播。储存宿主主要是野生哺乳动物。感染的蜱叮咬人，BB 随唾液侵入皮肤，在局部繁殖，皮肤出现慢性游走性红斑（ECM）、发热、头痛、关节痛或局部淋巴结炎等。

4. 回归热螺旋体　为疏螺旋体属。暗视野显微镜观察有细如卷发的疏螺旋体。回归热为周期性反复发作的急性传染病。传播媒介为人虱和蜱，自然宿主是人。

五、放线菌

放线菌是一类丝状、呈分支生长的原核细胞型微生物。

1. 放线菌属　为非抗酸性的丝状菌，多数为厌氧菌。正常菌群成员中的衣氏放线菌是引起人类放线菌病的主要病原，为条件致病菌，引起内源性感染。放线菌病最常见为面颈部感染，多为慢性化脓性炎症，伴有多发性瘘管，脓汁中可见硫磺样颗粒。

2. 诺卡菌属　为抗酸染色呈阳性的丝状菌，多为需氧菌。广泛分布于土壤，对人致病的主要有星形诺卡菌和巴西诺卡菌，引起诺卡菌病。

测试题

一、名词解释

1. 冷凝集试验
2. 外斐反应
3. 硫磺样颗粒

二、填空题

1. 支原体无__________结构，故在形态上呈__________。
2. 支原体的细胞膜由__________、__________、__________三层构成，其中__________层含有较多的胆固醇。
3. 支原体在含有__________的培养基上可形成__________样菌落。
4. 肺炎支原体主要通过__________传播，引起__________等病。
5. 溶脲脲原体主要通过__________传播，可引起__________等病。
6. 衣原体是一类专性__________寄生，并有独特发育周期的__________型微生物。
7. 衣原体的发育周期分__________和__________两个阶段，其中__________有传染性，__________有繁殖能力。
8. 根据抗原构造和DNA同源性等，衣原体属可分为__________、__________、__________和__________四个种，其中沙眼衣原体有__________，__________，__________三个亚种。
9. 沙眼衣原体沙眼亚种通过__________或__________的方式传播，引起__________；LGV经__________的方式传播，引起__________。
10. 衣原体的主要致病物质为__________，其存在于衣原体的__________中。
11. 立克次体必须在__________内寄生，其传播方式为__________。
12. 普氏立克次体引起__________，其传播媒介是__________；莫氏立克次体引起__________，传播媒介是__________；恙虫病立克次体引起__________，传播媒介是__________。
13. 立克次体的主要致病物质为__________和__________。
14. 对人有致病作用的螺旋体主要有__________、__________、__________、__________等。
15. 钩端螺旋体的致病物质主要有__________、__________、__________。
16. __________和__________是钩端螺旋体的重要传染源和储存宿主。
17. 梅毒螺旋体按其形态归属于__________螺旋体属。梅毒螺旋体是__________的病原体，通过

__________或__________传播。__________是梅毒的唯一传染源。

18. 梅毒螺旋体抵抗力极弱，对__________、__________、__________均很敏感。

19. Lyme 病的病原体为__________，以__________为传播媒介，以__________为储存宿主。

20. 放线菌为__________型微生物，革兰染色__________性。

21. 可引起人类疾病的放线菌有__________、__________、__________等。

22. 放线菌病的脓液中可见__________颗粒，其压片在显微镜下呈__________状。

三、单项选择题

1. 能在无生命培养基上生长繁殖的最小微生物是(　　)
   A. 细菌
   B. 衣原体
   C. 支原体
   D. 立克次体
   E. 病毒
2. 关于支原体的生物学性状下述错误的是(　　)
   A. 无细胞壁
   B. 能通过滤菌器
   C. 多形态性
   D. 有独特生活周期
   E. 细胞膜中胆固醇含量高
3. 支原体与细菌的主要区别是(　　)
   A. 无细胞壁
   B. 有两种核酸
   C. 有核糖体
   D. 细胞核为核质
   E. 能在人工培养基上生长
4. 支原体与病毒的相同点是(　　)
   A. 能在无生命培养基上生长繁殖
   B. 个体微小，能通过滤菌器
   C. 胞膜中含大量胆固醇
   D. 对抗生素敏感
   E. 有两种核酸
5. 关于肺炎支原体下述错误的是(　　)
   A. 可引起原发性非典型性肺炎
   B. 主要经呼吸道传播
   C. 侵入人体后靠顶端结构吸附于细胞表面
   D. 首选青霉素进行治疗
   E. 患者血清可与人 O 型红细胞在 4℃发生凝集反应
6. 溶脲脲原体可引起(　　)
   A. 非淋球菌性尿道炎
   B. 原发性非典型肺炎
   C. 大叶性肺炎
   D. 包涵体结膜炎
   E. 性病淋巴肉芽肿
7. 衣原体和细菌不同之处是(　　)
   A. 有细胞壁
   B. 含 DNA 和 RNA
   C. 对抗生素敏感
   D. 有核糖体
   E. 有独特发育周期，严格活细胞内寄生
8. 衣原体发育周期错误的是(　　)
   A. 原体有感染性
   B. 始体无感染性
   C. 始体以二分裂方式繁殖
   D. 每个生活周期约 48～72 小时
   E. 子代始体在胞内聚集成包涵体
9. 衣原体发育周期中有感染性的形式是(　　)
   A. 原体
   B. 衣原体
   C. 始体
   D. 包涵体
   E. 网状小体
10. 可引起肺炎的致病微生物不包括(　　)
   A. 冠状病毒
   B. 肺炎克氏菌
   C. 肺炎支原体
   D. 流感病毒
   E. 肺炎衣原体

11. 有独特发育周期的微生物是(　　)
A. 支原体
B. 病毒
C. 立克次体
D. 衣原体
E. 螺旋体

12. 不引起上呼吸道感染的微生物是(　　)
A. 鹦鹉热衣原体
B. 沙眼衣原体
C. 肺炎衣原体
D. 支原体
E. 梅毒螺旋体

13. 由我国学者首次分离成功的微生物是(　　)
A. 立克次体
B. 沙眼衣原体
C. 肺炎支原体
D. 钩端螺旋体
E. 梅毒螺旋体

14. 关于沙眼衣原体错误的是(　　)
A. 细胞内寄生，以二分裂法增殖
B. 通过手-眼途径传播
C. 对抗生素敏感
D. 可以侵犯眼及生殖系统
E. 引起沙眼为自限性疾病，无后遗症

15. 衣原体发育周期包括(　　)
A. 穿入宿主细胞形成子代原体、发育成始体
B. 发育成始体、形成子代原体穿入宿主细胞
C. 穿入宿主细胞发育成始体、形成子代原体
D. 合成子代原体、穿入宿主细胞发育成始体
E. 形成子代始体、发育成始体穿入宿主细胞

16. 有关衣原体叙述正确的是(　　)
A. 原体无代谢活性，始体有代谢活性且胞外稳定性好
B. 原体无细胞壁，始体有细胞壁
C. 原体较大，始体较小，所以原体有感染性
D. 原体无繁殖能力，有感染性；始体有繁殖能力，无感染性
E. 原体胞外稳定性差，个体小；始体胞外稳定性好，个体大

17. 与变形杆菌某些X菌株有共同抗原成分的微生物是(　　)
A. 衣原体
B. 支原体
C. 立克次体
D. 螺旋体
E. 病毒体

18. 哪种病原体感染后机体仅获得短暂免疫力(　　)
A. 梅毒螺旋体
B. 普氏立克次体
C. 同型钩体
D. 乙脑病毒
E. 麻疹病毒

19. 哪种分离病原体的方法不合适(　　)
A. 恙虫病立克次体用SS培养基
B. 钩端螺旋体用柯氏培养基
C. 沙眼衣原体用鸡胚卵黄囊
D. 真菌用沙氏培养基
E. 百日咳杆菌用鲍金培养基

20. 关于病原体感染，采取标本错误的是(　　)
A. 钩体感染发病一周内取血，二周后取尿
B. 梅毒病取硬性下疳或梅毒疹渗出物
C. 普氏立克次体感染取血液
D. LGV感染取淋巴结脓液或生殖器溃疡组织
E. 肺炎支原体感染后取血液

21. 关于梅毒正确的叙述是(　　)
A. 病原体是钩体
B. 病后可获终身免疫
C. 只能通过性接触传播
D. 只能通过垂直传播
E. 病人是唯一传染源

22. 关于钩端螺旋体，下列哪项是错误的(　　)

A. 鼠类和猪是主要传染源

B. 病后可获得对同型钩体较牢的免疫力

C. 钩体有较强的侵袭力

D. 血中钩体消失后，肾内可存留较长时间

E. 发病一周内可取尿作为检测的标本

23. 以下病原体抵抗力最弱的是(　　)

A. 钩端螺旋体

B. 梅毒螺旋体

C. 普氏立克次体

D. 葡萄球菌

E. 真菌

24. 鼠可作为哪种病原体的重要储存宿主(　　)

A. 钩端螺旋体

B. 梅毒螺旋体

C. 军团菌

D. 肺炎支原体

E. 沙眼衣原体

25. 下述微生物染色法哪一组不妥(　　)

A. 钩端螺旋体—革兰染色

B. 立克次体—Giemsa 染色

C. 新生隐球菌—墨汁染色

D. 结核杆菌—抗酸染色

E. 回归热螺旋体—镀银染色

26. 伯氏疏螺旋体可引起

A. 梅毒

B. 钩体病

C. Lyme 病

D. 回归热

E. 流行性出血热

27. 疏螺旋体属螺旋特点是

A. 螺旋密且规则

B. 螺旋密且不规则

C. 螺旋密两端为钩状

D. 螺旋疏且规则

E. 螺旋疏且不规则

28. 衣氏放线菌引起的感染类型属于(　　)

A. 急性感染

B. 隐性感染

C. 外源性感染

D. 内源性感染

E. 接触感染

29. 衣氏放线菌感染的最常见部位是(　　)

A. 面、颈部软组织

B. 肠道

C. 中枢神经系统

D. 骨和关节

E. 肺部

30. 诺卡菌广泛存在于(　　)

A. 口腔

B. 肠道

C. 皮肤

D. 动物体内

E. 土壤

31. 星型诺卡菌和衣氏放线菌的相同点是(　　)

A. 为需氧菌

B. 抗酸染色阳性

C. 常引起外源性感染

D. 脓液中可见硫磺样颗粒

E. 为厌氧菌

32. 关于衣氏放线菌错误的叙述是(　　)

A. 抗酸染色阳性

B. 革兰染色阳性

C. 为人体正常菌群成员

D. 可引起内源性感染

E. 感染部位可形成瘘管

33. 不能经性接触传播的病原体是(　　)

A. 沙眼衣原体

B. 梅毒螺旋体

C. 淋球菌

D. 钩端螺旋体

E. 溶脲脲原体

34. 外斐反应 OX_{19} 阳性、OX_K 阴性，可能的诊断是(　　)

A. 流行性斑疹伤寒

B. 恙虫病

C. Q 热

D. 纽扣热

E. 战壕热

35. 莫氏立克次体的储存宿主是(　　)

A. 人

B. 马

C. 狗

D. 兔

E. 鼠

四、问答题

1. 简述支原体的生物学特性。
2. 肺炎支原体与溶脲脲原体各能引起何种疾病?
3. 衣原体有哪些共同特征?
4. 比较衣原体的原体和始体的生物学特性。
5. 衣原体能引起那些疾病?
6. 立克次体有哪些共同特征?
7. 试述钩端螺旋体与梅毒螺旋体的致病性。
8. 今有一疑似梅毒患者，如何取材检验帮助临床诊断?

参考答案

二、填空题

1. 细胞壁　多形性
2. 内　中　外　中
3. 血清　油煎蛋
4. 呼吸道　支原体肺炎
5. 性接触　非淋球菌性尿道炎
6. 活细胞内　原核细胞
7. 原体　始体　原体　始体
8. 沙眼衣原体　肺炎衣原体　鹦鹉衣原体　兽类衣原体　沙眼亚种　性病淋巴肉芽肿亚种　鼠亚种
9. 眼-眼　眼-手-眼　沙眼　性接触　性病淋巴肉芽肿
10. 脂多糖　细胞壁
11. 活细胞　节肢动物叮咬传播
12. 流行性斑疹伤寒　人虱　地方性斑疹伤寒　鼠蚤和人虱　恙虫病　恙螨
13. 内毒素　磷脂酶 A
14. 钩端螺旋体　梅毒（苍白）螺旋体　回归热螺旋体　伯氏疏螺旋体
15. 溶血素　内毒素样物质　细胞毒性因子
16. 鼠类　猪
17. 密　梅毒　性接触　垂直　病人
18. 温度　干燥　化学消毒剂
19. 伯氏疏螺旋体　硬蜱　鼠或小型哺乳动物
20. 原核细胞　阳

21. 衣氏放线菌　星形诺卡菌　巴西诺卡菌
22. 硫磺样　菊花

三、单项选择题

1. C	2. D	3. A	4. B	5. D	6. A	7. E	8. E
9. A	10. D	11. D	12. E	13. B	14. E	15. C	16. D
17. C	18. A	19. A	20. E	21. E	22. E	23. B	24. A
25. A	26. C	27. E	28. D	29. A	30. E	31. D	32. A
33. D	34. A	35. E					

四、问答题

1. 答案参见重点难点内容一、2.。

2. 答案参见重点难点内容一、4.。

3. 答案参见重点难点内容二、2.。

4. 答案参见重点难点内容二、2.（3）。

5. 答案参见重点难点内容二、3.。

6. 答案参见重点难点内容三、2.。

7. 答案参见重点难点内容四、1.（2）（3）　2.（2）（3）。

8. 一是取硬下疳渗出液与梅毒疹渗出液或局部淋巴结抽出液，进行直接涂片镜检或直接涂片染色镜检，如在暗视野显微镜下见有运动活泼的密螺旋体有助于诊断。二是取血液做血清学试验测抗梅毒螺旋体的抗体，包括：①非螺旋体抗原试验，又分不加热血清反应素试验（USR）和快速血浆反应素环状卡片试验（RPR）。这些方法均用于初筛，Ⅰ期梅毒阳性率约为70%，Ⅱ期梅毒可达100%。②螺旋体抗原试验：用TP作抗原，测定病人血清中抗TP特异性抗体。常用的有荧光密螺旋体抗体吸收试验，本法敏感性高，特异性强，可作梅毒的确诊。③PCR法快速直接检测TP特异基因片段。④用免疫印迹法检测与TP的47kD抗原发生反应的IgM。

（沈海中　彭宜红　曹明耀　李　波　陈育民）

第三十七章　真　菌

重点难点内容

一、真菌的概念

真菌是一类有细胞壁，不分根、茎、叶和不含叶绿素的单细胞或多细胞的真核细胞型微生物。

二、真菌的生物学性状

1. 形态与结构　真菌可分为单细胞和多细胞真菌两类。单细胞真菌细胞呈圆形或椭圆形，以出芽方式繁殖。多细胞真菌又称丝状菌或霉菌，由菌丝和孢子组成。

(1) 菌丝：是由孢子长出芽管并逐渐延长形成。菌丝又可长出许多分支，并交织成团，形成菌丝体。按功能不同可将菌丝分为：①营养菌丝；②气中菌丝；③生殖菌丝。按结构不同可分为有隔菌丝和无隔菌丝。按形态不同可分为螺旋状、球拍状、结节状、鹿角状、梳状和关节状菌丝等。

(2) 孢子：是真菌的繁殖结构。根据繁殖方式不同，孢子分为有性孢子和无性孢子两种。病原性真菌大多是通过形成无性孢子而繁殖。无性孢子按形态不同分为三种：①分生孢子；②叶状孢子；③孢子囊孢子。

各种霉菌的菌丝和孢子的形态不同，是鉴别真菌的重要标志。

2. 培养特性　培养真菌常用沙保培养基。真菌菌落可分三种类型：①酵母型菌落；②类酵母型菌落；③丝状菌落。

三、真菌的致病性

1. 致病形式

(1) 致病性真菌感染：属于外源性感染。根据感染部位可分为浅部真菌感染和深部真菌感染。

(2) 条件致病性真菌感染：这类真菌多属于非致病的腐生性真菌和寄居在人体的正常菌群，其感染多发生于机体局部或全身免疫功能降低或菌群失调者。

(3) 真菌性中毒：某些真菌可产生毒素或本身即有毒性，人及牲畜食入后可引起中毒。

(4) 真菌超敏反应性疾病：某些真菌的孢子或其代谢产物可作为变应原，引起超敏反应。

(5) 真菌毒素与肿瘤：某些真菌毒素与肿瘤的发生有关，如黄曲霉毒素可诱发肝癌。

2. 主要致病性真菌

(1) 浅部感染真菌：引起皮肤、粘膜和皮下组织感染。①皮肤癣菌可侵犯人的皮肤、毛发和指（趾）甲，引起各种癣症。皮肤癣菌分为毛癣菌属、表皮癣菌属和小孢子癣菌属三个菌属。皮肤癣菌在沙保培养基上生长，形成丝状菌落，可根据菌落的形态、颜色和镜检孢子、菌丝的形态，进行初步鉴定。②申克孢子丝菌广泛存在于土壤、植物表面等。经皮肤微小伤口感染，引起皮肤、皮下组织及其附近淋巴管的慢性炎症，导致化脓、溃疡渗出及亚急性或慢性肉芽肿。此菌也可通过呼吸道或消化道感染，经血行播散至其他器官引起深部感染。

（2）深部感染真菌：是指能侵犯深部组织和内脏的真菌。深部真菌感染可由致病性真菌和条件致病性真菌所致。在我国主要是由条件致病性真菌所致。①白假丝酵母菌通常称为白色念珠菌，是念珠菌属中主要的条件致病菌，为单细胞真菌，可形成假菌丝，常存在于正常人的口腔、上呼吸道、阴道及肠道内，当机体免疫功能低下或菌群失调时可引起皮肤粘膜感染如鹅口疮等、内脏感染和中枢神经系统感染。②新生隐球菌为单细胞真菌，外周有厚荚膜，常用印度墨汁负染后镜检。新生隐球菌一般为外源性感染，可侵犯中枢神经系统，引起慢性脑膜炎。

测试题

一、名词解释

1. 菌丝与菌丝体
2. 孢子
3. 真菌中毒症
4. 酵母型菌落
5. 类酵母型菌落
6. 霉菌型菌落（丝状菌落）

二、填空题

1. 真菌的菌落形态可分为__________、__________和__________三类。
2. 多细胞真菌由__________和__________组成。
3. 菌丝按功能不同，可分为__________菌丝和__________菌丝等。
4. 白色念珠菌为__________细胞真菌，在沙保培养基上可形成__________菌丝。
5. 新生隐球菌最易侵犯__________系统，引起__________。
6. 新生隐球菌为__________细胞真菌，菌落形态为__________型。
7. 新生隐球菌常用__________染色。
8. 皮肤癣菌分三个菌属，即__________、__________和__________。

三、单项选择题

1. 关于真菌孢子，下述错误的是(　　)
   A. 是真菌的繁殖结构
   B. 抵抗力与细菌芽胞相似
   C. 一条菌丝可长出多个孢子
   D. 孢子可发育成菌丝
   E. 致病性真菌多形成无性孢子
2. 关于皮肤癣菌，下述错误的是(　　)
   A. 为多细胞真菌
   B. 有嗜角质蛋白的特征
   C. 引起浅部感染
   D. 一种皮肤癣菌只引起一种癣病
   E. 可经镜检孢子、菌丝的形态进行初步鉴定
3. 黄曲霉毒素主要损害的器官是(　　)
   A. 心
   B. 肝
   C. 肾
   D. 肺
   E. 脾
4. 白色念珠菌在玉米培养基上可形成(　　)
   A. 厚膜孢子
   B. 关节孢子
   C. 分生孢子
   D. 有性孢子
   E. 孢子囊孢子

5. 关于新生隐球菌的生物学性状，下述错误的是(　　)
   A. 为单细胞
   B. 有荚膜
   C. 常用沙保培养基培养
   D. 产生芽生孢子
   E. 可形成假菌丝
6. 新生隐球菌常用的染色方法是(　　)
   A. 革兰染色
   B. 抗酸染色
   C. 镀银染色
   D. 墨汁染色
   E. 棉兰染色
7. 可产生假菌丝的真菌是(　　)
   A. 黄曲霉菌
   B. 表皮癣菌
   C. 小孢子癣菌
   D. 新型隐球菌
   E. 白色念珠菌
8. 白色念珠菌感染属于(　　)
   A. 真菌性中毒
   B. 真菌毒素致癌
   C. 真菌变态反应性疾病
   D. 致病性真菌感染
   E. 条件致病性真菌感染
9. 真菌不具有的结构或成分是(　　)
   A. 几丁质
   B. 细胞壁
   C. 肽聚糖
   D. 线粒体
   E. 核糖体
10. 关于新型隐球菌的致病性，下述错误的是(　　)
   A. 致病因素主要是荚膜
   B. 主要经呼吸道侵入机体
   C. 常先引起肠道感染
   D. 易侵犯中枢神经系统引起脑膜炎
   E. 感染多为轻症

四、问答题

1. 简述真菌的形态特征。
2. 简述真菌致病的形式。
3. 简述白假丝酵母菌和新生隐球菌的致病特点。

参考答案

二、填空题

1. 酵母型菌落　类酵母型菌落　丝状菌落
2. 菌丝　孢子
3. 营养　生殖
4. 单　假
5. 中枢神经　新生隐球菌性脑膜炎
6. 单　酵母
7. 墨汁
8. 毛癣菌属　表皮癣菌属　小孢子癣菌属

三、单项选择题

1. B　2. D　3. B　4. A　5. E　6. D　7. E　8. E

9. C　　　　10. C

四、问答题

1. 答案参见重点难点内容二。

2. 答案参见重点难点内容三、1.。

3. 答案参见重点难点内容三、2.（2）①。

（沈海中）

医学免疫学与微生物学模拟试卷（一）

（用于临床医学专业大专生，100分钟完成）

一、名词解释（每小题2分，共16分）

1. 免疫防御
2. 免疫原性
3. 免疫耐受
4. 干扰素
5. 正常菌群
6. 菌落
7. 病毒体
8. 败血症

二、填空题（每空0.5分，共19分）

1. 机体的免疫系统具有________、________、________三大功能。
2. 完全抗原是指同时具有________和________的抗原物质。
3. 五类Ig在血清中含量最高的是________，产生最早的是________，能引起新生儿溶血症的是________，能介导Ⅰ型过敏反应的是________。
4. 补体系统的激活途径有________、________、________三条途径。
5. IFN-γ主要是由________细胞和________细胞产生。
6. 根据来源可将树突状细胞分为________和________两类，前者是由________分化而来，后者是由________分化而来。
7. 细菌脂多糖由________、________和________组成，其中________是内毒素的毒性成分。
8. 常见的细菌变异现象有________、________、________、________等。
9. 致病菌的毒力主要由________和________决定。
10. 裸病毒体的结构由________和________构成。
11. 可经粪-口途径传播的肝炎病毒是________和________。
12. 病毒的持续性感染包括________、________、________。
13. 干扰素是具有________、________、________等作用。

三、单项选择题（每题1分，共38分）

1. 机体的免疫监视功能低下时易发生(　　)
   A. 超敏反应
   B. 免疫耐受
   C. 肿瘤
   D. 移植排斥反应
   E. 自身免疫病
2. 决定抗原物质免疫原性的因素不包括(　　)
   A. 抗原决定基的数目
   B. 化学组成与结构复杂性
   C. 具有异物性
   D. 宿主的反应性
   E. 大分子有机物
3. 下列哪种自身物质注入自身体内可引起免疫应答(　　)
   A. 红细胞
   B. 血清蛋白
   C. 淋巴细胞
   D. 精液
   E. 血小板

4. 半衰期最长的 Ig 是(　　)
A. IgG
B. IgA
C. IgM
D. IgE
E. IgD
5. 天然的 ABO 血型抗体是(　　)
A. IgG
B. IgA
C. IgM
D. IgE
E. IgD
6. 具有调理作用的补体成分是(　　)
A. C4a
B. C2a
C. C3a
D. C3b
E. C5b
7. 能激活补体经典途径的抗原抗体复合物是(　　)
A. SIgA 与抗原组成的复合物
B. 1 个 IgG 与抗原组成的复合物
C. 1 个 IgM 与抗原组成的复合物
D. 1 个 IgE 与抗原组成的复合物
E. 2 个密切相邻的 IgG4 与抗原组成的复合物
8. 细胞因子的作用特点不包括(　　)
A. 高效性
B. 特异性
C. 网络性
D. 重叠性
E. 以上都不是
9. 不表达 HLA-Ⅰ类分子的细胞是(　　)
A. T 细胞
B. B 细胞
C. 单核细胞
D. 中性粒细胞
E. 神经细胞
10. 不是由髓样干细胞分化而来的细胞是(　　)
A. 红细胞
B. 血小板
C. NK 细胞
D. 树突状细胞
E. 肥大细胞
11. 人类 T 细胞不具有(　　)
A. 补体受体
B. 抗原受体
C. 绵羊红细胞受体
D. 植物血凝素受体
E. 刀豆蛋白 A 受体
12. T 细胞表面特有的标志是(　　)
A. CD3
B. CD2
C. CD4
D. CD8
E. CD28
13. T 细胞表面最重要的协同刺激分子是(　　)
A. CD4
B. CD8
C. CD28
D. CD2
E. CD152
14. 巨噬细胞不具备的与杀菌作用有关的物质是(　　)
A. NO
B. H_2O_2
C. 髓过氧化物酶（MPO）
D. 溶菌酶
E. 单态氧（$^1O_2$）
15. 反应性氧中间物系统的杀菌物质不包括(　　)
A. O_2^-
B. $^1O_2$
C. H_2O_2
D. NO
E. OH^-
16. 能形成免疫记忆的细胞是(　　)
A. 巨噬细胞
B. Th 细胞

C. 中性粒细胞
D. B1 细胞
E. 树突状细胞
17. 适应性免疫应答的特性不包括(　　)
A. 识别"自己"与"非己"
B. 高度的特异性
C. 免疫记忆性
D. MHC 限制性
E. 稳定的遗传性
18. 能诱导 B 细胞产生 IgE 抗体的细胞因子是(　　)
A. IL-1
B. IL-2
C. IL-4
D. IFN-γ
E. TNF-α
19. 属于Ⅰ型超敏反应的疾病是(　　)
A. 药物溶血性贫血
B. 接触性皮炎
C. 类 Arthus 反应
D. 血管性水肿
E. 甲状腺机能亢进
20. 能使支气管平滑肌强烈而持久收缩的生物活性介质是(　　)
A. 组胺
B. 白三烯
C. 前列腺素 D_2
D. 血小板活化因子
E. 5-羟色胺
21. 能引起流行性脑脊髓膜炎的病原体是(　　)
A. 溶血性链球菌
B. 脑膜炎奈瑟菌
C. 日本脑炎病毒
D. 森林脑炎病毒
E. 衣原体
22. 既无内毒素，又不产生外毒素，也不具备侵袭物质的致病菌是(　　)
A. 肺炎链球菌
B. 淋病奈瑟菌
C. 霍乱弧菌
D. 结核分枝杆菌
E. 炭疽杆菌
23. 以外毒素致病为主的 G^- 菌是(　　)
A. 脑膜炎奈瑟菌
B. 伤寒沙门菌
C. 痢疾志贺菌
D. 淋病奈瑟菌
E. 霍乱弧菌
24. 维持细胞固有形态的结构是(　　)
A. 细胞壁
B. 细胞膜
C. 细胞质
D. 荚膜
E. 芽胞
25. G^- 细胞壁内特有的成分是(　　)
A. 磷壁酸
B. 肽聚糖
C. 多聚糖
D. 外膜
E. 中介体
26. 与细菌致病性无关的结构是(　　)
A. 细胞壁
B. 荚膜
C. 芽胞
D. 鞭毛
E. 菌毛
27. 属于微需氧菌的是(　　)
A. 结核分枝杆菌
B. 伤寒沙门菌
C. 痢疾志贺菌
D. 幽门螺杆菌
E. 脆弱类杆菌
28. S-R 变异属于(　　)
A. 菌落变异
B. 毒力变异
C. 鞭毛变异
D. 形态变异
E. 耐药性变异
29. 肉毒毒素是(　　)

A. 肠毒素
B. 神经毒素
C. 细胞毒素
D. 内毒素
E. 混合毒素

30. 与细菌内毒素致病作用无关的是(　　)
A. 发热反应
B. 休克
C. DIC
D. 骨骼肌痉挛
E. 白细胞反应

31. 消毒剂杀灭细菌的作用原理不包括(　　)
A. 使菌体蛋白变性
B. 使菌体蛋白凝固
C. 使菌体酶失去活性
D. 破坏细菌细胞膜
E. 破坏线粒体

32. 经呼吸道感染并可通过血液播散的病毒是(　　)
A. 流感病毒
B. 鼻病毒
C. 麻疹病毒
D. 轮状病毒
E. 人类免疫缺陷病毒

33. 对病毒致病机制的错误叙述是(　　)
A. 阻断细胞合成代谢
B. 合成侵袭性酶类裂解细胞
C. 细胞转化
D. 细胞融合
E. 细胞凋亡

34. 可导致食物中毒的细菌不包括(　　)
A. 金黄色葡萄球菌
B. 鼠伤寒沙门菌
C. 副溶血性弧菌
D. 痢疾志贺菌
E. 肠炎沙门菌

35. 与肾结石、膀胱结石发生有关的细菌是(　　)
A. 大肠埃希菌
B. 布鲁菌
C. 淋病奈瑟菌
D. 变形杆菌
E. 结核分枝杆菌

36. 一般不引起病毒血症的病毒是(　　)
A. 流感病毒
B. 麻疹病毒
C. 风疹病毒
D. 脊髓灰质炎病毒
E. 腮腺炎病毒

37. 其核酸为双股环状 DNA 的病毒是(　　)
A. 流感病毒
B. 甲肝病毒
C. 乙脑病毒
D. 乙肝病毒
E. 人类免疫缺陷病毒

38. 乙肝患者的血清中一般不易检测到(　　)
A. HBsAg
B. 抗-HBs
C. HBcAg
D. 抗-HBc
E. HBeAg

四、问答题（每题 6 分，共 30 分）

1. 试述抗体的主要生物学功能。
2. 简述巨噬细胞的主要生物学功能。
3. 金黄色葡萄球菌的致病因素有哪些？可引起哪些疾病？
4. 细菌内毒素与外毒素有何区别？
5. 病毒导致感染细胞死亡的原因有哪些？

参考答案

一、名词解释

1. 免疫防御：是机体抗御、清除病原微生物等外来抗原性异物侵袭的一种免疫保护功能，即通常所指的抗感染免疫作用。免疫防御反应异常增高可引发超敏反应；反应过低或缺失，则可引发免疫缺陷病或对病原体高度易感。
2. 免疫原性：是指抗原能够刺激机体产生免疫应答，即刺激机体产生抗体和/或效应T细胞的能力称为抗原的免疫原性。
3. 免疫耐受：是指机体免疫系统接受某种抗原作用后产生的特异性免疫无应答状态，也称负免疫应答。自身抗原或外来抗原均可诱导产生免疫耐受。能诱导免疫耐受的抗原称为耐受原。自身抗原诱导产生的免疫耐受称为天然耐受或自身耐受；外来抗原诱导产生的免疫耐受称为获得性耐受或人工诱导的免疫耐受。免疫耐受是一种特殊形式的免疫应答，具有一般免疫应答的某些共性，即耐受需经抗原诱导产生，具有特异性和记忆性。
4. 干扰素（IFN）：是一类细胞因子，最早因其具有干扰病毒感染和复制的能力而得名。分为α、β、γ三种。IFN-α和IFN-β主要由白细胞、成纤维细胞和病毒感染的组织细胞产生，又称Ⅰ型干扰素；IFN-γ主要由活化的T细胞和NK细胞产生，又称Ⅱ型干扰素。两型干扰素均具有抗病毒、抗肿瘤和免疫调节等作用。
5. 正常菌群：人类和动物的体表及与外界相通的腔道如口、鼻、咽部、肠道、泌尿生殖道、外耳道等，也存在着微生物。存在于人体各部位的微生物在正常情况下，这些微生物对人类是有益无害的，故称之为正常微生物群或正常菌群。
6. 菌落：将细菌以划线接种于固体培养基表面，因划线的分散作用，使许多混杂在一起的细菌在固体培养基表面散开，即分离培养。经一定时间（18～24小时）培养后，形成的单一肉眼可见的细菌集团，称为菌落。各种细菌的菌落，在形状、大小、颜色、边缘整齐度、表面光滑度、湿润度、透明度、凹凸情况以及在血平板上的溶血情况等方面，均有很大的差异，这些有助于识别和鉴定细菌。菌落可分为：①光滑型菌落（S型菌落）；②粗糙型菌落（R型菌落）；③粘液型菌落（M型菌落）。
7. 病毒体：结构完整并具有感染性的病毒颗粒称为病毒体。即病毒在细胞内进行复制增殖后释放到细胞外的、可短暂独立生存并可感染新的细胞的病毒颗粒。病毒体根据其结构不同，可分为裸露病毒体和包膜病毒体两种。
8. 败血症：致病菌侵入血液，并在其中大量生长繁殖，产生毒性代谢产物，引起严重的全身性中毒症状。主要表现为高热、皮肤与粘膜淤血、肝脾大等。鼠疫耶氏菌、炭疽芽胞杆菌等可引起败血症。此外，在机体抵抗力低下时，G^+与G^-菌群均可引起败血症。

二、填空题

1. 免疫防御　免疫自稳　免疫监视
2. 免疫原性　抗原性
3. IgG　IgM　IgG　IgE
4. 经典途径　替代途径　MBL途径

5. 活化的 T　NK
6. 淋巴系　髓系　淋巴样干细胞　粒-单核细胞前体
7. 脂类 A　核心多糖　特异性多糖　脂类 A
8. 形态结构变异　菌落变异　毒力变异　耐药性变异
9. 细菌的侵袭力　细菌的毒素
10. 核心　衣壳
11. 甲肝病毒　戊肝病毒
12. 慢性感染　潜伏感染　慢病毒感染
13. 抗病毒　抗肿瘤　免疫调节

三、单项选择题

1. C	2. A	3. D	4. A	5. C	6. D	7. C	8. B
9. E	10. C	11. A	12. A	13. C	14. C	15. D	16. B
17. E	18. C	19. D	20. B	21. B	22. D	23. E	24. A
25. D	26. C	27. D	28. A	29. B	30. D	31. E	32. C
33. B	34. D	35. D	36. A	37. D	38. C		

四、问答题

1. 免疫球蛋白（抗体）具有如下主要生物学功能：

（1）可变区（V 区）的功能：可变区的主要功能是特异性识别结合抗原，其内的超变区是与抗原表位互补结合的区域。在体内免疫球蛋白通过其 V 区与细菌毒素或病原体结合后，可产生中和毒素、中和或抑制病原体生长的作用。

（2）恒定区（C 区）的功能：①激活补体系统：IgG1～3 和 IgM 与相应抗原结合后，可因构象改变使其位于 C_H2/C_H3 功能区内的补体 C1q 结合位点暴露，从而导致补体经典途径激活；IgG4、IgA 的凝聚物可激活补体旁路途径。②调理作用：IgG、单体 IgA 类抗体与相应细菌等颗粒性抗原特异性结合后，通过其 Fc 段与巨噬细胞或中性粒细胞表面高亲和力 IgGFc 受体即 FcγRⅠ（CD64）和 IgAFc 受体即 FcαR 结合，促进吞噬细胞对上述颗粒性抗原吞噬的作用，称为调理作用。③抗体依赖性细胞介导的细胞毒作用：IgG 类抗体与肿瘤或病毒感染细胞表面相应抗原表位特异性结合后，可通过其 Fc 段与 NK 细胞表面相应的低亲和力 IgGFc 受体即 FcγRⅢ（CD16）结合，增强或触发 NK 细胞对靶细胞的杀伤破坏作用，即为抗体依赖性细胞介导的细胞毒作用，简称 ADCC 效应。④介导Ⅰ型超敏反应：IgE 可通过其 Fc 段与肥大细胞和嗜碱性粒细胞表面相应 Fc 受体（FcεRⅠ）结合，而使上述细胞致敏。致敏细胞通过表面特异性 IgE 抗体与相应变应原结合后，可脱颗粒，释放生物活性介质，引起Ⅰ型超敏反应。⑤穿过胎盘屏障和粘膜：母体内 IgG 类抗体可通过其 Fc 段，选择性地与胎盘母体一侧的滋养层细胞表面的相应受体（FcRn）结合，进而通过胎盘进入胎儿血循环中。分泌型 IgA 可通过分泌片介导穿越呼吸道、消化道等粘膜上皮细胞，到达粘膜表面发挥重要抗感染免疫作用。

2. 巨噬细胞的主要生物学功能包括：

（1）识别、清除病原体等抗原性异物：巨噬细胞可经表面非调理性受体即模式识别受体（PRR）直接识别结合某些病原体共同表达的和宿主衰老损伤或凋亡细胞表面呈现的特定的分子结构；还可经表面调理性受体即 FcγR 和 C3bR/C4bR 识别摄取 IgG 或 C3b /C4b 结合的病原体等抗原性异物。巨噬细胞与病原体等抗原性异物结合后，经吞噬或吞饮作用将病原体等摄入胞内形成吞噬体。在吞噬体内，可通过氧依赖和氧非依赖杀菌系统杀伤病原体。

(2) 参与和促进炎症反应：巨噬细胞表面具有 MCP-1、GM-CSF、M-CSF 和 IFN-γ 等细胞因子的受体，可被感染部位组织细胞产生的 MCP-1、GM-CSF、M-CSF 和 IFN-γ 等细胞因子募集到感染部位并被活化，并使其吞噬杀菌能力显著增强；同时，活化巨噬细胞又可①分泌 MIP-1α/β、MCP-1 和 IL-8 等趋化性细胞因子，募集、活化更多的巨噬细胞、中性粒细胞和淋巴细胞，发挥抗感染免疫作用；②分泌 IL-1β、TNF-α、IL-6、前列腺素、白三烯、血小板活化因子和多种补体成分等参与和促进炎症反应；③分泌 IFN-α/β 和一系列胞外酶如溶菌酶、胶原酶、尿激酶、弹性蛋白酶等，增强机体抗感染免疫作用或使机体组织细胞发生损伤。

(3) 对肿瘤和病毒感染等靶细胞的杀伤作用：巨噬细胞被细菌脂多糖或 IFN-γ 和 GM-CSF 等细胞因子激活后，能有效杀伤肿瘤和病毒感染的组织细胞。

(4) 加工提呈抗原，启动特异性免疫应答：巨噬细胞是专职 APC，可将摄入的外源性抗原和内源性抗原加工处理为具有免疫原性小分子肽段，并以抗原肽-MHCⅡ/Ⅰ类分子复合物的形式表达于巨噬细胞表面，供 $CD4^+$/$CD8^+$ T 细胞识别，启动特异性免疫应答。

(5) 免疫调节作用：活化巨噬细胞可通过分泌多种细胞因子如 IL-1β、TNF-α、IL-6、IL-12、IL-18、IL-10 等，参与免疫调节。

3. 金黄色葡萄球菌的致病因素：①溶血素，为外毒素，主要为 α 毒素，能杀伤粒细胞和血小板；能使局部小血管收缩，导致局部组织缺血和坏死。②杀白细胞素，能破坏中性粒细胞和巨噬细胞。③剥脱性毒素，又称表皮溶解毒素。可使表皮组织的棘状颗粒层裂解，致表皮与真皮脱离，引起剥脱性皮炎。④肠毒素，耐 100^0C 30min；抵抗胃肠液中蛋白酶的水解作用，能引起急性胃肠炎即食物中毒。⑤毒性休克综合征毒素 1（TSST1），可致机体发热；增加宿主对内毒素的敏感性；诱生 IL-1、IFN、TNF 等。⑥血浆凝固酶：能使人或家兔血浆发生凝固的酶类物质。产生此酶的葡萄球菌有抗吞噬作用，使感染病灶局限化。

金黄色葡萄球菌所致疾病：

(1) 侵袭性感染：主要引起化脓性炎症，如毛囊炎、痈、脓疱疮、伤口化脓、气管炎、肺炎、中耳炎、脓胸及其他脏器感染等。本菌感染的特点一般是病灶比较局限，且与周围组织界限清楚，脓汁黄而粘稠。

(2) 毒素性疾病：①食物中毒，进食含葡萄球菌肠毒素的食物引起。②伪膜性肠炎，是一种菌群失调症。主要是因为长期大量使用广谱抗生素后，使肠道内优势菌被抑制或杀灭，耐药的葡萄球菌趁机大量增殖产生肠毒素，引起以腹泻为主的临床症状。③烫伤样皮肤综合征（剥脱性皮炎），由能产生表皮溶解毒素的金黄色葡萄球菌引起，多见于幼儿或免疫功能低下者。④毒性休克综合征，由产生 TSST1 的金黄色葡萄球菌引起。多见于经期年轻女性。

4. 细菌外毒素与内毒素的主要区别详见下表：

细菌外毒素与内毒素的主要区别表

区别要点	外毒素	内毒素
来源	G^+菌和某些G^-菌	G^-菌
存在部位	由活菌分泌至菌体外、少数菌裂解后释出	细胞壁成分，菌体裂解后释出
化学成分	蛋白质	脂多糖
稳定性	不稳定，不耐热（60～80℃30min被破坏）	稳定耐热（160℃2～4h被破坏）
毒性作用	强/极强，对组织器官有选择性的毒害作用，引起特殊临床表现	较弱，各菌的毒性作用大致相同可致发热反应、白细胞增多、微循环障碍、休克、DIC等
免疫原性	强、刺激机体产生抗毒素，甲醛处理可脱毒成类毒素	弱、刺激机体产生的抗体无明显中和作用，甲醛处理不形成类毒素

5. 病毒导致感染细胞死亡的主要原因包括：①细胞蛋白质和核酸合成受阻；②细胞溶酶体膜受损导致自溶；③病毒蛋白对细胞的直接毒性作用；④细胞染色体受损；⑤细胞凋亡。

（陈育民）

医学免疫学与微生物学模拟试卷（二）

（用于临床医学专业大专生，100分钟完成）

一、名词解释（每小题2分，共16分）

1. 免疫监视
2. 胸腺依赖性抗原
3. 单克隆抗体
4. 超敏反应
5. 协同刺激分子
6. 消毒
7. 潜伏感染
8. 毒血症

二、填空题（每空0.5分，共19分）

1. 适应性免疫应答可分为__________和__________两种类型。
2. 临床上常用的破伤风抗毒素，因来源于动物故对于人体来说既是__________又是__________。
3. 补体系统是由__________、__________、__________三部分组成。
4. 根据结构和生物学功能可将细胞因子分为__________、__________、__________、__________、__________、__________等六类。
5. T细胞表面被称为TCR辅助受体的CD分子是__________和__________。
6. 能通过释放穿孔素、颗粒酶杀伤靶细胞的是__________和__________。
7. 正常菌群对人体具有__________、__________、__________、__________等作用。
8. G^+菌细胞壁是由__________和__________组成，其中__________是G^+菌细胞壁特有的成分。
9. 细菌的毒力为细菌致病能力的强弱程度，常用__________或__________表示。
10. 影响消毒剂发挥作用的因素主要有__________、__________、__________、__________等。
11. 病毒的复制周期包括__________、__________、__________、__________和__________五个阶段。
12. 经血液途径传播的肝炎病毒有__________、__________、__________等。

三、单项选择题（每题1分，共38分）

1. 机体免疫系统识别和清除突变细胞的功能称为(　　)
   A. 免疫防御
   B. 免疫自稳
   C. 免疫耐受
   D. 免疫监视
   E. 免疫调节
2. 抗原表面与抗体结合的特殊化学基团称为(　　)
   A. 抗原识别受体
   B. 抗原决定基
   C. 抗原结合价
   D. 活性基团
   E. 独特型决定基
3. 关于抗原决定基正确的是(　　)
   A. 能与所有的TCR结合
   B. 并非都能激发免疫应答
   C. 与抗原特异性无关
   D. 一个抗原分子仅能有一个抗原决定基
   E. 仅能被BCR识别
4. 激活补体能力最强的Ig是(　　)
   A. IgG
   B. IgA
   C. IgM

D. IgE
E. IgD
5. 能介导ADCC效应的Ig是(　　)
A. IgG
B. IgA
C. IgM
D. IgE
E. IgD
6. 血清中含量最多的补体成分是(　　)
A. C1
B. C2
C. C3
D. C4
E. C5
7. 与补体旁路途径激活无关的成分是(　　)
A. C3裂解为C3a和3b
B. C4裂解为C4a和C4b
C. C5裂解为C5a和C5b
D. 膜攻击复合物的形成
E. B因子裂解为Ba和Bb
8. 具有下调免疫功能的细胞因子是(　　)
A. IL-2
B. IL-12
C. TGF-β
D. GM-CSF
E. IL-6
9. 既不表达HLA-Ⅰ类分子，又不表达HLA-Ⅱ类分子的细胞是(　　)
A. 成熟红细胞
B. 淋巴细胞
C. 血小板
D. 胸腺上皮细胞
E. 树突状细胞
10. 人B细胞分化发育成熟的场所是(　　)
A. 胸腺
B. 骨髓
C. 淋巴结
D. 脾
E. 阑尾
11. 人类B细胞不具有(　　)
A. 补体受体
B. IgGFc受体
C. 抗原受体
D. DHA受体
E. EB病毒受体
12. B细胞表面的特有标志是(　　)
A. CD35
B. CD19
C. CD32
D. CD4
E. CD23
13. B细胞表面最重要的协同刺激分子是(　　)
A. CD19
B. CD2
C. CD35
D. CD40
E. CD80
14. 既有吞噬杀菌作用，又有抗原加工提呈作用的细胞是(　　)
A. 中性粒细胞
B. 巨噬细胞
C. 树突状细胞
D. NK细胞
E. B细胞
15. 能诱导初始T细胞活化的APC是(　　)
A. 中性粒细胞
B. 巨噬细胞
C. 树突状细胞
D. NK细胞
E. B细胞
16. 不具有抗原提呈作用的细胞是(　　)
A. 朗格汉斯细胞
B. 中性粒细胞
C. 巨噬细胞
D. B细胞
E. 树突状细胞
17. 细胞间相互作用不受MHC限制的是(　　)
A. $CD4^+$ Th细胞与树突状细胞

B. $CD4^+$ Th 细胞与巨噬细胞
C. $CD4^+$ Th 细胞与 B 细胞
D. $CD8^+$ CTL 细胞与肿瘤细胞
E. NK 细胞与肿瘤细胞

18. 与Ⅰ型超敏反应无关的细胞是(　　)
A. 嗜酸性粒细胞
B. 嗜碱性粒细胞
C. 中性粒细胞
D. $CD4^+$ Th2 细胞
E. B 细胞

19. 不属于Ⅱ型超敏反应的疾病是(　　)
A. 特应性皮炎（湿疹）
B. 新生儿溶血症
C. 药物过敏性血细胞减少症
D. 自身免疫性溶血性贫血
E. 链球菌感染后的肾小球肾炎

20. 能导致四种类型超敏反应的变应原是(　　)
A. 动物血清蛋白
B. 青霉素
C. 溶血性链球菌
D. 油漆、苯酚等化工产品
E. 链霉素

21. 能引起流行性乙型脑炎的病原体是(　　)
A. 溶血性链球菌
B. 脑膜炎奈瑟菌
C. 日本脑炎病毒
D. 森林脑炎病毒
E. 登革病毒

22. 能引起流行性感冒的病原体是(　　)
A. 流行性感冒杆菌
B. 流行性感冒病毒
C. 脑膜炎奈瑟菌
D. 日本脑炎病毒
E. 冠状病毒

23. 属于专性厌氧的致病菌是(　　)
A. 结核分枝杆菌
B. 溶血性链球菌
C. 霍乱弧菌
D. 肉毒杆菌
E. 炭疽杆菌

24. G^+ 菌细胞壁内特有的成分是(　　)
A. 磷壁酸
B. 肽聚糖
C. 多聚糖
D. 外膜
E. 中介体

25. 青霉素导致 G^+ 菌死亡的作用机制是(　　)
A. 裂解磷壁酸
B. 裂解肽聚糖的聚糖骨架
C. 抑制菌体蛋白的合成
D. 抑制肽聚糖中五肽交联桥与四肽侧链的连接
E. 损伤细胞膜

26. 对外界抵抗力最强的细菌结构是(　　)
A. 细胞壁
B. 荚膜
C. 芽胞
D. 细胞膜
E. 鞭毛

27. 与细菌致病性无关的代谢产物是(　　)
A. 热原质
B. 细菌素
C. 内毒素
D. 外毒素
E. 侵袭性酶

28. 受体菌直接摄取供体菌游离的 DNA 片段而获得新的遗传性状称为(　　)
A. 转导
B. 杂交
C. 溶原性转换
D. 突变
E. 转化

29. 致病菌产生的侵袭性酶不包括(　　)
A. 血浆凝固酶
B. 转录酶
C. 透明质酸酶
D. 溶纤维蛋白酶
E. 胶原酶

30. 致病菌产生的一般情况下不易导致全身性感染的物质是(　　)
A. 脂多糖
B. 痉挛毒素
C. 白喉毒素
D. 肉毒素
E. 霍乱肠毒素
31. 一般不用于皮肤粘膜消毒的消毒剂是(　　)
A. 2%红汞
B. 0.1%高锰酸钾
C. 0.1%新洁尔灭
D. 3%过氧化氢
E. 5%过氧乙酸
32. 经垂直感染并能导致畸胎的病毒是(　　)
A. 麻疹病毒
B. 流感病毒
C. 风疹病毒
D. 甲肝病毒
E. 乙肝病毒
33. 可导致肿瘤发生的病毒感染类型是(　　)
A. 急性感染
B. 稳定状态感染
C. 潜伏感染
D. 整合感染
E. 慢性感染
34. 葡萄球菌导致急性胃肠炎的致病物质是(　　)
A. 肠毒素
B. 杀白细胞素
C. 剥脱性毒素
D. 血浆凝固酶
E. 溶血毒素
35. 下列哪种细菌感染一般不侵入血液循环(　　)
A. 葡萄球菌
B. 淋病奈瑟菌
C. 脑膜炎奈瑟菌
D. 伤寒沙门菌
E. 溶血性链球菌
36. 其抗原结构最易发生变异的是(　　)
A. 甲型流感病毒的 NA
B. 甲型流感病毒的 HA
C. 乙型流感病毒的 NA
D. 乙型流感病毒的 HA
E. 甲型流感病毒的 M 蛋白
37. HBV 的传播途径通常不包括(　　)
A. 分娩和哺乳
B. 共用牙刷、剃须刀等
C. 输血和血浆及血液制品
D. 性生活
E. 饮食
38. 流行性感冒病毒的核酸为(　　)
A. SS（+）RNA
B. SS（−）RNA
C. dsRNA
D. dsDNA
E. ssDNA

四、问答题（每题 6 分，共 30 分）

1. 试述补体系统的生物学作用。
2. 试比较抗体产生的初次应答与再次应答的特点。
3. 溶血性链球菌的致病因素有哪些？可引起哪些疾病。
4. 细菌内毒素有哪些致病作用。
5. 病毒感染细胞后，可导致细胞发生哪些变化。

参考答案

一、名词解释

1. 免疫监视：是机体免疫系统及时识别、清除体内突变细胞和病毒感染细胞的一种生理性保护作用。免疫监视功能失调，可引发肿瘤或病毒持续性感染。
2. 胸腺依赖性抗原：刺激 B 细胞产生抗体需要 Th 细胞辅助的抗原称为胸腺依赖性抗原，简称 TD-Ag；此类抗原即有 T 细胞表位，又有 B 细胞表位。
3. 单克隆抗体（McAb）：通常是指由单一克隆杂交瘤细胞产生的只识别某一特定抗原表位的同源抗体。杂交瘤细胞是由小鼠免疫脾细胞（B 细胞）与小鼠骨髓瘤细胞融合而成。单克隆抗体在结构和组成上高度均一，其类型、抗原结合特异性和亲和力完全相同，此外还具有易于体外大量制备和纯化等优点。
4. 超敏反应：是指机体的免疫系统在对抗原发生免疫效应时所发生的一种以机体生理功能紊乱或组织细胞损伤为主的特异性免疫应答。超敏反应是一类异常的病理性应答，其结果可引起机体多种临床疾病，称为超敏反应性疾病。
5. 协同刺激分子：介导细胞与细胞间或细胞与细胞外基质间相互接触和结合的分子称为粘附分子（AM）。某些表达于 APC 和 T、B 淋巴细胞表面的粘附分子因其具有介导产生共刺激信号的作用，又称协同刺激分子（CM）。
6. 消毒：是指杀灭或清除传播媒介上的致病微生物，使之达到无害化的处理。但消毒不一定能杀死细菌的芽胞。用于消毒的化学药物称为消毒剂。
7. 潜伏感染：与隐性感染不同，机体无法清除潜伏在某种组织或细胞内的病毒，遇机体抵抗力降低，潜伏的病毒可增殖复制，引起急性症状，如疱疹病毒在机体抵抗力降低时引起的疱疹。
8. 毒血症：即产生外毒素的致病菌侵入机体后，在局部组织生长繁殖，释放外毒素进入血液，到达特定靶器官组织细胞，引起特殊的毒性症状。毒血症时致病菌本身一般不进入血液，即便入血也无致病作用。如白喉棒状杆菌、破伤风梭菌所致的白喉与破伤风等。

二、填空题

1. 细胞免疫应答　体液免疫应答
2. 抗体　抗原
3. 补体固有成分　补体调节蛋白　补体受体
4. 白细胞介素　干扰素　肿瘤坏死因子　集落刺激因子　趋化性细胞因子　生长因子
5. CD4　CD8
6. CTL 细胞　NK 细胞
7. 营养　生物拮抗　免疫调节　抗肿瘤
8. 磷壁酸　肽聚糖　磷壁酸
9. 半数感染量（ID_{50}）　半数致死量（LD_{50}）
10. 消毒剂的性质、浓度和作用时间　温度　酸碱度　环境中有机物的存在
11. 吸附　穿入　脱壳　生物合成　装配与释放
12. 乙肝病毒　丙肝病毒　丁肝病毒

三、单项选择题

1. D	2. B	3. B	4. C	5. A	6. C	7. B	8. C
9. A	10. B	11. D	12. B	13. D	14. B	15. C	16. B
17. E	18. C	19. A	20. B	21. C	22. B	23. D	24. A
25. D	26. C	27. B	28. E	29. B	30. E	31. E	32. C
33. D	34. A	35. B	36. B	37. E	38. B		

四、问答题

1. 补体系统是执行非特异性免疫应答的效应分子，同时也参与特异性免疫反应。补体激活过程中产生的裂解片段，可介导多种生物学效应；膜攻击复合物在细菌/细胞表面形成，可介导溶菌和细胞溶解效应。

(1) 溶菌和细胞溶解作用：补体激活产生的膜攻击复合物在细菌/细胞表面形成穿膜亲水通道，可产生溶菌和细胞溶解作用。

(2) 调理作用：补体激活过程中产生的 C3b、C4b 和 iC3b 与细菌或其他颗粒性抗原结合后，可被具有 CR1、CR2、CR3 的吞噬细胞识别结合，从而在细菌/颗粒性抗原与吞噬细胞之间形成“桥梁”，使吞噬细胞能够更为有效的发挥吞噬作用。

(3) 免疫粘附与清除免疫复合物作用：可溶性抗原-抗体复合物激活补体后，可与补体裂解片段 C3b/C4b 结合，形成抗原-抗体-C3b/C4b 复合物。红细胞或血小板通过表面的 CR1 与上述免疫复合物结合即产生免疫粘附后，可随血流将免疫复合物转运至肝或脾内，被吞噬细胞吞噬清除。

(4) 炎症介质作用：①过敏毒素作用：补体裂解片段 C3a 和 C5a 又称过敏毒素，他们能与肥大细胞或嗜碱性粒细胞表面相应受体（C3aR/C5aR）结合，而使上述靶细胞脱颗粒，释放组胺等一系列血管活性介质，引发过敏性炎症反应。②趋化和激活作用：C5a 对表达相应受体的中性粒细胞具有趋化作用，可诱导中性粒细胞表达粘附分子，并使之活化，显著增强其吞噬杀伤能力。③激肽样作用：C2a 具有激肽样作用，能使小血管扩张，通透性增加，引起炎症性充血和水肿。

(5) 参与特异性免疫应答：补体活化产物可通过不同的作用机制，参与特异性免疫应答。如①C3b/C4b 介导的调理作用，可促进抗原提呈细胞对抗原的摄取和提呈，有助于特异性免疫应答的启动；②抗原-C3d 复合物可使 B 细胞表面 BCR 与辅助受体 CD21/CD19/CD81 复合物交联，促进 B 细胞活化（CD21 即 CR2、为 C3d 受体）；③滤泡树突状细胞通过表面 CR1（C3bR）/CR2（iC3bR），可将抗原-抗体-C3b/iC3b 复合物长期滞留于淋巴结皮质区内，可诱导记忆 B 细胞形成。

2. 抗体产生可分为潜伏期、对数期、平台期和下降期四个阶段。TD 抗原初次进入机体引发的体液免疫应答称为初次免疫应答。初次应答后，机体再次接受相同抗原刺激产生的体液免疫应答称再次应答或回忆应答。

初次应答的特点：①抗体产生所需潜伏期较长；②抗体倍增所需时间较长，抗体含量低；③平台期持续时间较短；④抗体水平下降迅速；⑤血清中抗体以 IgM 为主，IgG 为辅且出现相对较晚；⑥抗体与抗原结合的强度较低，为低亲和性抗体。

再次应答的特点：①诱导抗体产生的潜伏期明显缩短；②抗体倍增所需时间短，抗体含量迅速大幅度上升；③平台期维持时间较长；④抗体水平下降缓慢；⑤血清中抗体以 IgG 为主；⑥抗体与抗原结合的强度较高，为高亲和性抗体。

3. 溶血性链球菌的致病物质：①膜磷壁酸，能与人口腔粘膜、皮肤上皮细胞、血小板及白细胞等表面结合。②M 蛋白，是 A 族链球菌细胞壁中的蛋白质成分，有抗吞噬作用。有抗原性，与相应抗体形成的免疫复合物可致超敏反应性疾病。③透明质酸酶，可溶解细胞间质中的透明质酸，使细菌在组织中易于扩散，故又称扩散因子。④链激酶，又称链球菌溶纤维蛋白酶，能使血液中的溶纤维蛋白酶原转化成溶纤维蛋白酶，可溶解血块或阻止血浆凝固，有利于细菌扩散。⑤链道酶，又称链球菌 DNA 酶。能分解脓汁中粘稠的 DNA，使脓汁稀薄，促进细菌扩散。⑥溶血毒素（SL），有两种，一是 SLO，为含-SH 基的蛋白质，对氧敏感，能溶解红细胞，破坏白细胞和血小板，对心肌有急性毒性作用，抗原性强。二是 SLS，为小分子糖肽，对氧稳定。可致血管内溶血和肾小管坏死。⑦致热外毒素，又称红疹毒素，有 A、B、C 三个血清型，三型间无交叉免疫。有致热作用、细胞毒作用，可使猩红热病人出现皮疹。是引起猩红热症状的主要毒素。抗原性强，可刺激机体产生抗毒素。

溶血性链球菌所致疾病：①急性化脓性炎症：可引起丹毒、蜂窝织炎、扁桃体炎、气管炎、肺炎等。化脓灶与周围正常组织界限不清，脓汁稀薄、带血色。②猩红热：是由能产生红疹毒素的 A 族链球菌引起的急性呼吸道传染病。主要症状为发热、咽炎、全身弥漫性鲜红色皮疹和疹退后明显脱屑。③链球菌感染后引起的超敏反应性疾病：主要包括风湿热和急性肾小球肾炎。

4. 内毒素的毒性作用相对较弱，致病需要量相对较大。内毒素对组织器官无选择性，无特定的靶组织器官。各种 G^- 菌内毒素的类脂 A 其化学组成相似，故其致病作用大致相似，致病作用机制比较复杂，可引起下列病理变化和临床症状。

（1）发热反应：极微量（1～5ng/kg）LPS 入血即可引起发热反应。LPS 可激活单核吞噬细胞及淋巴细胞，分泌 IL-1、TNF、IFN 等作为内源性致热原作用于下丘脑，使其释放 5-HT、cAMP、PGs 等中枢发热介质，进而使体温中枢的体温调定点上移而导致发热。

（2）白细胞反应：内毒素能激活毛细血管的内皮细胞，表达一系列粘附分子，从而使大量白细胞粘附于微血管壁，并游出血管进入组织，使循环血液中白细胞急剧减少。数小时后，由于脂多糖诱生的中性粒细胞释放因子刺激骨髓，使骨髓中的中性粒细胞大量释放入血，而导致血循环中的白细胞数增高，12～24 小时达高峰。

（3）内毒素血症与休克：当血液中有 G^- 菌大量繁殖或病灶内细菌释放大量内毒素入血或输入被大量内毒素污染的液体，即可导致内毒素血症。内毒素作用于单核吞噬细胞、中性粒细胞、血小板、内皮细胞、补体系统、激肽系统、凝血系统等，诱生 TNF-α、IL-1、IL-6、组胺、5-HT、前列腺素、激肽等血管活性介质，使全身小血管舒缩功能紊乱而出现微循环障碍；表现为血液淤滞于微循环，有效循环血量减少、血压下降、组织器官毛细血管灌注不足、缺氧、酸中毒等。严重者可导致以微循环衰竭和低血压为特征的内毒素休克。

（4）弥漫性血管内凝血（DIC）：是以广泛血管内凝血和出血倾向为特征的一种病理综合征，其发生机制：①内毒素导致微循环障碍时，血压下降、血流缓慢，使小血管内血细胞易于聚集阻塞血管；②血压下降，组织器官供血不足，缺氧导致酸血症，从而使血管壁张力降低，呈麻痹性扩张；③内毒素可直接激活凝血因子Ⅻ，启动凝血系统的连锁反应，也可通过作用于血细胞使之释放促凝物质或损伤血管内皮细胞，间接激活凝血系统，最终使纤维蛋白原转化为纤维蛋白，从而引起广泛的血管内凝血；④由于弥漫性血管内凝血，造成凝血因子和血小板的大量消耗，同时内毒素还能直接激活纤溶系统，使血管内已凝固的纤维蛋白溶解而产生出血倾向，表现为皮肤粘膜出现瘀斑、出血点、呕血、便血、咯血、血尿等。患者多因重要器官出血坏死、功能衰竭而死亡。

(5) Shwartzman 现象：将 G^- 菌培养物上清或杀死的菌体注入家兔皮内，19～24 小时后再以同样的注射物进行静脉注射，约 10 小时后第一次注射部位的皮肤出现出血和坏死。若两次均由静脉注射，10 小时后出现全身广泛的出血、坏死，尤以肾为著，最终动物死亡。前者称为局部 Shwartzman 现象，后者称为全身性 Shwartzman 现象。

5. 病毒感染细胞后，可导致被感染细胞发生：

(1) 细胞裂解死亡：多由裸露病毒如脊髓灰质炎病毒和腺病毒感染引起。病毒在感染细胞内大量增殖导致细胞裂解死亡，称为病毒的杀细胞效应或杀细胞性感染。细胞死亡的主要原因包括：①细胞蛋白质和核酸合成受阻；②细胞溶酶体膜受损导致自溶；③病毒蛋白对细胞的直接毒性作用；④细胞染色体受损；⑤细胞凋亡。

(2) 细胞膜结构与功能改变：多由包膜病毒如乙型肝炎病毒和人类免疫缺陷病毒感染引起。感染细胞膜的变化包括：①细胞膜出现病毒抗原；②细胞膜损伤暴露隐蔽抗原；③细胞膜融合，形成多核巨细胞。

(3) 细胞内形成包涵体：可见于狂犬病毒、疱疹病毒感染。

(4) 细胞的增殖与转化：多由 DNA 病毒和逆转录病毒的整合感染引起，与肿瘤形成关系密切，如人乳头瘤病毒、乙型肝炎病毒和疱疹病毒感染。

（陈 育 民）